증상별로 알아보는 130가지 약초 레시피

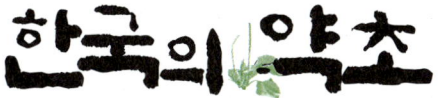

증상별로 알아보는 130가지 약초 레시피
한국의 약초

제1판 제1쇄 발행 2011년 10월 5일
제1판 제3쇄 발행 2014년 3월 6일

편저자 : 문순열
감수자 : 한동하
펴낸이 : 임용훈

마케팅 : 양총희, 오미경
편   집 : 전민호
디자인 : 문순열
출   력 : 해성이앤피
용   지 : (주)정림지류
인   쇄 : (주)미성아트
표지인쇄 : 예일정판
제   본 : 선명제본

펴낸곳 : 예문당
출판등록 : 1978년 1월 3일 제305-1978-000001호
주   소 : 서울시 동대문구 답십리2동 16번지 4호
전   화 : 02-2243-4333~4
팩   스 : 02-2243-4335
이메일 : master@yemundang.com
블로그 : www.yemundang.com
트위터 : @yemundang

ISBN : 978-89-7001-552-1 13510

본사는 출판물 윤리강령을 준수합니다.
이 책은 저작권법에 의하여 보호를 받는 저작물이므로 무단전재와 무단복제를 금합니다.
파본은 구입하신 서점에서 교환해 드립니다.

* 이 도서의 국립중앙도서관 출판시도서목록(CIP)은 e-CIP홈페이지(http://www.nl.go.kr/ecip)와 국가자료공동목록시스템(http://www.nl.go.kr/kolisnet)에서 이용하실 수 있습니다.
(CIP제어번호: CIP2011003791)

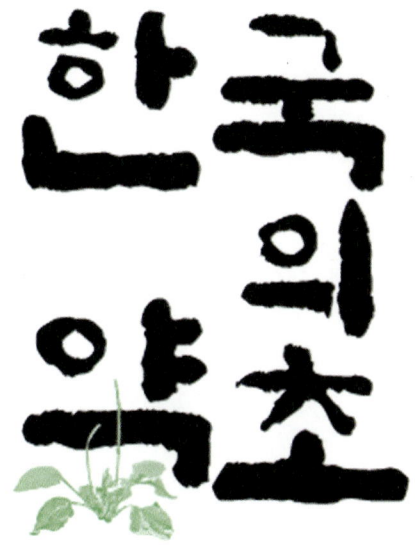

한국의 약초

증상별로 알아보는
130가지 약초 레시피

문순열 편저 | 한동하 감수

예문당

머리말

자연의 섭리 안에서 자란 약초의 신비

현재 판매되는 야채나 과일의 대부분은 농약이나 화학 비료에 오염되고, 자연의 따뜻함이나 추위를 모른 채 온실과 비닐하우스 안에서 키워지고 있다. 그래서일까? 자연에서 자란 것들에 비해 본래 가진 생명력이 매우 약하며, 우리 몸에 없어서는 안 될 중요한 영양성분도 많이 모자란다.

이에 비해 자연의 대지에 뿌리를 내린 약초와 들꽃은 대지의 에너지를 흠뻑 흡수했기에 영양분이 충분하며, 황야에서 비바람에 시달리며 자랐기에 강인한 생명력을 지니고 있다. 바로 이 생명력을 지닌 약초와 들꽃이 우리 몸을 지켜주는 천연 에너지인 것이다.

이렇게 싱그러운 자연 속에서 대지가 키워낸 식물들은 우리 몸에 없어서는 안 될 주요 에너지원이 된다. 이중에서도 특히 강한 힘을 지닌 약초와 들꽃은 예로부터 가정의 주치의와 같은 역할을 해왔다. 여성의 질병에 특히 효험이 있는 민들레, 암이나 난치병을 비롯한 모든 병에 효과가 있는 쇠뜨기와 비파 등의 예를 보면 알 수 있다.

이것은 비단 우리나라의 이야기가 아니다. 저 멀리 이집트·유럽·중국·일본 등지에서도 약초와 들꽃으로 귀한 생명을 살려가며 병을 치료했다. 《동의보감》이나 《의방유취》 등 옛날 의서에도 이미 그 처방과 조리법이 연구되어 왔고, 지금도 각 대학이나 연구가들에 의해 연구가 계속되고 있다.

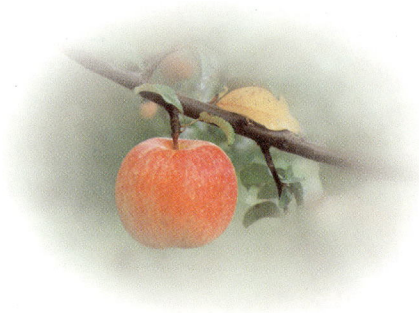

    지금으로부터 40여 년 전쯤, 당시로써는 죽음의 병이라고 불리던 폐결핵으로 많은 사람들이 사경을 헤맬 때, 들꽃이나 약초 등 대지가 키운 자연의 식품으로 병을 고친 예가 수없이 보고되기도 했다. 이 끝없는 자연의 힘과 섭리 안에서 효험을 발휘한 놀랍고 신비한 약초와 들꽃들이 귀중한 생명을 구하고 건강을 회복하게 해준 것이다.

    그중에서도 특히 한국의 약초와 들꽃들은 그 효과가 세계 제일로 인정받고 있다. 우리나라는 예로부터 땅이 기름질 뿐 아니라 삼면이 바다로 둘러싸여 파도와도 같은 강한 에너지를 받아들이고 있기 때문일 것이다.

    이제는 머리로만 생각하지 말고 직접 캐고 조리해서 먹어봐야 한다. 아무리 좋은 약이라 해도 직접 만들어 먹었을 때 참으로 몸과 마음이 자연의 기운에 정화되어 병이 고쳐지고, 활기차고 새로운 생활을 영위해 나갈 수 있을 것이다.

    이 책은 편저자 혼자의 힘으로는 펴내기 어려웠을 것이다. 먼저 학술 부문에서 많은 지도와 감수를 해주신 경원대학교의 한동하 박사님께 깊은 감사를 드리며, 정신적, 경제적으로 많은 지원을 해주신 예문당의 임용훈 사장님과 편집 진행을 맡아준 전민호 팀장님께도 고마움의 뜻을 전한다.

편저자 문 순 열

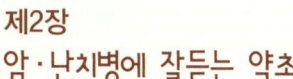
차 례

**제1장
여성병에 잘 듣는 약초**

무궁화 16
민들레 20
달래 24
율무 28
하늘타리 32
잇꽃 34
사프란(크로커스) 36

**제2장
암·난치병에 잘 듣는 약초**

쇠뜨기 40
비파나무 46
매화(매실)나무 52
번행초 58
마름 60
등나무 62

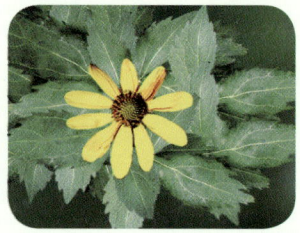

**제3장
피부병·상처에 잘 듣는 약초**

쇠비름 68
달개비(닭의장풀) 70
동백나무 72
무화과나무 74
범의귀(바위취) 76
복숭아나무 78
오이 80
큰까치수염 82
고추나물 84
삼백초 86
개구리밥 88
꿩의비름 90

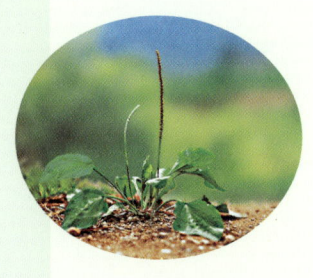

**제4장
통증에 잘듣는 약초**

대추나무 94
메꽃 96
미나리 98
삽주 100
클로버 102
해당화 104
개다래나무 106
겨우살이 108
수세미외 110
투구꽃 112

**제5장
위장병에 잘듣는 약초**

감자 116
결명자 118
고구마 120
꿀풀 122
후박나무 124
사과나무 126
생강 128
알로에 130
앵두나무 132
양배추 134
얼레지 136
유자나무 138
치자나무 140
해바라기 142
고추 144
고추냉이 146
깽깽이풀 148
마늘 150
말굽버섯 152
머루 154
밤나무 156
배추 158
부처꽃 160
산초나무 162
석결명 164
연꽃 166
영지버섯 168

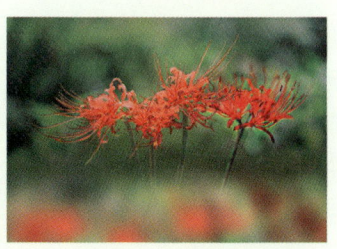

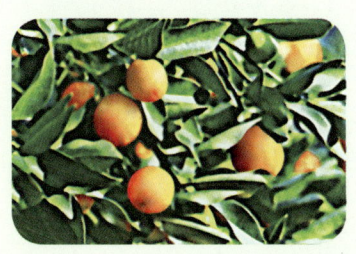

예덕나무 170
이질풀 172
인삼(고려인삼) 174
왕고들빼기 176
차나무 178
참마 180
칠엽수 182
토란 184
팽나무버섯 186
포도나무 188
표고버섯 190

황매화 220
개미취 222
겨자 224
당근 226
털머위 228
다래나무 230
파 232
차조기 234
더덕 236
박하 238

제6장
감기에 잘듣는 약초

금귤(금감) 194
도라지 196
둥굴레 198
모과나무 200
산나리 202
살구나무 204
석류나무 206
맥문동 208
원추리 210
은행나무 212
인동 214
참나리 216
칡 218

제7장
심장병에 잘듣는 약초

개오동나무 242
물옥잠 244
부추 246
산수유 248
꽃무릇(석산) 250
쑥 252
옥수수 254
으름덩굴 256
질경이 258
소나무 260
수박 262
팥 264

제8장
이비인후병에 잘듣는 약초

전나무 268
국화 270
구기자나무 272
속새 274
가지 276

제9장
고혈압에 잘듣는 약초

명아주 280
명일엽 282
냉이 284
감나무 286

제10장
성인병에 잘듣는 약초

삼지구엽초 290
두릅나무 292
토마토 294
딸기 296
뽕나무 298
순무 300
배나무 302
돼지감자(뚱딴지) 304
주목 306
메밀 308
호박 310
구약나물 312
현미(벼) 314

찾아보기 316

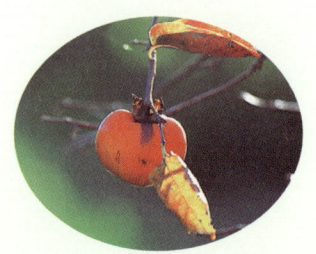

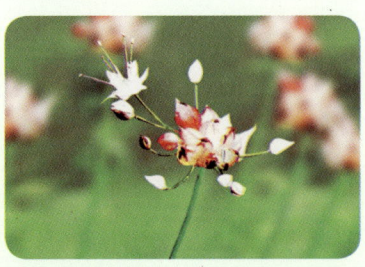

♣ 만일 가정요법 중에 부작용이 생기거나 증상이 악화되는 경우에는 즉시 복용을 중단하고 반드시 전문 한의사와 상의하시기 바랍니다.

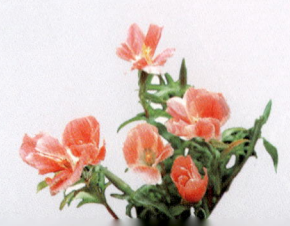

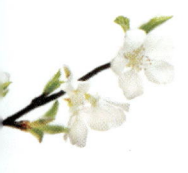

제1장

여성병에 잘듣는 약초

무궁화 16
민들레 20
달래 24
율무 28
하늘타리 32
잇꽃 34
사프란(크로커스) 36

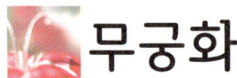
무궁화

학명 *Hibiscus syriacus* 　무궁화과 또는 아욱과
꽃피는 시기 7~10월　**꽃색** 분홍색·흰색·보라색

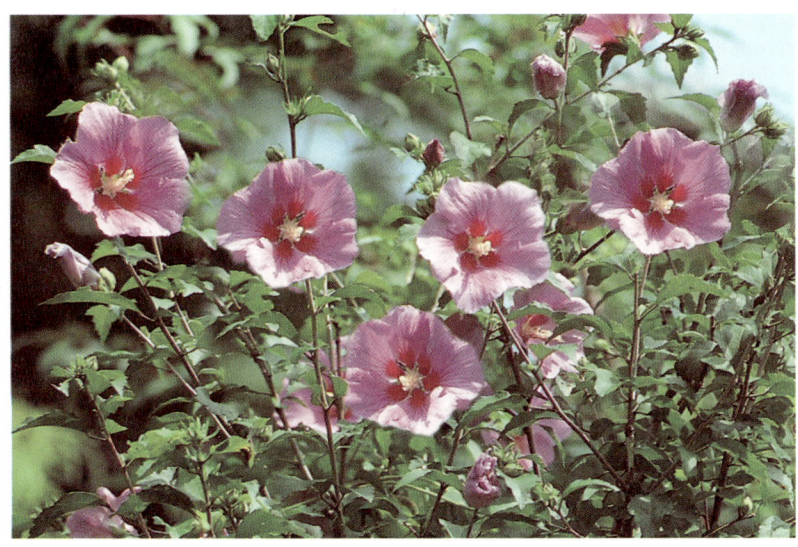

한약재 이름 　목근(木槿), 목근화(木槿花, 꽃)

♣ 생태

　우리나라꽃 무궁화는 단아한 아름다움을 지닌 꽃이다. 그래서 예로부터 중국에서는 선비의 기상을 가진 꽃이라 하였고, 서양에서는 '샤론의 장미(Rose of Sharon)'라 하여 그 아름다움을 격찬하였다. 한방에서는 특히 여성의 건강에 좋은 꽃으로 알려져 있다.
　잎은 어긋나며 셋으로 갈라지고, 불규칙한 톱니가 있다. 꽃은 흰색·보라색·분홍색의 홑꽃과 겹꽃이 있으며, 7월부터 10월까지 오래 피어 무궁화라고 한다. 그러나 실제로는 하나의 꽃이 아침에 피었다가 오후에 지고, 다음날 새 꽃들이 계속 피어나기 때문에 꽃이 지지 않는 것처럼 보인다.
　꽃말은 '일편단심', '은근과 끈기'이다.

♣ 약효
● 여성의 적대하증·백대하증
여성의 질전정부(膣前庭部)·질경관(膣頸管) 등에서 분비물이 많아져 밖으로 흘러나오는 병을 대하증(帶下症)이라고 하는데 음부나 요도에 통증은 없다. 그 원인으로는 허약체질·질염·유산의 후유증·정신적 충격 등을 들 수 있다. 분비물의 색깔에 따라 다음과 같이 분류한다.
● 백대하: 가장 흔한 대하증. 습하고 차거나 뜨거운 기운이 자궁으로 들어가 혈액순환을 방해하여 발생한다.
● 적대하: 백대하 다음으로 많으며 붉은 빛을 띠는 대하증으로 비장 또는 간기능이 손상을 입었거나 울화가 쌓여 발생한다.
● 황대하: 주로 염증으로 인하여 생기는 대하증이며, 대하에서 약간 비린내가 난다.
● 청대하: 녹색 또는 푸른색을 띠며, 간 경락에 습하고 뜨거운 기운이 쌓여서 발생한다.
● 흑대하: 검은 빛을 띠어 흑대하라고 하며, 울화가 쌓이거나 염증성 질병·종양 등이 있을 때 발생한다.
적대하증은 무궁화 꽃이나 씨 또는 나무껍질 4g을 백주(白酒)에 담갔다가 한 사발을 끓여 양을 반으로 졸인 후 공복에 마신다. 백대하증은 홍주(紅酒)를 사용하는 것이 더욱 효과가 있다. 나무껍질은 6~7월, 꽃은 8~9월에 채취하는 것이 좋으며, 9월경에 씨를 채집하여 사용해도 같은 효과가 있다. 말린 씨는 꽃시장에서 살 수 있다.

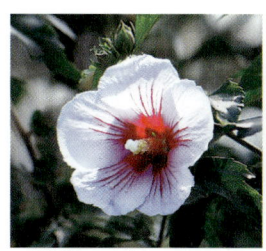
▲흰색 무궁화

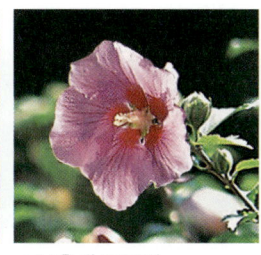
▲붉은색 무궁화

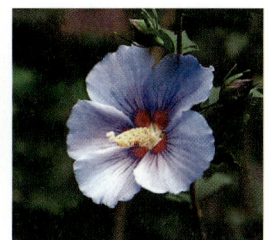
▲보라색 무궁화

- ● 생식기 가려움증 · 구토 · 치질 · 종기 · 옴

여성의 생식기 가려움증과 치질에는 껍질을 달인 물로 씻고 찜질을 한다. 구토가 심할 때는 흰무궁화 꽃을 그늘에서 말린 후 가루를 만들어 미음을 쑤어 3~5스푼을 먹으면 놀랄 만한 효과가 있다.

- ● 위염 · 장풍 · 사혈 · 기관지염 · 두통 · 이질 · 해독 · 혈액 순환

열이 강한 위염이나 설사에는 흰무궁화 꽃 2~5g을 600cc의 물에 넣고 30분 정도 끓인 후 하루에 3번 나누어 마신다.

조선 시대 허준이 지은 《동의보감(東醫寶鑑)》에는 「무궁화는 약성이 순하고 독이 없으며 두통과 이질을 고치고 정신이 맑아져 불면증에 효과가 있다. 장풍(腸風)과 사혈(死血)에는 꽃을 볶아 먹거나 차로 달여서 마신다」고 쓰여 있다.

장풍이란 대변을 볼 때 맑고 빨간 피가 나오는 증상을 말하며, 사혈이란 상처에 피가 뭉쳐서 흐르지 못하고 괴어 있는 검은 피, 즉 어혈을 뜻한다.

중국 명나라 때의 의서인 《본초강목(本草綱目)》에는 「흰무궁화는 여성병과 옴 치료에 쓰이며 혈액 순환을 돕는다. 꽃을 달인 물로 눈을 씻으면 눈이 맑아진다」고 기록되어 있다. 흰꽃을 햇볕에 말려서 끓인 물에 1~2스푼씩 넣어 차로 마시면 건강에 좋을 뿐 아니라 향긋한 맛이 일품이다.

또한 흰무궁화 꽃을 달여 마시면 어린이의 백일기침에 특효가 있고, 뿌리는 간질 · 위장병 · 비만 등의 치료에 쓰인다.

필자는 무궁화 차를 오랫동안 마셔서 그런지 아직도 신문은 물론이고 약병의 작은 글자까지도 안경을 끼지 않고 볼 수 있다.

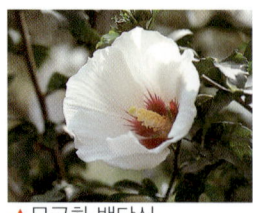
▲무궁화 백단심

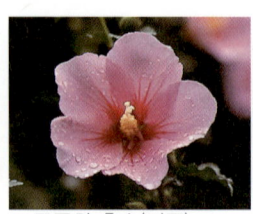
▲무궁화 홍순(겹꽃)

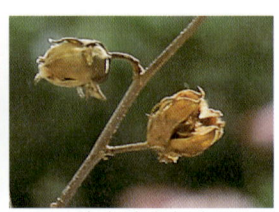
▲무궁화의 열매와 씨

신라 시대에 최치원이 당나라에 보낸 국서에는 우리나라를 근화향(槿花鄕), 즉 무궁화의 나라라고 하였다. 1907년 애국가에서 '무궁화 삼천리'라고 불리면서 한국의 국화(國花)로 지정되었으며, 우리나라의 가장 영예로운 훈장의 이름도 '무궁화대훈장'이다.

우리가 일본에게 나라를 잃었을 때 일본인과 친일파들은 우리 민족의 상징적 꽃인 무궁화를 전국적으로 뽑아 없애 버렸다. 그리고 진딧물이 많아 주변을 더럽힌다고 허위 선전을 하였다. 하지만 진딧물이 많은 것은 나무에 영양분이 많기 때문이고, 관리만 잘 하면 깨끗하고 좋은 나무이다.

다행히도 광복 후 1953년부터 서울대학교의 유달영 박사 등 식물학자들이 새로운 품종을 개발하기 시작하여 오늘날에는 영광·파랑새·새아침·아사달·백단심·홍순 등 수백 종에 이른다.

♣ 전설

옛날 어느 마을에 매우 착하고 아름다운 아가씨가 살고 있었다. 그런데 이 여인은 벼슬이 높은 사람도, 돈 많은 부잣집 아들도 마다한 채 앞을 못 보는 장님을 사랑하여 시집을 갔다.

집이 무척 가난하여 품팔이를 하면서까지 남편을 극진히 모시는 이 여인에 대한 소문은 널리 퍼져 마침내 마을 원님의 귀에까지 들어가게 되었고, 원님은 상을 내리기 위해 여인을 관가로 불렀다. 그런데 여인을 본 원님마저 한눈에 반하고 말았다.

원님은 그 여인에게 자기의 아내가 되어 달라고 했지만 여인은 지아비가 있다며 거절하였고, 여인이 끝내 말을 듣지 않자 화가 난 원님은 그 여인을 죽이라고 부하들에게 명령했다.

여인은 죽기 전에 자기 집 울타리 밑에 묻어 달라고 부탁했고, 이를 불쌍히 여긴 부하들은 여인의 유언대로 집 울타리 밑에 고이 묻어 주었다. 그리고 다음해, 울타리 밑에서 한 그루의 나무가 자라나 아름다운 꽃을 피웠는데 이 꽃이 바로 무궁화였다.

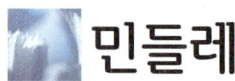
민들레

학명 *Taraxacum Platycarpum Dahlst.* **국화과**
꽃피는 시기 4~7월 **꽃색** 노란색

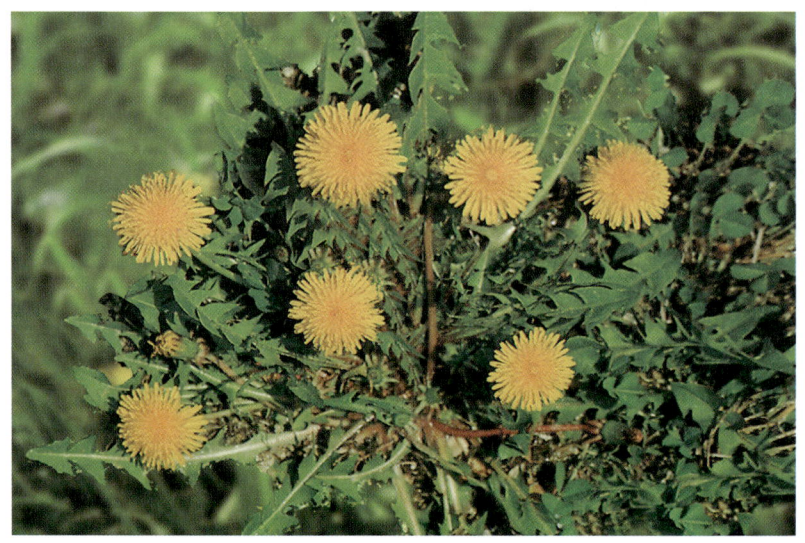

한약재 이름 포공영(蒲公英)

♣ 생태

국화과의 여러해살이풀로 길가나 산과 들의 양지바른 곳에서 자란다. 뿌리가 긴 것은 땅속 50cm까지 내려간다. 키는 15~30cm이고, 이른 봄에 뿌리에서 긴 잎이 모여 나와 옆으로 퍼지며, 6~8쌍으로 깊게 갈라지고 가장자리에 톱니가 있다. 4~7월에 잎 사이에서 꽃줄기가 나와 그 끝에 노란 꽃이 한 송이씩 피는데 아침에 피었다가 해가 지거나 날이 흐리면 오므라든다. 민들레는 국화과의 다른 꽃들처럼 많은 작은 꽃들이 모여 하나의 큰 둥근 꽃(두상화)을 이룬다.

열매는 흰 공 모양이고 씨에는 갓털이 있어 멀리 날려 흩어진다. 꽃말은 흩어진다는 뜻의 '분산'이다. 흔히 '일편단심 민들레'라는 말을 들을 수 있는데 이것은 민들레가 곧은뿌리를 가지고 있기 때문이며, 일편단심은 무궁화의 꽃말이다.

♣ 약효
● 유선염·모유 부족·신경통·류마티스

꽃이 피기 전에 식물 전체를 캐어 햇볕에서 말린 후 잘게 썰어 600cc의 물에 5~10g을 넣고 끓여서 하루에 세 번으로 나누어 마시면 모유가 많아지고 환부의 열과 통증을 확실하게 잡아준다.

● 위장병 전반·불면증

전초를 끓여서 매일 차 대신 마시면 효과가 있다.

민들레를 뿌리째 이식하려고 하면 그 뿌리가 두껍고, 깊고, 곧게 뻗어 있는 것에 놀랄 것이다. 민들레의 강인한 생명력은 이 뿌리가 만들고 지탱해준다. 뿌리의 깊고 강인한 생명력이 발군의 약효를 만들어 내어 많은 병에 효과가 있다.

민들레는 예로부터 뿌리와 줄기, 잎을 모두 한약으로 이용하였다. 봄의 햇빛 속에서 빛나는 아름다운 꽃으로서만이 아니라 비타민·미네랄이 풍부해 약용식물로서도 가히 여왕이라 할 수 있다. 뿌리는 특히 약효가 뛰어나 유선염이나 모유 부족·건위·신경통·류마티스·소아마비·암 등의 병에 효과가 있다.

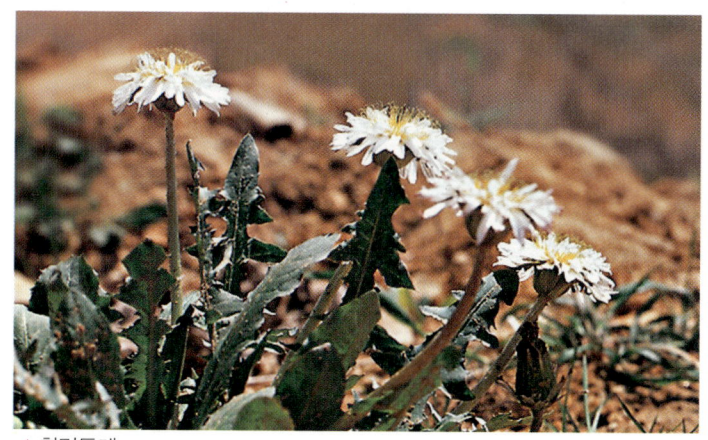
▲ 흰민들레

♣ 식용

민들레는 종류가 많아 20종에 가까운데, 그중에서도 한국민들레가 가장 좋으나, 최근에는 그 개체 수가 많이 줄어들고 서양민들레가 훨씬 많아졌다. 서양민들레는 한국민들레보다 꽃이 크고 노란색이 진하지 않다. 그리고 쓴맛이 강해 한국민들레보다는 맛이 덜하지만 오랜 기간 동안 한국의 토양에서 자라서인지 약효는 좋다. 민들레는 생명력이 대단히 강해서 뿌리를 뽑아도 금세 다시 돋아난다.

잎은 튀김·조림·무침 등으로 요리해서 먹고, 생잎을 쌈으로 먹거나 살짝 데쳐서 된장과 버무려 먹는다. 연한 잎이나 꽃은 우려 마시거나 끓여 마시기도 하며, 튀김이나 초무침을 해도 좋다. 떫은맛을 뺀 잎은 무침이나 졸임을 하면 약간 쓰면서도 독특한 맛을 낸다. 이 쓴맛을 좋아하는 이도 있다.

뿌리는 어긋나게 썰거나 잘게 썰어서 술·간장·설탕 등을 넣고 졸이거나, 가늘게 썰어 건조해서 보관해 두었다가 필요할 때 차로 만들어 마시면 건강에 좋다. 노란민들레와 흰민들레 모두 약으로 사용 가능하고 효과가 있다.

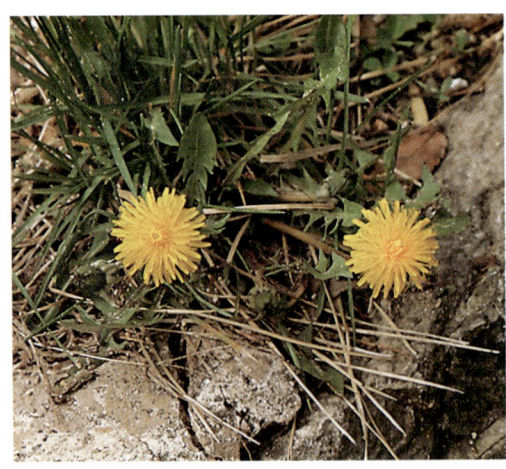
▲짙은 노란색의 한국민들레

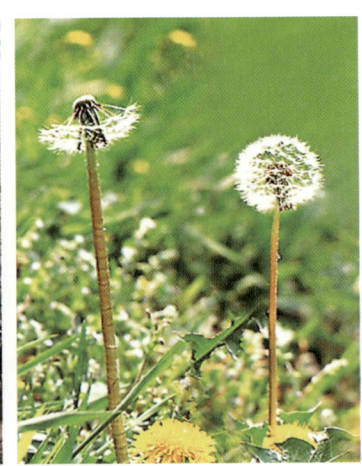
▲민들레의 씨

♣ 민들레 커피

민들레는 위장을 튼튼하게 하고, 소화불량·간염·천식·식중독 등을 치료해주는 약초이다.

그늘에서 2주일 정도 건조한 민들레의 뿌리를 3~4cm 정도로 잘라서 볶은 후에 믹서로 갈아서 한 스푼씩 뜨거운 물을 부어 마시면 서양 커피와는 다른 우리 고향의 토속적인 독특한 맛이 난다. 쓴맛을 즐기려면 많이 볶고 부드러운 맛을 내려면 약하게 볶는다. 이렇게 하면 향기로운 민들레 커피가 되는데 병에 잘 걸리거나 몸이 약한 사람에게 좋다. 민들레 커피는 많이 마셔도 불면증이 생기지 않고 오히려 수면을 도와 잠이 잘 오게 하며, 건강에도 좋으므로 가루까지 남기지 말고 마신다.

어린이가 마실 때는 흑설탕이나 올리고당을 약간 넣어주면 좋다. 또한 자극이 없고 중독성이 없으며, 식이섬유의 함량이 높아 위를 튼튼하게 하고 구강이나 인후염을 치료한다. 또한 당뇨병이나 여러 가지 성인병의 예방과 치료에 탁월한 효과가 있고, 간 기능 개선에도 도움이 된다.

여성의 자궁염, 종양에도 뛰어난 효과가 있으며, 몸 안의 노폐물을 배출시키는 등 화학 약품으로는 해결할 수 없는 효험이 있다.

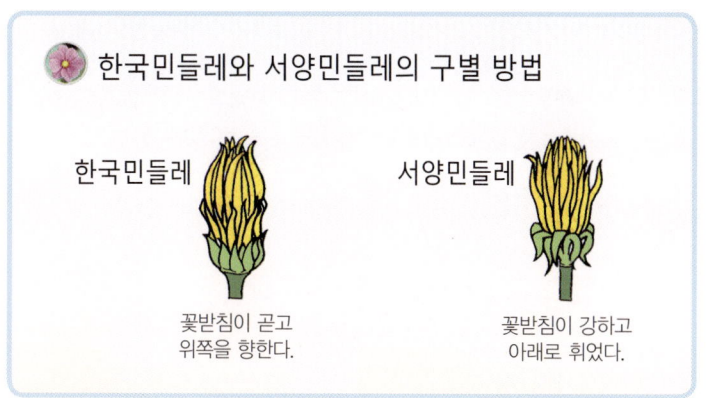

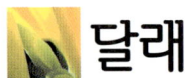 # 달래

학명 *Allium monanthum*   백합과

꽃피는 시기 4월   꽃색 흰색

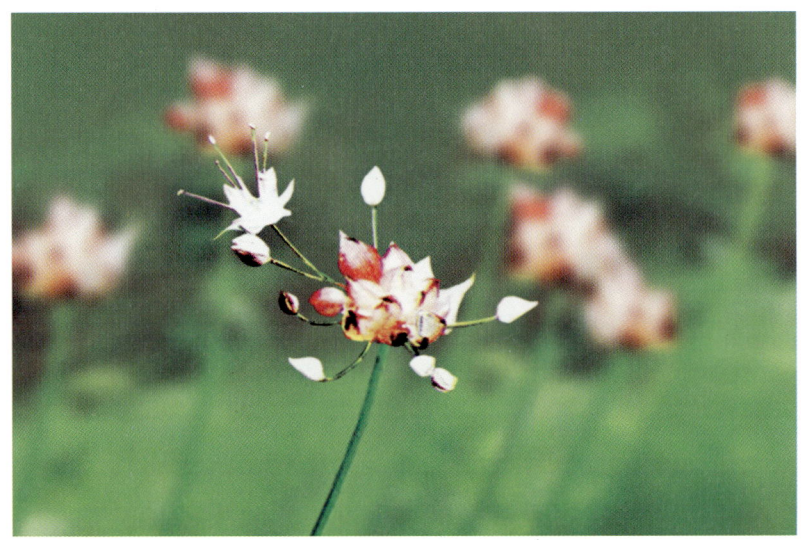

한약재 이름   소산(小蒜)

♣ 생태

　백합과의 여러해살이풀로 키는 5~12㎝ 정도이며 들이나 숲속 또는 산기슭에서 자란다. 땅 속에 타원 모양의 흰 비늘줄기가 있고 그 아래에서 수염뿌리가 나온다. 잎은 2~3개가 밑동에서 나며, 원통을 반으로 쪼갠 바늘 모양으로 여름에 말라 없어진다.

　4월경에 잎 사이에서 긴 꽃줄기가 나와 흰색 또는 붉은빛이 도는 흰색 꽃이 줄기 끝에 한두 송이씩 핀다. 꽃잎은 6조각이고 타원형이며 6개의 수술과 1개의 암술이 있다. 열매는 작고 둥근 모양이며 여러 칸으로 나뉘어져, 그 속에 많은 씨가 들어 있다. 어린잎은 나물로 먹을 수 있으며, 파·마늘과 같은 매운맛이 있어 양념으로 쓰인다.

♣ 약효

길에서도 흔히 볼 수 있는 달래는 약용·식용으로 사용되는 중요한 식물이다. 예로부터 한방에서는 비늘줄기를 소산(小蒜)이라고 하여 위장을 건강하게 하는 약재로 썼으며 강장제로도 사용했다.

● 자궁출혈·위암·임포턴스(Impotence, 남성 성기능 저하)

자궁출혈과 위암에는 뿌리를 생으로 먹거나 구워서 먹으면 효과적이고, 임포턴스는 전초를 여러 방법으로 조리해서 먹는다.

● 종기·타박상

종기에는 뿌리를 구워 물에 갠 다음 환부에 붙인다. 부은 것이 가라앉고 통증도 곧 없어진다. 타박상에는 뿌리를 갈아서 밀가루를 넣어 갠 것을 붙이면 효과적이다.

● 건위·정장·동맥경화·불면증·피부미용·빈혈

전초를 끓여서 매일 차 대신 마신다. 달래에 많이 들어 있는 비타민A는 몸의 저항력을 높여주고, 비타민C는 피부미용에 효과가 있으며, 노화를 방지해준다. 또한 철분이 풍부하게 함유되어 있어 빈혈을 예방해주고, 신경을 안정시키는 효능이 있어 불면증에 좋다. 춘곤증도 없애준다.

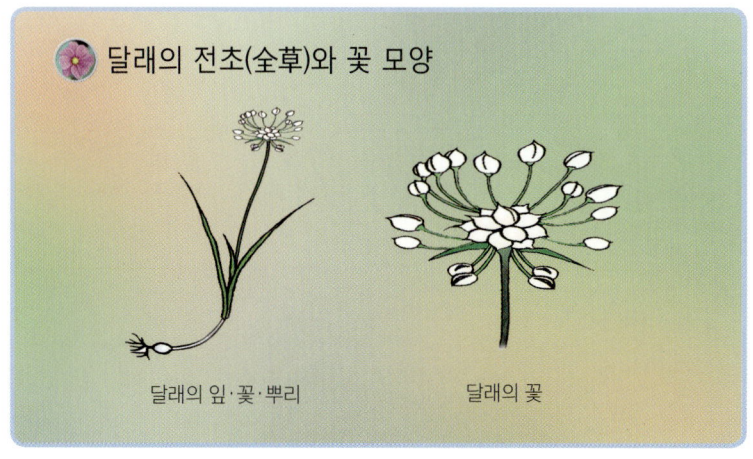

달래의 전초(全草)와 꽃 모양

달래의 잎·꽃·뿌리   달래의 꽃

♣ 식용

달래는 비타민과 무기질, 칼슘이 풍부하여 이른 봄에 나타나는 비타민 결핍증을 치료해준다. 비타민B1과 비타민B2가 부족하면 입술이 부르트며, 비타민C가 부족하면 잇몸이 붓고 피부가 거칠어진다. 달래에는 단맛이 가미된 쓴맛이 들어 있어 식욕을 돋구어줄 뿐 아니라 비타민이 풍부하게 들어 있어 이러한 병을 예방해준다.

생으로 먹으면 비타민의 손실이 최소화되고 무침을 할 때 식초를 곁들이면 비타민C가 파괴되는 것을 어느 정도 막을 수 있다. 달래는 특히 여성병에 좋으며, 남성의 정력 증진에도 효과가 있다. 그리고 불면증, 피로를 치료한다.

달래의 전초를 햇볕에 말린 후 술을 담가 60~90일쯤 지나서 마시면 신경 안정과 강장제로 효과가 있다. 특히 달래를 말린 뒤 달여 마시면 보혈작용을 하여 여성질환에 도움이 된다. 달래는

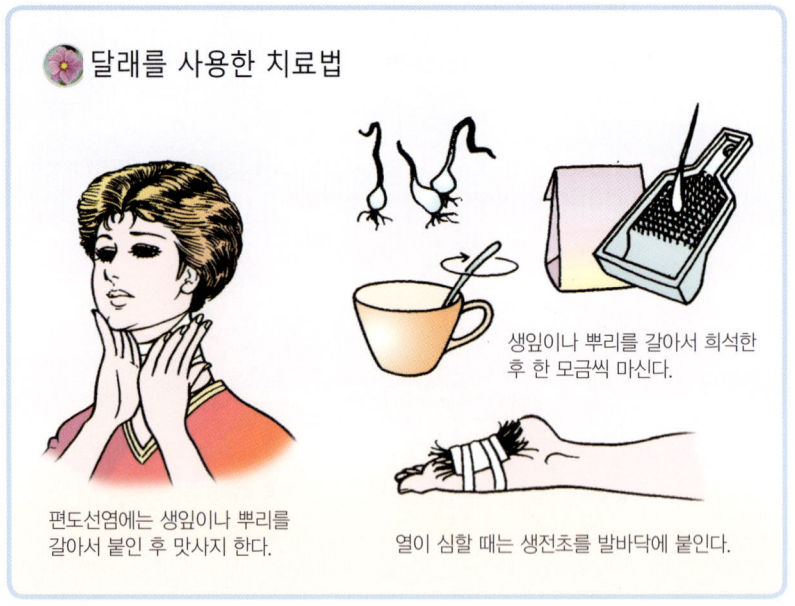

달래를 사용한 치료법

편도선염에는 생잎이나 뿌리를 갈아서 붙인 후 맛사지 한다.

생잎이나 뿌리를 갈아서 희석한 후 한 모금씩 마신다.

열이 심할 때는 생전초를 발바닥에 붙인다.

성질이 따뜻하고 파처럼 강한 매운맛이 있기 때문에 열이 많거나 위장이 약한 사람은 삼가는 것이 좋다. 식초와 된장을 넣어 무쳐서 먹기도 하고, 하얀 뿌리는 된장과 함께 술안주로 먹으면 좋다. 죽에 넣어 먹어도 좋다.

♣ 약용

소주 1ℓ에 뿌리 300g과 벌꿀 200g을 넣은 후 상온의 그늘진 곳에 두었다가 하루 두 잔씩 마시면 강장·강정제로서 효과가 있다. 또 다시마 조림에 뿌리와 잎을 잘라서 소금으로 주물러 15일쯤 절여 두면 신맛이 없어지고 풍미가 생긴다.

뿌리와 잎을 잘라서 소금을 넣고 주물러 매실식초 1, 간장 2의 비율로 섞은 다음, 벌꿀 적당량을 섞어 15일 정도 지난 후에 먹어도 좋다.

기운이 없고 항상 피곤함을 느끼며 일년 내내 감기에 걸리는 사람, 신경질·만성 질병에 시달리는 사람 등이 특히 잘 이용하면 건강을 회복할 수 있다.

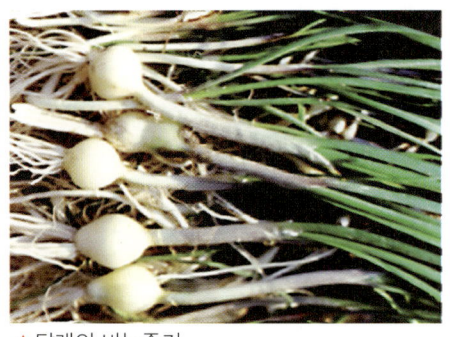
▲ 달래의 바늘줄기

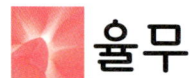 # 율무

학명 *Coix lachrymajobi var. mayuen* 벼과

꽃피는 시기 7~9월 꽃색 노란색

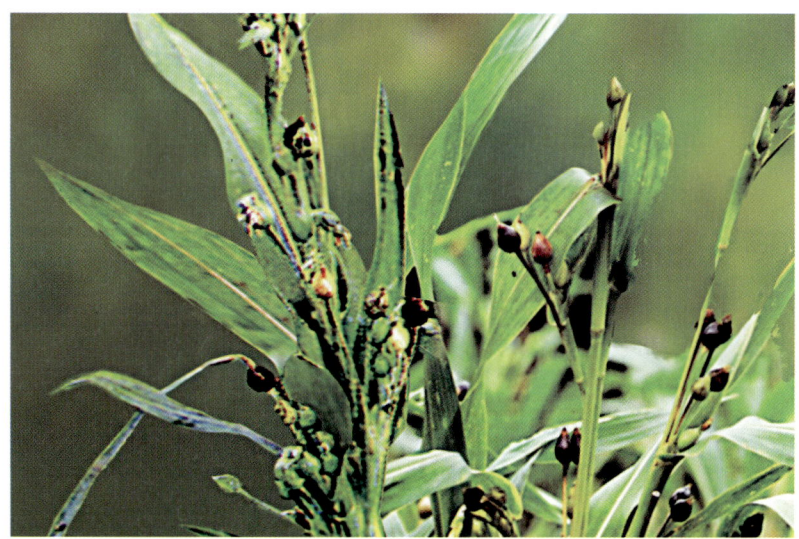

한약재 이름 의이인(薏苡仁)

♣ 생태

벼과의 한해살이풀로 중국 원산이며, 키는 1~1.5m이다. 속이 딱딱하며 곧게 자라고 가지가 갈라진다. 예로부터 약용식물로 재배되었으며, 습지에서도 잘 자라므로 논에서 재배하기도 한다. 꽃은 7~9월에 피고, 잎겨드랑이에서 나온 꽃이삭 끝에 길이 3cm 정도의 수꽃이삭이 달린다. 밑부분에 타원형의 잎집에 싸여 있는 곳에 암꽃이삭이 붙어 있다.

율무쌀에는 녹말과 단백질·지방·비타민B·철분 등이 많이 함유되어 있어서 신진 대사를 돕는 작용을 한다. 율무차는 껍질을 벗기지 않은 율무를 볶아두었다가 달이거나 율무쌀가루를 뜨거운 물에 타서 마신다. 이렇게 마시면 부드럽고 향긋한 풍미가 있다.

♣ 약효
● 산후 주근깨 · 피부병
산모의 얼굴에 주근깨가 많이 생길 때는 율무가루 40g을 죽을 쑤어 먹는다. 또한 율무는 영양식이기 때문에 산후의 체력 회복에도 효과가 있다.
● 폐결핵 · 해수 · 토혈 · 가래
율무쌀을 삶아서 그 물에 소주나 정종을 약간 타서 하루에 3~5회 찻잔으로 1잔씩 마신다. 장기간 복용하는 것이 좋다.
● 여성의 백대하증
율무가루 20~30g을 물에 타 달여서 하루에 3회 정도 마신다.
● 당뇨병 · 암의 예방과 치료
율무로 죽을 쑤어 먹는다. 최근 들어 율무가 암을 치료하고 예방하는 데 큰 효과가 있다는 것이 밝혀지고 있다. 장복하는 것이 중요하고 암이 없는 사람도 율무죽을 먹으면 암을 예방할 수 있다.
● 관절염 · 류마티스 · 요통 · 신경통 · 간 · 신장병 · 냉
율무뿌리 50~80g을 물로 달여서 하루에 세 번 정도 마신다. 차 대신 자주 복용해도 건강에 좋다.

율무는 여러 가지 병에 효과가 있다. 또한 피부를 부드럽게 하며 여드름 · 거친 피부 · 암내 · 구취 등도 자연스럽게 치료한다.
율무는 약효가 강한 식품이다. 따라서 임산부나 어린이 그리고 변비가 있는 사람은 복용해서는 안 된다. 한방에서는 예로부터 위장약으로 쓰였으며, 아름다운 피부를 가꾸어 주고 모유를 많이 나오게 하는 데 이용되었다.
율무에는 비타민E와 양질의 단백질이 많이 들어 있고 효소의 활동도 강해서 세포에 활력을 주고 특히 몸 안에 쌓인 노폐물을 배출시키는 기능이 강하다.
최근에는 암에 좋은 게르마늄을 많이 포함하고 있다는 것이 밝혀져 다시금 각광받기 시작했고 새로운 평가도 받고 있다.

♣ 조리법
● 율무죽

율무를 볶아서 7배의 물을 붓고 천천히 뜸을 들인다. 여성병과 위장이 약한 사람, 암에 걸린 사람에게 효과가 있다. 또 기미 제거, 사마귀 제거 등 미용을 위해서도 좋다.

● 율무를 넣은 밀전병

밀가루에 율무가루 10% 정도와 밀 배아 10% 정도를 섞어 밀전병처럼 부친다. 그 안에 새우나 메추리알·콩나물·피망·파 등을 넣어 맛을 돋운다.

● 율무 그라탱(Gratin; 4인분)

삶은 율무 2컵, 양파 큰 것으로 1개, 마늘 2쪽, 표고버섯 1장, 파슬리 약간, 월계수 잎 1장, 밀가루 큰 숟가락으로 2스푼, 밀 배아 큰 숟가락으로 1스푼, 우유 또는 두유 2컵, 참기름 큰 숟가락으로 2스푼.

양파, 마늘을 기름에 잘 볶고 나서, 잘게 썬 표고버섯을 넣고 더 볶는다. 이것을 삶은 율무 속에 넣고 잘 섞은 후 소금간을 한다. 후라이팬에 참기름을 뜨겁게 해서 밀가루와 밀의 배아를 넣어 볶으면 향기로운 갈색이 된다. 냄비를 식힌 후 약한 불로 조금씩 우유 또는 두유를 넣어 부드러운 소스를 만든다. 냄비 바닥이 뜨거우면 부드러운 소스가 만들어지지 않으므로 주의한다.

소금간을 약간 해서 전부 담고 다시 한번 맛을 조절하고 월계수 잎을 넣고 먹을 때 꺼낸다. 그라탱 접시에 넣고 센 불로 눋은 자국이 생길 때까지 구운 후 잘게 썬 파슬리를 뿌려서 먹는다.

이 그라탱에 계절 채소 샐러드와 매실식초 드레싱(해바라기 기름과 매실식초를 같은 양으로 넣고 벌꿀 약간을 섞어 걸쭉하게 만든 소스)을 뿌려 먹는 그라탱은 건강에도 좋고 맛도 좋은 음식이다. 이것과 채소무침·나물무침·해초·두부를 넣은 된장국 등을 함께 먹으면 균형잡힌 한끼 식사가 된다.

율무 그라탱(Gratin) 만드는 방법

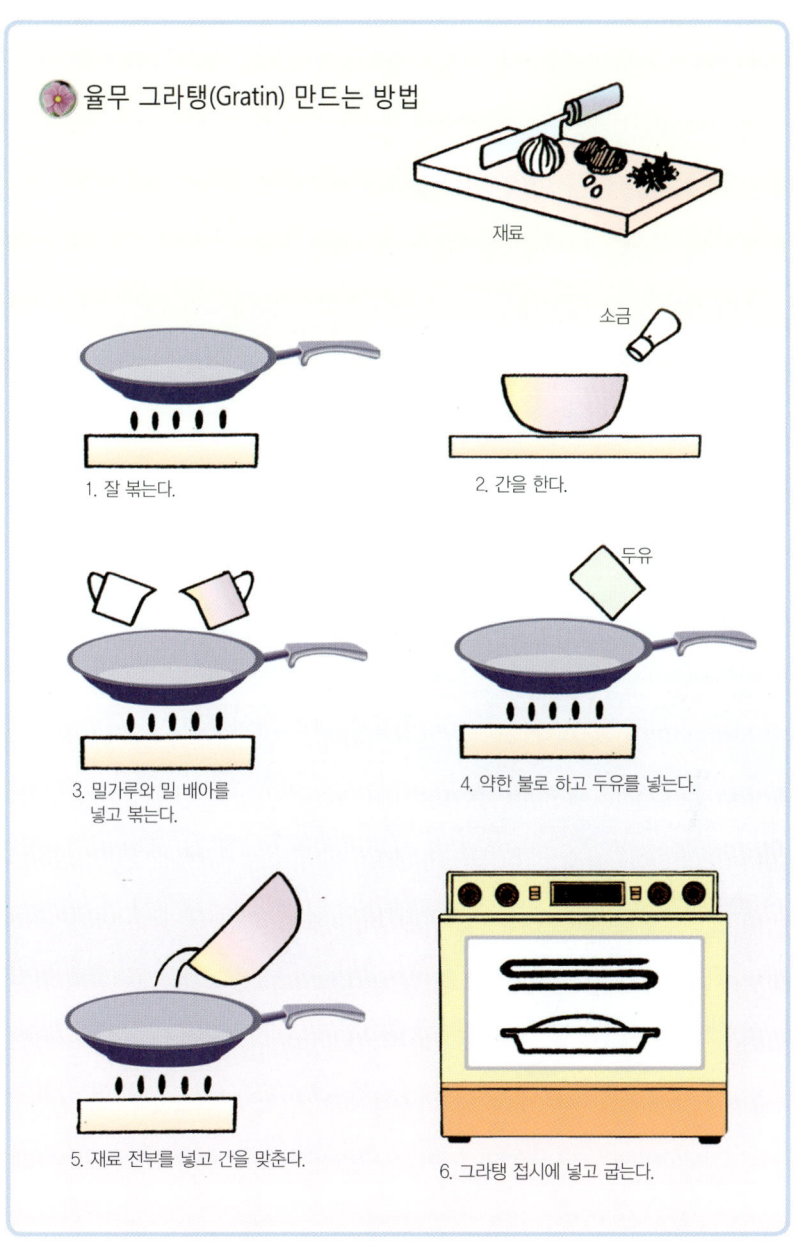

재료

1. 잘 볶는다.
2. 간을 한다.
3. 밀가루와 밀 배아를 넣고 볶는다.
4. 약한 불로 하고 두유를 넣는다.
5. 재료 전부를 넣고 간을 맞춘다.
6. 그라탱 접시에 넣고 굽는다.

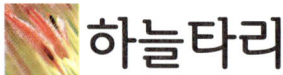 하늘타리

학명 *Trichosanthes kirilowii* Maxim 박과
꽃피는 시기 7~8월 꽃색 흰색

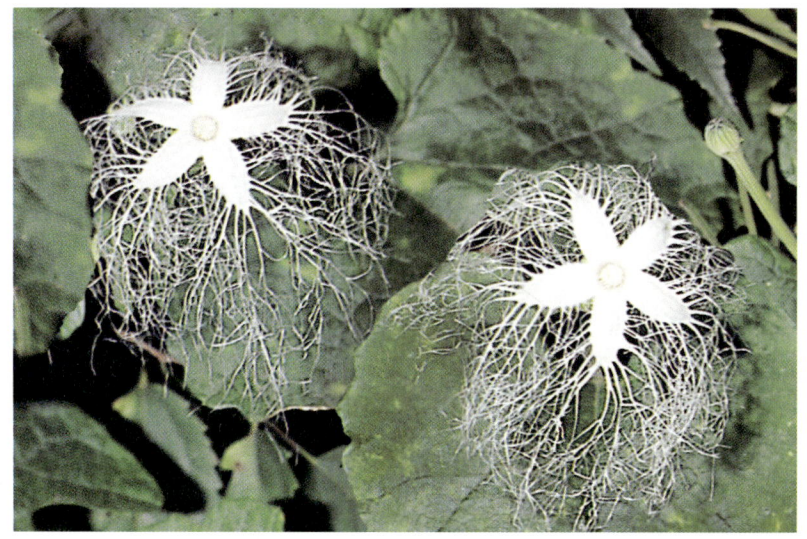

한약재 이름 과루근(瓜蔞根, 뿌리)=천화분(天花粉), 과루인(瓜蔞仁, 씨앗)

♣ 생태

박과의 여러해살이 덩굴식물로 산이나 들의 햇볕이 잘 드는 곳에서 자라며, 줄기는 덩굴손으로 다른 물체를 감으면서 올라간다. 잎은 어긋나고 5~7개로 갈라지며 가장자리에 톱니가 있다.

뿌리는 고구마같이 굵은 덩이뿌리가 있다. 잎은 3~7갈래로 갈라지고 가장자리에 톱니가 있다. 7~8월에 잎겨드랑이에서 꽃자루가 나와 흰색 꽃이 피는데, 5개로 갈라지는 꽃부리는 다시 실처럼 잘게 갈라진다.

수꽃은 이삭 모양으로 피고 암꽃은 1개씩 달린다. 길둥근 열매는 지름 7cm 정도이며 주황색으로 익고 씨는 다갈색이다.

♣ 약효
● 유방암 · 폐암 · 당뇨 · 거담 · 진통

열매를 토과실(土瓜實)이라고 하는데, 늦가을 열매가 누렇게 익었을 때 따서 생으로 사용하거나 그늘에서 말린다.

토과실은 약리 실험에서 항암 작용이 있다는 것이 밝혀졌다. 하루에 20~30g 정도를 달여서 먹거나 즙을 내어 마신다. 화상이나 동상에는 열매를 으깨어 환부에 붙인다.

● 젖앓이 · 생리가 없을 때 · 암 · 기침 · 소갈병

뿌리를 왕과근(王瓜根) 또는 천화분(天花紛)이라고 하며, 고구마 같은 덩이뿌리로 되어 있다. 이 뿌리의 약효 성분은 암세포에 붙어 암세포를 죽이는 역할을 한다. 유선암, 식도암 등에 왕과근을 써서 좋은 효과를 보았다는 보고도 있다.

늦가을에 뿌리를 캐내어 물에 씻고 껍질을 벗긴 다음 썰거나 쪼개서 햇볕에 말린다. 하루에 9~12g 정도를 달여서 마시거나 가루약 · 환약 등으로 만들어 보관해 두었다가 사용할 수 있다.

● 암 · 기침 · 기관지염 · 변비

씨를 토과인(土瓜仁)이라고 하며, 열매가 익었을 때 따서 씨를 받아 햇볕에 말린다. 씨도 뿌리와 같이 하루에 9~12g 정도를 달여서 마시거나 가루약 · 환약 등으로 만들어 먹는다.

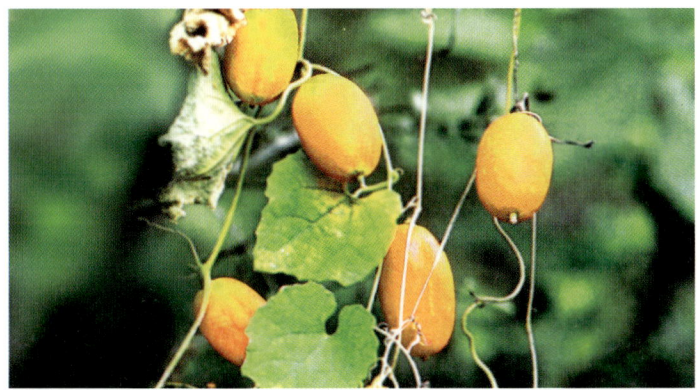

▲하늘타리의 열매

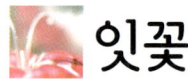
잇꽃

학명 *Carthamus tinctorius* L. **국화과**
꽃피는 시기 7~8월 **꽃색** 노란색

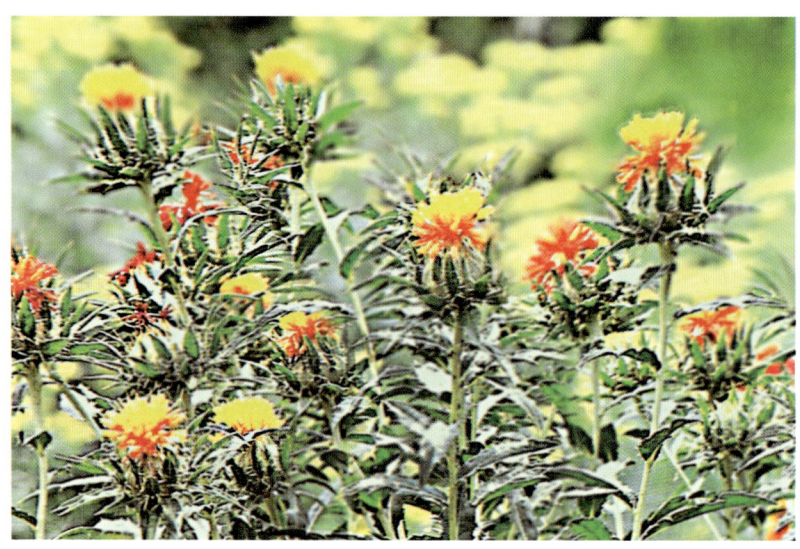

한약재 이름 홍화(紅花)

♣ 생태

국화과의 두해살이풀로 원산지는 이집트이다.

보통은 농가에서 약용식물로 재배하며 키는 70cm~1m이고, 뿌리줄기는 땅속으로 얕게 뻗는다. 잎은 어긋나고 넓은 칼 모양이며, 가장자리에 가시와 같은 톱니가 있다.

여름철 7~8월에 지름 2.5~4cm, 길이 3~5cm 정도의 엉겅퀴와 비슷한 모양의 꽃이 피는데, 노란색의 많은 작은꽃들이 공 모양을 이루어 가지 끝에 한 송이씩 달린다. 작은꽃(관상화)은 차츰 붉은색으로 변하며 무공해의 색소로 이용되고 있다. 열매는 길이가 6mm 정도이고 윤기가 있으며 관모가 있다. 9월에 흰색으로 여문다.

♣ 약효

● 관동맥(심장동맥)경화

열매와 씨에는 리놀산(Linolic Acid)이 들어 있어 콜레스테롤의 농도를 낮추어 주므로 동맥경화를 예방하는 약재로 쓰인다.

열매나 씨를 으깨어 뜨거운 물을 붓고 따뜻해졌을 때 복용한다. 하루에 마시는 양은 5~10g 정도가 좋다.

● 생리불순 · 생리통 · 기타 여성병

잘 건조한 꽃을 물에 넣고 끓여 하루에 3~5g을 복용한다. 조금씩 복용하면 어혈을 제거하고 혈액순환을 촉진하지만, 한번에 많은 양을 복용해서는 안 된다.

● 구내염 · 아구창

입안의 짓무름에는 예로부터 잇꽃이나 심황 · 황벽나무 · 치자나무의 열매 등 색소가 풍부한 식물이 사용되었다. 이러한 염증에는 끓인 즙으로 입을 헹구어낸다.

● 미용

몸을 따뜻하게 해서 혈액 순환을 원활하게 하기 때문에 세포에도 활력을 주고, 호르몬의 불균형을 조절해준다. 따라서 혈색이 좋아지고 피부에 윤기가 나며 미용에도 효과가 있다.

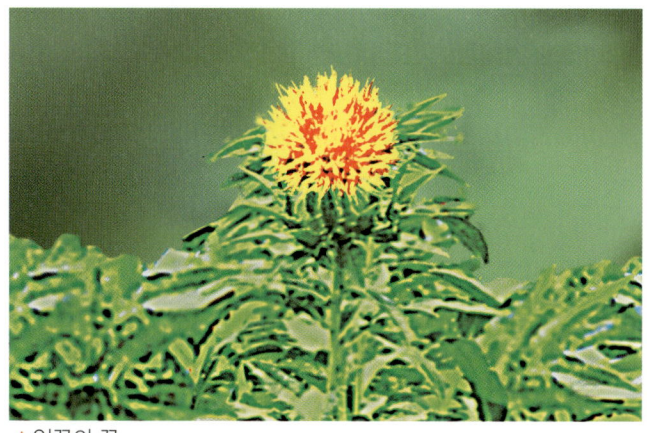

▲잇꽃의 꽃

사프란(크로커스)

학명 *Crocus sativus* 붓꽃과
꽃피는 시기 10~11월 꽃색 노란색 · 보라색 · 남색 · 흰색

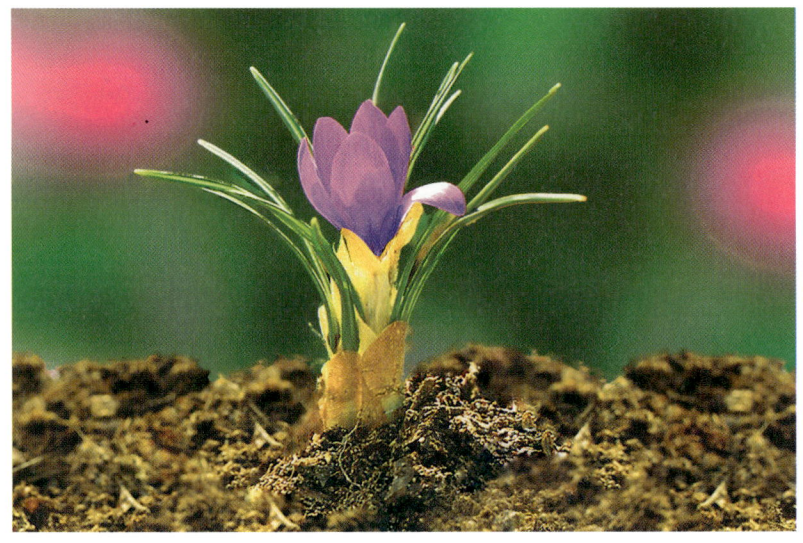

한약재 이름 번홍화(蕃紅花)

♣ 생태

사프란(Safran)은 붓꽃과의 여러해살이풀로 원산지는 지중해 연안이며 온난하고 비가 적은 곳에서 잘 자란다. 그리스 어로는 크로커스(Crocus)라고 한다. 한국의 약초는 아니지만 그 약효가 뛰어나 우리나라 농가에서도 재배한다.

일반적으로 꽃만을 보기 위해 봄에 피는 것을 크로커스라 하고, 약재로 쓰기 위해 가을에 재배하는 것을 사프란이라고 부른다. 키는 10~20cm이고, 잎은 칼 모양 또는 바늘 모양이며 알뿌리 끝에 모여난다.

10~11월에 잎 사이에서 꽃줄기가 나와 노란색 · 보라색 · 남색 · 흰색 등의 꽃이 핀다. 암술대는 3개로 갈라지고 붉은빛이 돌며 암술머리는 육질이다. 알뿌리는 지름 3cm로 납작한 공 모양이다. 꽃말은 '청춘의 기쁨', '환희'이다.

♣ 약효
- 월경곤란 · 자궁출혈 · 통경(痛經) · 갱년기장애 · 유산벽(流産癖)

10~11월경 꽃이 피는 시기에 암술머리와 암술대를 따서 그늘에서 말려 잘게 잘라 사용한다.

물을 끓여 사프란 암술 10여 개를 넣고 식힌 후 그 물을 마신다. 꽃에는 1개의 암술밖에 없고 일일이 손으로 따야 하기 때문에 1g의 약재를 만들려면 약 300여 개의 암술이 필요하다. 그러나 10만 배로 희석해도 노란색의 약재가 남아 있으므로 여러 번 우려서 복용해도 좋다. 임산부는 유산의 가능성이 있으므로 삼가하는 것이 좋다.

- 시력 저하 · 노화

가장 값비싼 향신료로 쓰이는 사프란이 시력 저하를 막는데 특효약이다. 또한 항산화작용이 있어 노화를 막아준다.

- 우울증 · 최음제(催淫劑) · 백일해

경쟁이 치열하고 복잡한 현대 생활에서는 수험생이나 여성에게 많이 나타나는 우울증은 죽음에 이르기까지 하는 무서운 병으로 알려지고 있다. 사프란은 이런 우울증을 치료하고, 최음제나 백일해의 약재로 쓰이기도 한다.

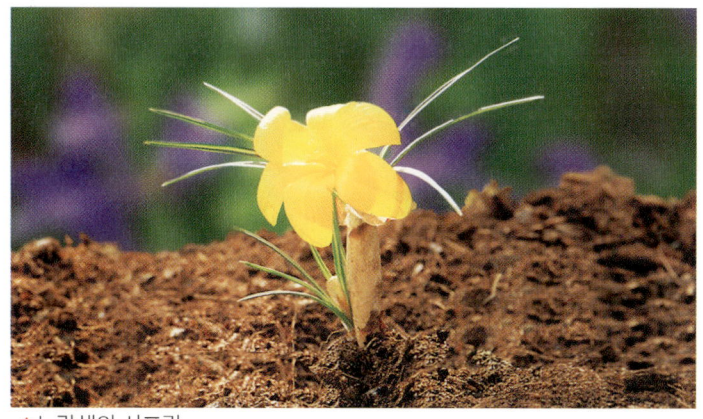

▲노란색의 사프란

♣ 만일 가정요법 중에 부작용이 생기거나 증상이 악화되는 경우에는 즉시 복용을 중단하고 반드시 전문 한의사와 상의하시기 바랍니다

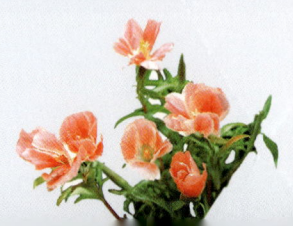

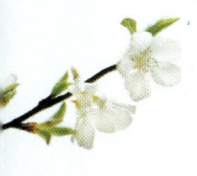

제2장

암·난치병에 잘듣는 약초

쇠뜨기 40
비파나무 46
매화(매실)나무 52
번행초 58
마름 60
등나무 62

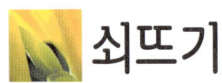 # 쇠뜨기

학명 *Equisetum arvense* 속새과

꽃피는 시기 3~4월 꽃색

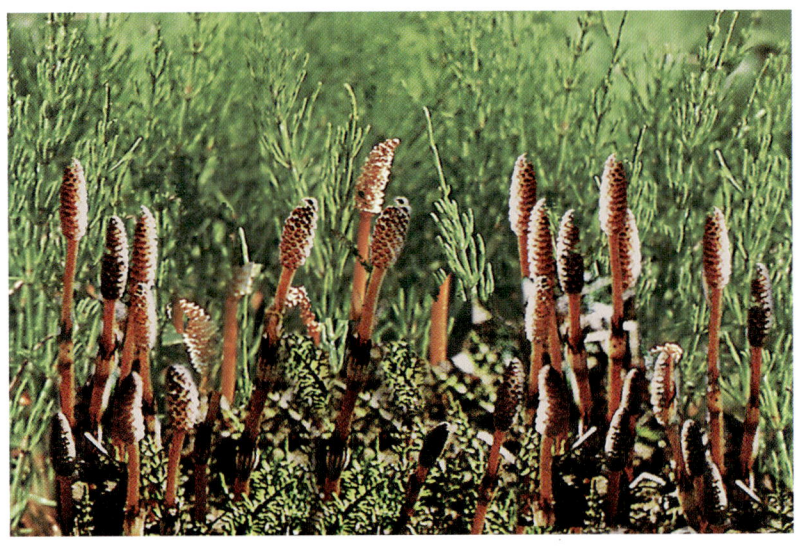

한약재 이름 문형(問荊) 혹은 토필(土筆)

♣ 생태

속새과에 딸린 여러해살이 양치식물로 키는 30~40cm이고 양지바른 풀밭이나 길가에서 흔히 자란다.

땅속줄기가 옆으로 길게 뻗으면서 마디에서 줄기가 나오는데, 줄기에는 영양줄기와 홀씨줄기의 두 가지가 있다. 영양줄기는 한데 모여 나고 녹색이며 마디마다 가느다란 가지가 돌려난다.

홀씨줄기는 이른 봄에 영양줄기보다 먼저 나오고 끝에 홀씨주머니 이삭이 솟아난다. 이삭에는 비늘 같은 잎이 돌려나는데 가지가 없다.

어린 홀씨줄기를 '뱀밥'이라고 하여 나물로 먹고, 식물 전체는 이뇨제·피부염의 치료제로 쓰인다.

♣ 약효
● 암·당뇨병·담낭염
쇠뜨기의 홀씨줄기인 뱀밥을 토필(土筆)이라고 하는데 이것은 흙에서 나오는 붓이라는 뜻이다. 껍질을 벗겨 삶거나 달걀을 풀어서 요리해 먹으면 약간 씁쓰레한 봄의 향취를 느낄 수 있다.
토필은 위장·간장에 좋고 독을 제거해 암을 치료해준다. 토필의 모체, 녹색의 쇠뜨기는 놀라울 정도의 번식력으로 퍼져나가는데 이 에너지가 약해진 몸을 회복시켜 준다.
쇠뜨기는 삶아 마시기만 해도 암이나 당뇨병, 담낭염 등 난치병에 뛰어난 효과가 있다. 쇠뜨기에는 3~16%의 규산이 들어 있는데, 이 규산과 그 외의 다른 미지의 성분이 많은 난치병을 고치는 힘이 된다. 예로부터 민간 요법에서 지혈이나 신장·방광의 질병에 사용되었는데, 유럽에서도 쇠뜨기의 효과가 재발견되고 있다.
독일의 자연요법 의사인 나이프 신부는 쇠뜨기가 출혈·방광·신장·결석·뼈의 만성 염증 특히 암성 육종(癌性肉腫), 류머티즘에 탁월한 효과가 있다는 것을 알았고, 쇠뜨기에 이것들을 씻어내고 녹이며 치료하는 성분이 있다는 보고서를 내놓았다.

● 뛰어난 이뇨 효과
갑자기 소변이 안 나오거나 통증이 심할 때에도 쇠뜨기차와 쇠뜨기 찜질로 통증을 제거하고, 이뇨 효과를 높일 수 있다. 신장결석·방광결석 등에도 쇠뜨기를 삶아서 즙을 내어 따뜻한 물에 섞어서 반신욕을 하고, 조금씩 쇠뜨기즙을 마시고, 소변이 가득 찰 때까지 참았다가 한번에 배뇨하면 대개의 경우는 쉽게 나온다.
신장병, 심장병, 간장병 등으로 인한 부종이 있는 사람도 이 쇠뜨기를 마시거나 바르면 효과가 있다. 쇠뜨기차를 마시면 다량의 소변이 나오고, 특히 피곤하거나 병이 있거나 하면 짙은 갈색의 소변이 나와 놀랄 수도 있다. 효과가 있으면 소변이 점점 맑아진다. 이뇨제를 사용할 경우에도 병세가 좋아지지 않으면 쇠뜨기차를 하루 5~6잔씩 마시면 좋아진다.

단숨에 마시지 말고 조금씩 마신다. 삶은 즙을 보온병에 넣어 두고 뜨거울 때 마시면 좋다.

● 상처나 부스럼, 피부염에도 특효

상처나 아토피성 피부염에도 쇠뜨기는 효과가 있다. 생잎을 절구에 넣고 으깨어 그대로 환부에 발라도 좋고 녹색즙을 내서 발라도 좋다.

또 가려운 부스럼이나 부스럼딱지에도 쇠뜨기를 삶은 즙으로 씻거나 찜질하면 좋고, 피부의 화농성 질환, 관절의 염증성 질환, 짓무른 상처에 진하게 삶아서 즙을 내어 찜질을 하고, 생잎을 으깨어 직접 환부에 바른다.

쇠뜨기를 화장수로 사용하기도 한다. 피부를 씻고 쇠뜨기즙을 솜에 묻혀 바르면 깨끗하고 부드러운 피부가 되고, 여드름과 부스럼도 치료해준다. 화장수는 쇠뜨기차 70cc, 알코올 30cc, 글리세린 30cc의 비율로 섞어 만든다. 알코올에 담근 쇠뜨기 50cc에 글리세린을 적당히 섞어도 좋다.

● 쇠뜨기차 끓이는 법

쇠뜨기차에는 생잎과 마른잎 모두 좋다. 잎을 주전자에 넣은 다음 뜨거운 물을 붓고 5~6분 후에 마신다. 삶을 때는 5~10분 정도면 충분하며, 오래 삶지 않는 것이 좋다. 보온병에 넣어두고 조금씩 마신다.

쇠뜨기는 특히 암이나 폐결핵, 만성 기관지염, 폐렴에 도움이 되는데, 이 경우에는 삶은 즙을 마신다. 스위스의 기콘츠레 신부는 노년기에 이른 사람들에게 매일 쇠뜨기를 한 잔씩 마실 것을 권하고 있다. 이것으로 류마티스나 관절염, 신경통이 치료되고 건강한 인생을 보낼 수 있다고 말하고 있다.

호주의 생물학자 부르포드도 쇠뜨기차의 장기 복용이 암의 성장을 막고 없앤다고 보고하고 있다. 이처럼 쇠뜨기의 탁월한 효과는 세계 여러나라에서 증명되고 있다.

● 쇠뜨기 찜질

쇠뜨기를 진하게 삶은 즙으로 찜질을 해도 좋고 생것을 으깨어 직접 환부에 발라도 좋다. 또 부스럼은 삶은 즙으로 씻기만 해도 효과가 있다. 특히 증상이 심할 때는 증기찜질을 한다.

이것은 양손으로 한줌 정도의 생것이나, 마른 쇠뜨기를 찜통으로 쪄서 부드럽고 따뜻해지면 린넨 또는 면으로 된 천에 넣어 환부에 올려놓는다.

이때 온도를 유지하는 것이 중요하고, 2~3시간에서 하룻밤 사용한다. 명심해야 할 것은 찜질은 언제나 습기를 포함하고 따뜻한 상태로 있어야 한다는 것이다. 삶은 곤약을 타월에 싸서 위에 올려 놓으면 좋다.

● 쇠뜨기액 만드는 법

쇠뜨기액을 알코올 또는 25도 이상의 소주에 담근 후 2주일 이상 따뜻한 장소에 둔다. 매일 병을 흔들어 섞으면 액체가 빨리 생긴다. 이것은 거의 바르는데 사용한다. 내장의 통증이나 상처, 염좌, 염증 등에는 찜질을 한다. 발에 땀이 많이 날 때에도 쇠뜨기액을 바르면 좋다. 심한 무좀에도 잘듣는다

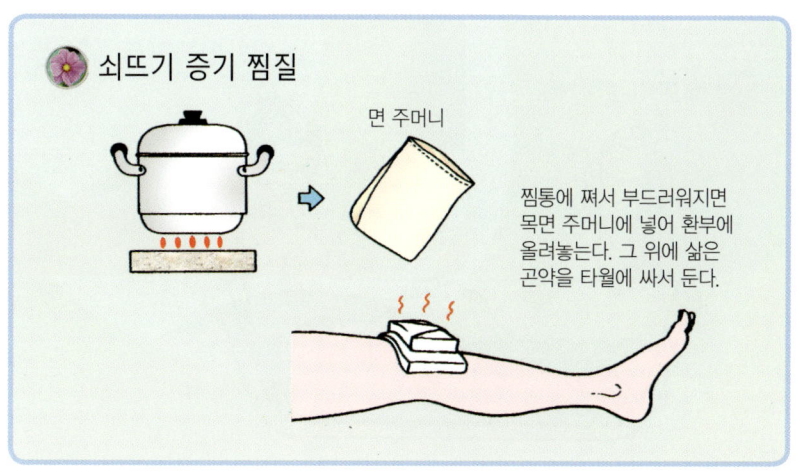

쇠뜨기 증기 찜질

면 주머니

찜통에 쪄서 부드러워지면 목면 주머니에 넣어 환부에 올려놓는다. 그 위에 삶은 곤약을 타월에 싸서 둔다.

● 쇠뜨기 연고

쇠뜨기를 잘 씻은 후 절구 등에 넣어 잘 으깨어 눅진눅진해지면 밀가루를 조금 넣고 거즈에 싸서 찜질에 사용한다. 특히 통증이 심한 치질 등에 효과가 있다.

● 쇠뜨기 반신욕

100g의 쇠뜨기를 하룻밤 물에 담갔다가 다음날 끓여 그 액체를 욕조에 붓고 10~20분 정도 땀이 날 때까지 담근다. 물이 차가워지면 뜨거운 물을 더 부으면서 하는 것이 좋다. 특히 신우염, 방광염에는 이 쇠뜨기 반신욕이 무척 좋다. 여성병에 잘 걸리는 사람이나 만성 질환이 있는 사람에게도 좋다.

● 쇠뜨기 고명 · 튀김

쇠뜨기 고명은 쇠뜨기를 잘 씻어서 믹서로 갈아 검은깨를 볶아서 으깬 것을 쇠뜨기와 같은 양으로 섞어 볶은 소금으로 간을 한 것이다. 별꽃 고명도 이와 같은 방법으로 만든다. 옷을 얇게 입힌 쇠뜨기 튀김도 맛이 있다. 또 비파잎처럼 소주에 담가 한 잔 정도를 묽게 해서 마셔도 좋다. 둘 다 너무 많이 먹지는 않아야 한다.

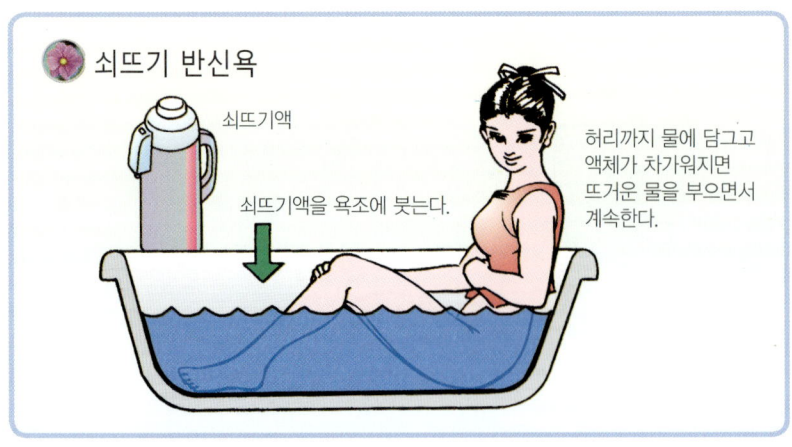

쇠뜨기 반신욕

쇠뜨기액

쇠뜨기액을 욕조에 붓는다.

허리까지 물에 담그고 액체가 차가워지면 뜨거운 물을 부으면서 계속한다.

● 쇠뜨기로 생명을 되찾은 사람들

쇠뜨기는 난치병도 부드럽고 따뜻하게 달래서 고쳐준다. 쇠뜨기를 먹고 병을 고친 사람들의 이야기를 하나 소개한다. 한 중년 남성에게 갑자기 심한 요통이 찾아왔다 의사를 찾아갔으나 원인은 알 수 없었고 다만 통증을 멎게 했을 뿐이었다. 얼마쯤 지나자 점점 통증이 심해져 밤에 잠을 잘 수 없을 정도가 되었다.

그러던 차에 쇠뜨기의 효과에 대해 알게 된 이 사람은 혹시나 하는 생각에 매일 쇠뜨기차를 마시고 복부에는 쇠뜨기를 쪄 천에 싸서 찜질을 했다. 그러자 소변이 많이 나오고, 통증이 하루만에 멎고 삼일째에는 소변에서 돌이 나왔다. 이 통증은 결석으로 인한 것이었는데 뒤에 숨어 있어서 X선 촬영 때도 나타나지 않았던 것이다.

그때부터 음식에 주의하고, 외부에서 치료를 하면서 비파잎 뜸을 떴다. 거기에 쇠뜨기의 효력이 더해져 결석이 쏟아져 나왔다. 길가에서 그 왕성한 번식력으로 인해 눈총을 받았던 쇠뜨기에 이러한 자연의 깊은 배려가 있을 줄은 몰랐다.

다른 한 사람은 발에 부스럼이 나서 여러 가지 약을 발랐으나 낫지 않는데, 쇠뜨기즙을 바르고 하루만에 깨끗이 나았다. 원인불명의 요통이 쇠뜨기차로 나은 사람, 류마티스의 통증이 쇠뜨기차와 찜질 덕택으로 완화된 사람, 쇠뜨기 반신욕과 쇠뜨기차, 찜질을 계속하던 중에 자궁암이 호전된 사람, 전립선암, 위암이 호전된 사람 등 셀 수 없을 정도로 많은 예가 있다. 물론 이러한 예도 단지 쇠뜨기만의 효과가 아니라 계속해서 자연 식품을 섭취하고 성실하게 치료한 종합적인 효과이다.

비파나무

학명 *Eriobotrya japonica*   장미과
꽃피는 시기 10~11월   꽃색 흰색

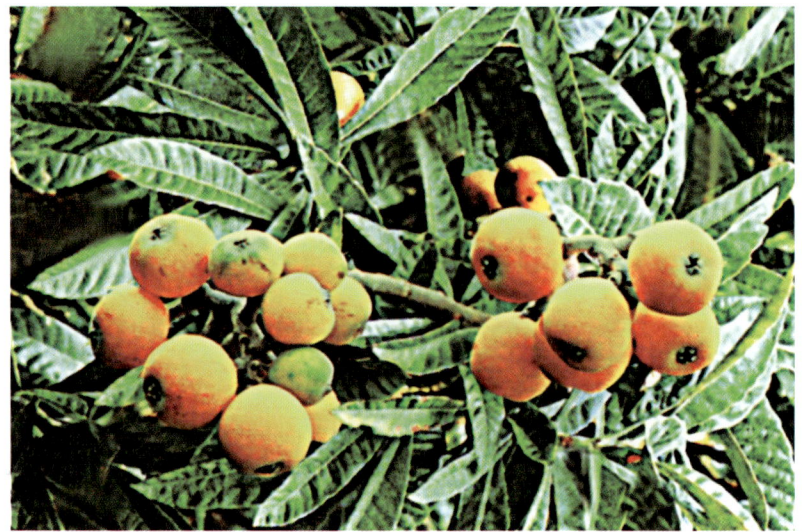

한약재 이름   비파(枇杷), 비파엽(枇杷葉, 잎)

♣ 생태

장미과의 상록교목으로 높이가 10m에 이른다. 가지가 굵고 연한 노란빛을 띤 갈색 털이 있다. 열매가 중국의 현악기인 비파를 닮았다 해서 비파나무라고 부른다. 제주도를 비롯한 남해안 지방에서는 흔히 볼 수 있지만 중부 지방에서는 보기 어렵다.

잎은 어긋나며 넓은 칼 모양으로 가장자리에는 톱니가 있다. 잎의 앞면은 윤기가 나고 뒷면에는 털이 나 있다.

10~11월에 흰색 꽃이 가지 끝에 달리는데 연한 갈색 털이 빽빽이 나 있고, 5개의 꽃받침과 5개의 꽃잎이 있다. 열매는 구형 또는 타원형으로, 지름이 3~4cm이고 다음해 6월에 노란색으로 익는다.

♣ 약효
● 난치병의 치료약

비파나무는 즙이 많은 황금색 열매가 열린다. 잎이 크고 딱딱하며 잎맥이 뚜렷하다. 이 비파잎은 예로부터 민간 요법의 영약으로 알려져 있다. 3,000여년 전부터 열반경(涅槃經) 등 인도의 오래된 불교 경전 속에 비파나무는 매우 뛰어난 약효를 지닌 만병을 고치는 식물로 등장한다.

비파나무는 대약왕수(大藥王樹)라고 일컬어졌고, 비파잎은 모든 염려를 없애는 무우선(無憂扇)이라는 이름이 붙여질 정도로 그 치유력의 대단함이 널리 알려져 있다.

이 오래된 요법은 비파잎을 타지 않을 정도로 구운 다음 2장을 모아 양손으로 10회 가량 비벼 1장씩 손에 쥐고 뜨거울 때 환부를 마찰하는 소박한 방법이었다. 그 후 비파나무를 심어 난치병으로 고생하는 사람들을 치료해왔다. '비파나무는 환자의 신음소리를 듣고 자란다'는 말이 있는데 비파나무가 병의 치유와 끊을래야 끊을 수 없는 인연을 갖고 있기 때문이다. 오죽하면 집에 비파나무 한 그루만 있으면 의사는 필요없다는 말이 있을 정도니 말이다.

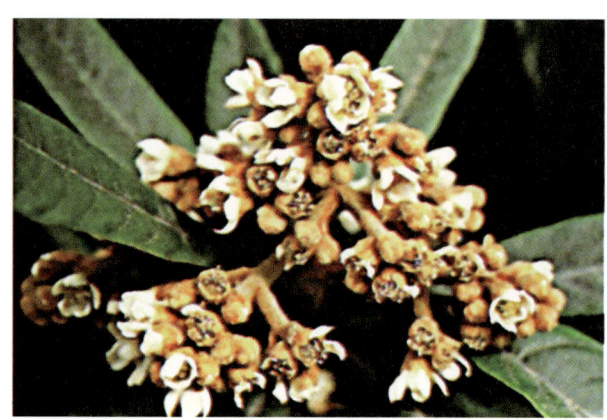
▲ 비파나무의 꽃

● 암까지 고치는 비파잎의 위력

비파잎은 항암작용을 한다. 비파잎에는 포도당, 자당(蔗糖), 과당 등 여러가지 성분이 들어있는데 그중에 아미그다린이라는 물질이 바로 항암 성분이다. 이 아미그다린은 비타민B17이라고도 하는데, 암에 획기적인 효과가 있다고 해서 국제적으로 각광을 받고 있다.

이 B17은 체온과 함께 따뜻해지면, 세포 속까지 침투해서 염증이나 암세포를 치료한다. 따라서 비파잎 뜸요법으로 뜸쑥과 함께 압력을 가해 혈액 순환을 촉진하면, 산소를 보급함과 동시에 혈액을 정화시켜 준다. 또한 비타민B17은 이 산성 혈액을 건강한 신체가 지닌 약알칼리성 혈액으로 정화하는 작용이 있다는 것도 이미 증명된 바 있다. 또한 모든 통증에 잘 들어 심한 암의 통증도 비파잎 곤약요법으로 다스릴 수 있다. 비파 생잎을 환부에 대고 삶은 곤약을 타월 2장에 싸서 그 위에 댄 후 따뜻하게 하면 진통효과가 탁월하다. 그 다음으로 비파 생잎을 환부에 붙여둔 채 마르지 않도록 기름종이나 랩을 덮어 두고 삼각포(三角布)나 붕대로 고정시켜 둔다.

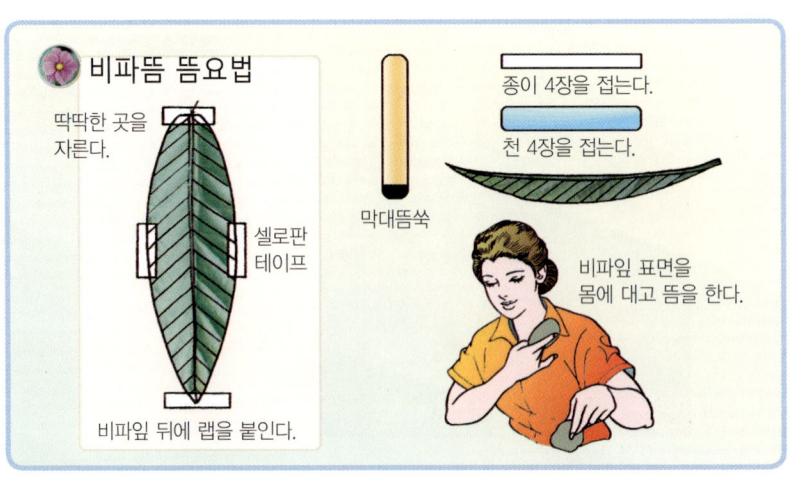

심하지 않은 상처나 화상에도 비파 생잎을 붙여 두면, 하루만에 통증이 사라진다. 역시 그 위에 기름종이를 붙이고 붕대로 감아둔다. 큰 화상을 입었을 때는 화상 전체에 짙은 녹색의 비파 생잎을 붙이고, 그 위에 기름종이를 댄 후 붕대로 감아주면 진통이 줄어들면서 열도 내린다. 복통·류마티스·신경통·요통·내장기관의 통증에도 이 곤약요법이 잘 듣는다.

또 감기로 인해 열이 나거나 두통이 있을 때 머리나 후두부에 붙여 두면 열도 내리면서 통증도 줄어든다. 목이 아플때는 목에, 기침에는 가슴이나 등에 붙이면 좋다. 허리, 어깨 어디에나 아픈 곳에 붙이면 통증을 줄일 수 있다. 손쉽게 할 수 있지만 의외로 그 효과는 탁월하다.

● 안약이나 화장수로 사용하는 삶은 즙

비파잎 요법에 사용한 잎은 버리지 말고, 종이 봉투에 넣어 매달아 두고 말린다. 이것을 삶으면 갈색 즙이 생긴다. 사용하지 않은 생잎을 삶아도 괜찮다. 비파즙을 욕조에 넣고 또 잎도 천으로 싸서 넣은 후 탕 안에 들어가면 매우 따뜻할 뿐 아니라 피부가 부드러워지며 피부병이 낫고 전신의 피로를 없애준다. 일주일 정도 물을 갈지 않아도 살균력이 있어 계속 사용할 수 있다.

또 비파잎과 삶은 즙을 거즈로 짜면 안약이 되어 염증이나 피로한 눈을 낫게 한다. 묽게 하지 않으면 쉽게 충혈되므로 주의해야 한다. 그리고 모든 피부병에도 잘 듣는데 이때는 조금 진하게 삶아서 즙을 내어 바르면 좋다.

무좀·옴·두부백선·굳은살·티눈·사마귀 등은 환부에 비파잎 뜸을 하고 나서 삶은 즙을 바른다. 벌레에 물렸거나 동상, 아토피성 피부염 등에는 그대로 바르면 효과적이다.

비파잎 삶은 즙을 화장수로 사용하면 주름이 없어지고 주근깨나 기미가 없어진다는 보고가 있다. 시판되는 화장품은 부패하지 않도록 여러 가지 약품을 넣었다.

게다가 요즘에는 여성의 화장이 화려해지고, 두껍게 화장을 하는 경향이 있기 때문에 일시적으로 아름다워 보여도 오랜 기간으로 보면 피부의 노화를 촉진하고 피부를 거칠게 만든다. 피부도 천연 화장수로 우선 기초를 잘 다듬고 자연스러운 화장을 하는 것이 아름답고 건강해 보인다. 천연 화장수는 값도 싸고 피부를 보호하고 깨끗하게 한다(만드는 방법은 쇠뜨기 항목 참조).

● 천식·만성기관지염·감기

천식, 만성기관지염 등도 건조시킨 비파잎을 달여서 차 대신 마시면 좋다. 보통 약초는 두 번 정도 달이지만, 비파잎은 여러 번 달여도 되므로, 버리지 말고 계속 사용한다. 감기에 걸려 열이 나거나 목이 아플 때는 비파잎차에 소금을 넣어 입을 헹구어낸다. 눈의 짓무름이나 염증에도 차로 씻어내면 좋아진다.

♣ 비파주 담그는 법

잘 익은 비파 열매 1kg을 깨끗이 씻어서 말린 다음 소주 1.8ℓ에 넣는다. 이때 비파 500g은 껍질을 벗겨 2쪽으로 쪼갠다. 나머지 500g은 껍질째 넣고 밀봉하여 냉암소에 보관한 뒤 약 100일 정도 숙성시키면 술이 익는다. 꽃으로 술을 만들기도 하는데 비파나무 꽃 200~300g을 소주 1ℓ에 넣고 60일 정도 밀봉하여 냉암소에 보관한다. 하루에 3번 식전 또는 식후에 따뜻하게 하여 30~50cc씩 복용한다. 피로회복, 식욕증진, 타박상, 염좌에 효과가 있다.

♣ 골수암을 고친 비파씨

비파잎의 대단함은 체험해보지 않으면 모른다. 비파잎은 열이나 통증·상처·치질·화상을 낫게 하고, 암의 통증도 없앨 뿐 아니라 치료하는 힘도 있다. 또 현미 자연식과 함께 비파잎 요법으로 결핵이 나았고, 생잎을 붙여서 기형이었던 뼈가 고쳐진 경우도 있다.

비파잎 뜸도 특별한 효과가 있다. 이 비파잎의 힘은 아미그달린이라는 성분 때문인데 잎에 이 정도의 힘이 있다면 강인한 생명력을 갖고 있는 씨는 더욱 힘이 있을 것으로 생각한 학자들에 의해 여러 가지 연구가 진행되었다. 실제로도 비파씨에는 잎의 1,300배나 되는 아미그달린이 들어 있다.

비파씨에 약간 상처를 내어 소주에 담가 두면 호박색이 되고 비파즙이 생긴다. 이 속에 아미그달린이 배어 있으므로, 이것을 마셔도 좋다. 비파뿐만 아니라 매실씨나 살구씨에도 아미그달린이 많으므로 역시 소주에 담가 즙을 만들어 마시면 좋다.

매화(매실)나무

학명 *Prunus mume*　장미과

꽃피는 시기 4월　**꽃색** 흰색·분홍색·빨간색

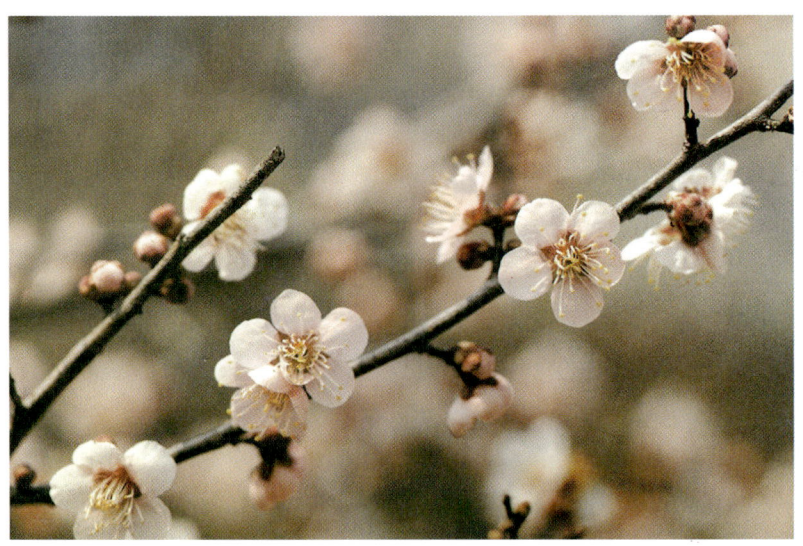

한약재 이름　매화(梅花), 매실(梅實, 열매), 오매(烏梅, 말린 열매)

♣ 생태

장미과에 속하는 중키나무로 매실나무라고도 하며 키는 5~10m 가량이다.

매화는 이른봄 눈 속에서 제일 먼저 피는 꽃이라고 하여 흔히 설중매라고 불린다. 잎은 길이 4~10cm이고, 어긋나며 끝이 뾰족한 달걀 모양으로 가장자리에 날카로운 톱니가 있다.

잎보다 먼저 꽃이 피는데 보통 잎겨드랑이에서 1~3송이가 달린다. 꽃색은 하얀색·분홍색·빨간색 등이 있고 향기가 좋으며, 열매를 매실이라고 하는데 핵과로서 직경 2~3cm이며 6월에 황록색으로 익는다.

열매인 매실로 매실주라는 술을 담근다. 꽃말은 '미덕·고결·정절'로 난초·국화·대나무와 함께 '사군자'로 불린다.

♣ 약효
● 피로회복·혈액정화

매실에는 구연산이 많이 포함되어 있는데 이 구연산은 포도당의 10배나 되는 효력을 가지고 있어서 당질의 소화·흡수를 돕고, 보다 많은 에너지를 생산하며 혈액 정화를 도와준다.

● 식욕 증진·위장 장애

매실장아찌는 타액선·위액선을 자극해서 소화액을 분비시키고 전분질의 소화 흡수를 정상적으로 유지시킨다. 입덧·숙취 등으로 식욕이 없을 때도 매실장아찌를 먹으면 깨끗이 낫고, 식욕이 생긴다. 매실에 들어 있는 사과산은 장의 연동을 활발하게 하여 살균하기 때문에 단백질의 분해도 돕고 체력 강화도 된다. 또한 칼슘의 흡수를 돕고, 장내의 유효균도 키워주며 잡균을 없애는 활동도 강해 정장을 위해서라도 매일 장아찌를 먹으면 좋다.

● 노화방지·미용

매실장아찌는 타액선을 자극해서 파로틴(타액선 호르몬)이 많이 나오게 한다. 이것은 뼈나 근육, 혈관 등의 조직을 다시 젊어지게 하기 때문에 피부나 머리의 광택도 좋게 한다. 성호르몬의 분비 외에도 호르몬의 활동을 도와준다.

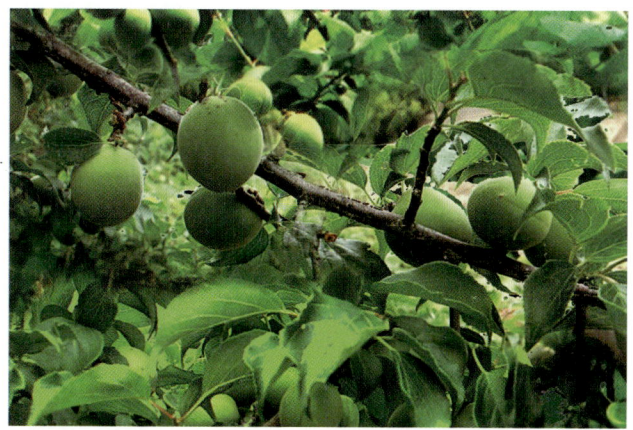

▲매화나무의 열매인 매실

● 정서안정

매실에는 망간이 많아 정신의 안정감을 갖게 해준다. 성급하고 스트레스에 시달리는 현대인에게 아주 좋은 약이다. 매실장아찌는 오래된 것일수록 약효가 강해진다. 또한 고혈압인 사람도 안심하고 먹을 수 있다. 매실장아찌를 먹어서 고혈압을 고친 예는 셀 수 없이 많다.

● 위산과다증 · 위산부족증

6월은 매실즙 · 매실주스 · 매실장아찌가 풍성한 계절이다. 구연산과 사과산을 포함하고 있어 신맛이 강한 매실은 원래 중국에서 전해진 것이다. 덜 익은 청매(靑梅)에는 청산(靑酸)이 들어 있어 이것을 먹으면 설사를 한다. 그러나 가공하면 이 청산이 중화되어 독성은 없어지고 반대로 약효를 높여준다.

매실은 살균 · 정장 작용이 뛰어나다. 전염병이나 소화불량일 때 매실장아찌를 계속 먹으면 특효가 있고, 여행지에서 물을 갈아 먹으면 쉽게 탈이 나는 사람도 매실장아찌를 먹어두면, 어려움을 피할 수 있다.

매실을 도시락에 반찬으로 넣으면 세균의 발생을 막아주고 피로를 풀어준다. 또 전염병을 예방해주고, 아침에 매실장아찌를 먹어두면 하루의 정장 작용을 도와주며, 몸 안의 노폐물을 줄이고, 독소 발생을 막기 때문에 전신의 기능이 튼튼해진다.

또한 위산 분비를 정상치로 유지시켜 주어 위산과다증에 효과가 있다. 이와는 반대로 위산부족증에도 큰 효과가 있다. 변비와 설사가 교대로 반복되는 사람이나, 위암 등으로 위산부족증인 사람에게 많다. 이런 사람은 매일 매실장아찌를 먹으면 좋다.

매실에는 암을 예방하고 치료하는 비타민B17이 많이 포함되어 있다. 이것은 특히 매실핵에 많으므로, 매실장아찌의 씨도 버리지 말고 먹으면 좋다. 이 매실씨의 핵을 천신님이라고 부르는데 그만큼 대단한 효과를 지니고 있다.

♣ 매실차 만드는 방법

신선한 매실 1kg과 설탕 1kg을 준비한다. 매실의 꼭지를 떼어내고 깨끗하게 씻은 후 잘 말린다. 매실을 넣고 설탕을 덮기를 반복하여 용기가 다 채워지면 밀봉한 후 서늘한 곳에 보관한다.

100일 후 매실을 건져내고 씨는 빼내어 매실 원액을 만든다. 다시 밀봉한 후 발효하여 맛이 들 때까지 두었다가 원액과 물을 1:5의 비율로 따뜻한 물에 타서 마신다.

매실차를 복용하면 피로 회복에 좋고, 위장의 작용을 활발하게 하며, 정장 작용을 한다. 또한 알칼리성으로 체질을 개선해주고, 간 기능을 향상시킨다. 따라서 간장 질환을 고치고, 숙취·멀미 등에 효과가 있다. 여성에게는 피부 미용에 좋고, 변비·살균에도 효과가 있으며 해열 작용을 하여 열에 의해 생긴 갈증을 풀어 준다. 만성 설사·식욕 부진·소화 불량·약물 중독·세균성 설사·구토 등에도 쓰인다.

유난히 여름을 타고, 더위를 잘 먹고 스태미나가 부족하여 기력이 떨어질 때도 효과가 있다. 몸안에 쌓인 독소를 배출시키며 공해물질을 해독시키기도 한다. 또 결핵균, 대장균, 콜레라균, 티푸스균, 포도상균에 대한 강한 살균력을 갖는다.

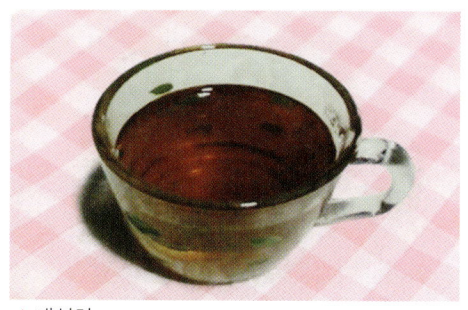

▲매실차

♣ 암의 특효약, 매실핵즙 만드는 방법

암에 잘 듣는 비타민B17은 비파잎에 많이 들어 있어 암의 치료에 큰 효과를 올리고 있는데, 매실핵에도 이 B17이 매우 많이 들어 있다. 매실장아찌가 오래된 것일수록 약으로 가치가 있는 것도 오래 되면 비타민B17이 배어나와, 박테리아나 효소 등의 활동과 함께 강력해지기 때문이다. 오래된 것을 상비약으로 여겼던 선조들의 지혜는 참으로 놀라운 일이다. 미국에서는 매실이 없기 때문에 살구씨로 대신하고 있는데 매실의 약효에는 미치지 못한다. 여기에 소개하는 매실핵즙 만드는 방법은 옛날부터 내려오는 우리 선조들의 지혜로운 비법을 정리한 것이다.

매실은 반드시 누렇게 익은 것을 사용하는데 이것은 핵이 커져 있기 때문이다. 그리고 하얀 재(나무나 종이를 태운 재) 1되(1ℓ)를 물 1되에 넣어 맑은 잿물을 받아 둔다. 이것으로 매실 3kg 분량이 된다. 잿물에 하루 동안 담가둔 매실을 다음날 아침에 건져 물을 잘 빼서 35도의 소주 1되에 2시간 동안 담갔다가 건져내어 젖은 채로 소금을 뿌려 깨끗한 항아리에 담는다. 소금의 양은 20% 정도로 한다.

약 2개월 후, 장마가 끝날 무렵에 꺼내어 살을 빼고 씨를 갈라 핵을 꺼낸다. 그리고 각각 매실식초와 함께 믹서로 갈아서 체에 거르면 껍질 부분만 제거할 수 있다. 핵과 살은 따로따로 한다.

우유같이 된 것을 상자에 두껍지 않게 넣어 한여름의 뜨거운 햇볕에서 가끔 섞으면서 건조 농축한다. 푸딩같이 되면 핵과 살을 전부 넣어 섞는다. 경험이 없는 경우에도 절이고 보존하는 기간만 냉장고(10~15도)에 넣어두면 실패하지 않는다. 2개월이 지나면 부패하지 않는다.

미래의 생명이 머물고 있는 중요한 핵심인 씨앗은 아미그달린의 보고(寶庫)이다. 매실은 이용하지 않고 버려진 것이 많았는데 매실의 힘을 충분히 발휘할 수 있도록 이 뛰어난 가공법을 꼭 한 번 실행해 보기 바란다.

매실핵즙 만드는 방법

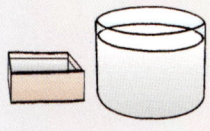
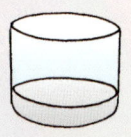

① 하얀재 1되를 물 1되에 넣고 맑게 뜬 잿물을 건져 둔다.

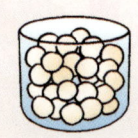
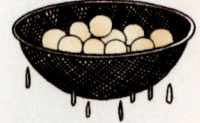

② 매실 3kg을 하룻밤 잿물에 담갔다가 소쿠리에 건져 물을 뺀다.

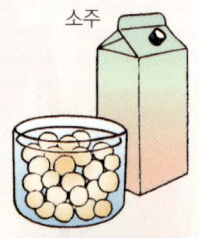
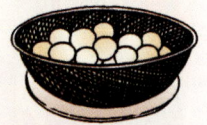

③ 35도의 소주 1되에 두 시간 담갔다가 소쿠리에 건진다.

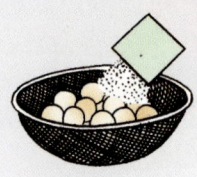
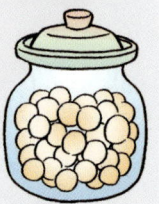

④ 젖은 채로 소금을 뿌려 항아리에 담가둔다.

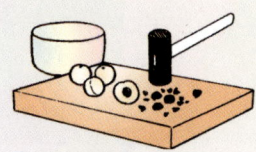
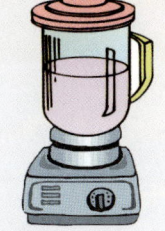

⑤ 살을 빼내고 씨앗을 갈라 핵을 꺼내 각각 매실식초와 함께 믹서기로 간다.

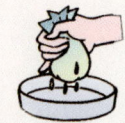

⑥ 액체 상태인 것을 걸러서 껍질 부분을 제거한다. 핵과 살은 따로따로 한다.

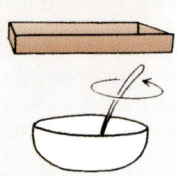

⑦ 두껍지 않은 용기에 넣어 햇볕에서 농축한 후 핵과 살을 전부 섞는다.

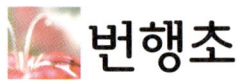 번행초

학명 *Tetragonia tetragonoides* 석류풀과
꽃피는 시기 4~10월 꽃색 노란색

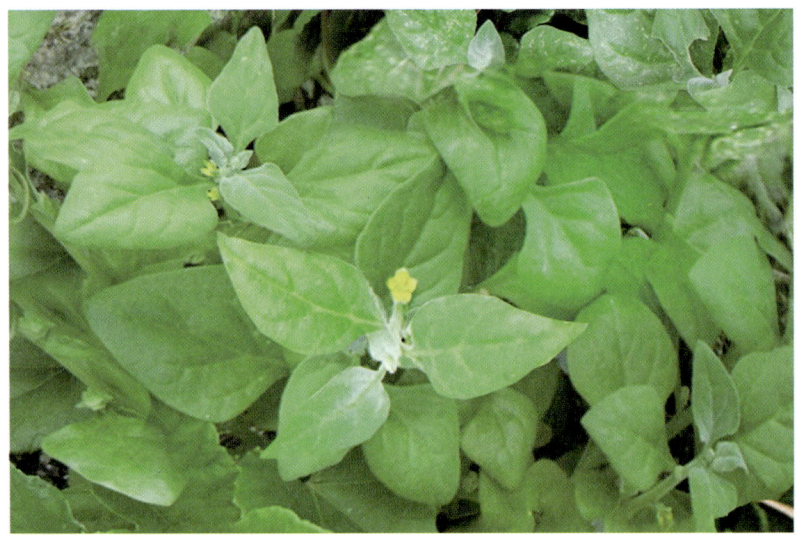

한약재 이름 번행초(蕃杏草)

♣ 생태

석류풀과에 딸린 여러해살이풀로 바닷가의 모래땅에서 자라며, 야채로 재배하기도 한다. 길이는 60cm 정도로 땅 위로 뻗어나간다. 줄기는 가지가 많이 갈라지며 털은 없고 작은 돌기가 많이 돋아난다. 해변의 상추라는 별명도 가지고 있으며, 식물 전체가 다육질(多肉質)이다.

잎은 어긋나고 끝이 뾰족한 달걀 모양이며 길이 4~6cm, 나비 3~4cm로 표면이 우둘투둘하다.

4월에서 10월까지 종 모양의 노란색 꽃이 계속해서 피는데 잎겨드랑이에 1~2송이씩 달린다. 열매는 핵과로서 달걀 모양이며 겉에 돌기가 있다. 어린순은 나물로 먹는다. 민간에서는 포기 전체를 위장약으로 쓴다.

♣ 약효
● 위암 · 위궤양 · 위염 · 장염

번행초는 여름 동안에 채집해서 잘 씻어 그늘에 말린다. 말린 번행초를 가늘게 썬 다음 20g을 물 약 350㎖에 넣어 양이 반으로 줄 정도로 끓여 하루 세 번씩 나누어 마신다. 위암뿐만 아니라 위궤양·위염·장염에도 효과가 좋다. 살짝 데쳐서 30분 정도 물에 담가 떫은 맛을 제거한 후에 무쳐서 먹거나 국에 넣어 먹는다.

예로부터 번행초를 먹으면 복부와 흉부의 병이 낫고, 특히 위암에 특효가 있다고 해서 소중히 다루어왔다. 의사로부터 사형 선고를 받고 나서도 번행초를 먹어 병이 나은 사람도 있다. 번행초는 민들레처럼 강인한 풀로 해변의 햇빛이 비치는 장소라면 어디서나 잘 자란다. 특히 모래사장이 좋고 2, 3그루씩 심어 두면 5월경부터 가을까지 오랫동안 먹을 수 있다.

땅에 떨어진 씨앗이 또 그 다음해에 자라나기 때문에 재배할 수도 있다. 공해에 강하고 독소를 배출시키고 농약의 걱정도 없으므로 기르기 아주 편하다.

● 번행초술

번행초순은 생으로 또는 나물로 먹어도 되고 국으로 끓여 먹을 수도 있다. 번행초술을 만들 때는 소주에 번행초순을 넣어 45일 정도 숙성시킨 다음 액체만을 걸러내어 조금씩 마시면 훌륭한 약술이 된다.

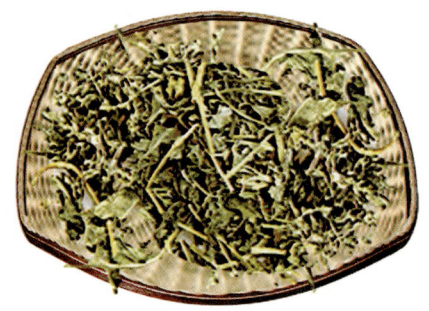

▲ 번행초 약재

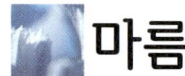 마름

학명 *Ranunculus kazusensis*   마름과
꽃피는 시기 7~8월   꽃색 흰색

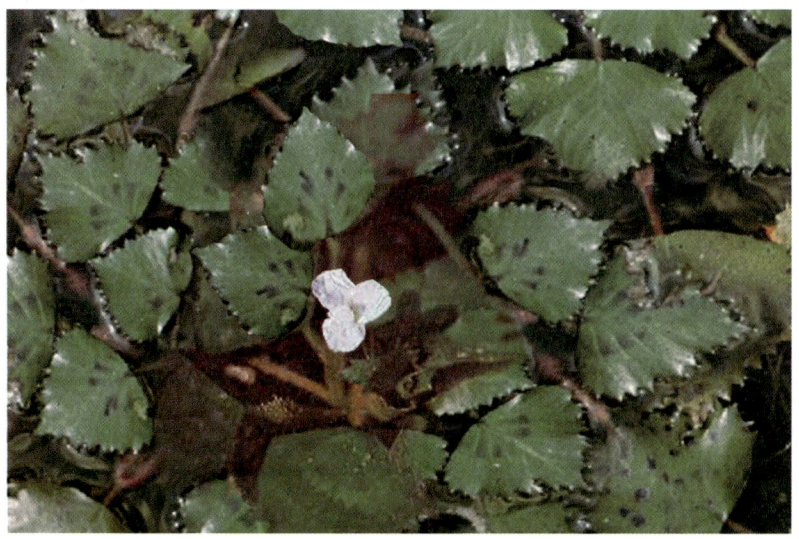

한약재 이름   능실(菱實, 열매)

♣ 생태

　마름과에 딸린 한해살이풀로 연못이나 소택지에서 자라며 뿌리를 진흙 속에 묻는다. 줄기는 물 위까지 길게 자라며 끝에서 많은 잎이 사방으로 퍼져 수면을 덮고 물 속의 마디에서는 깃 모양의 뿌리를 내린다.

　잎은 삼각형이며 위쪽의 가장자리에 불규칙한 톱니가 있고 윤기가 있으며 뒷면에 털이 많이 나 있다.

　7~8월에 지름 1cm 정도의 4잎 흰색 꽃이 잎겨드랑이에 달린다. 열매는 딱딱하고 역삼각형이며 윗부분은 중앙부가 두드러지고 양끝은 꽃받침잎이 변하여 가시처럼 된다.

　보통 날로 먹거나 가루를 만들어 먹는다.

♣ 약효
● 위암

마름의 생약명은 능실(菱實)이라고 한다. 예로부터 내려오는 위암의 마름 처방은 다음과 같다.

마름 열매 5개, 번행초 20g, 율무 20g, 이질풀 20g, 결명자 20g에 물 4컵 가량을 넣어 반으로 줄 때까지 끓인다. 하루 세 번 나눠서 식전 또는 식사 중에 마신다. 위암뿐만 아니라 다른 암에도 효과가 있다.

● 그밖의 암

그밖의 암에는 껍질 있는 마름 10여 개, 중환자는 20여 개에 율무쌀 20g과 초결명자 12g을 넣고, 물 3~4사발을 반으로 줄 때까지 끓인다. 이것을 하루분으로 매일 차 마시듯 수시로 마신다.

● 여성병 · 주해 · 태독 · 눈병

마름 열매 4~5개에 물 4컵을 넣고 양이 반으로 줄 때까지 끓여 식전에 3회로 나누어 마신다. 눈도 선명하게 하고, 여성병에 좋다. 마름의 열매를 생으로 먹으면 소화를 촉진하고 위의 활동을 돕지만, 너무 많이 먹으면 복부 창만 증세를 일으킨다.

● 남성의 신허(腎虛) · 백탁(白濁) · 여성의 자궁염 · 백대하

신허는 콩팥의 기운이 약해서 허리와 무릎이 시리고 아프며, 기운이 없는 것을 말하며, 백탁이란 소변이 뿌옇고 걸쭉한 병을 말한다. 물 3사발에 마름 10여 개와 생강 3~5조각을 함께 달여 반이 되면 3등분하여 이것을 하루 세 차례 식전에 따뜻한 물로 장기간 복용하면 효과가 있다.

● 주독 · 간

마름을 쪄서 껍질을 벗기고 말린 다음 가루로 만든다. 이 가루를 꿀로 반죽하여 떡을 해 먹으면 된다. 이것은 주독을 풀어주고 눈을 맑게 하며 간을 튼튼하게 한다. 그밖에도 마름 열매를 가루내거나 전분을 뽑아 만드는 마름죽도 위장과 비장을 건강하게 하여 다리와 허리를 강하게 만드는 우수한 먹거리이다.

등나무

학명 *Wisteria floribunda* 콩과
꽃피는 시기 5~6월 **꽃색** 보라색·흰색

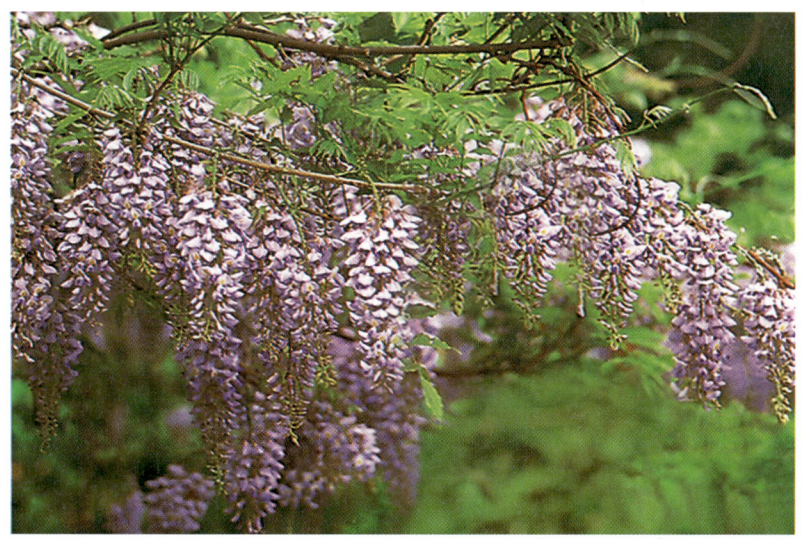

한약재 이름 등(藤, 나무), 등류(藤瘤, 옹이), 등채(藤菜, 새순), 등화채(藤花菜, 꽃)

♣ 생태

콩과에 딸린 갈잎덩굴나무로서 여름에 뙤약볕을 가려서 그늘을 만들기 위해 흔히 심는 덩굴나무이다. 야생인 것도 있으나 사찰이나 공원 또는 집 근처에 심어 기른다. 갈색의 줄기가 10m쯤 길게 뻗으며 보라색 꽃이 피는 것은 오른쪽으로, 흰색 꽃이 피는 것은 왼쪽으로 감아 올라간다. 잎은 마주나고 타원 모양의 겹잎이며, 작은잎이 11~19개 붙어 있다.

5~6월에 보라색 또는 흰색 꽃이 잎과 같이 피고, 이삭을 이루어 아래쪽으로 드리워진다. 나무의 덩굴이 질겨서 바구니를 만드는 재료로 쓰이며, 적당히 자란 줄기는 지팡이의 재료로 쓰인다. 꽃말은 '환영·사랑의 결합'이다. 열매는 부드러운 털로 덮여 있고 9월에 익는다.

♣ 약효
● 여성의 자궁병·위암

등나무 덩굴줄기에는 옹이가 많이 붙어 있는데, 이 옹이가 특효약이다. 한약명으로는 등나무에 혹이 붙어있다고 해서 등류(藤瘤)라고 한다.

물 1되에 등나무 옹이 50g, 율무 30g, 번행초 30g, 마름 열매 10여 개를 넣고 양이 반쯤 될 때까지 닳인 후 따뜻하게 하여 식사하기 30분 전에 마신다. 항암작용이 있는 처방이다. 또한 약성이 순하므로 장복해도 된다.

그리고 이 옹이를 따서 깎아 말린 후 한 잔 정도를 마름의 처방을 첨가해서 삶아 마시면 암에 특별한 효과가 있다. 현미 자연식과 식이 요법, 비파잎 뜸·비파잎 찜질·쇠뜨기 요법·곤약 요법 등을 병용하면 더욱 좋다.

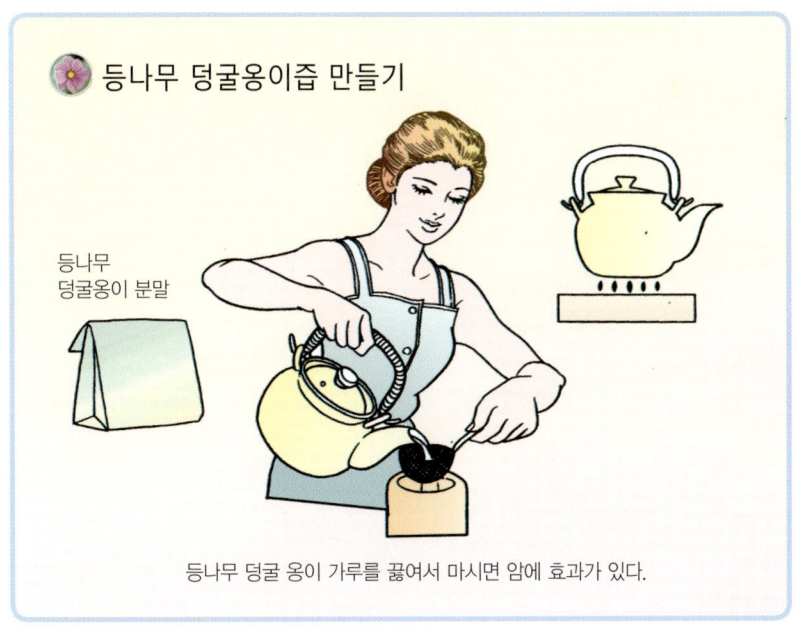

등나무 덩굴옹이즙 만들기

등나무 덩굴옹이 분말

등나무 덩굴 옹이 가루를 끓여서 마시면 암에 효과가 있다.

원래 이 옹이는 독에서 나온 것이다. 대체로 독약이라 하더라도 극소량을 사용하면 좋은 치료약이 되는 예는 얼마든지 있다.

등나무의 옹이는 독나방이 낳은 알이 애벌레가 되어 등나무의 줄기 속에서 자라면서 나무를 갉아 먹기 때문에 독이 생겨 부풀어올라 생긴 것이다.

등나무를 쪼개 보면 간혹 노란 독나방의 애벌레가 나온다. 등나무는 이 독, 즉 암과 싸우며 면역 물질을 생성해낸 것이며 이것이 암 치료 효과를 내는 것이다.

등나무 말고도 참나무나 소나무 등 다른 나무에서 생긴 옹이도 마찬가지로 면역력을 가지고 있어서 민간에서 치료약으로 쓰인다.

● **여성병·근육통·관절염**

등나무의 뿌리를 달여 먹으면 여러 가지 여성병과 근육통, 관절염에 효험이 있다.

등나무의 성질은 차다. 따라서 몸이 찬 사람은 먹지 말아야 한다. 반대로 열이 많은 사람에게는 열을 내리게 한다. 그리고 소장과 대장을 튼튼하게 해주는 역할을 하기도 한다.

♣ **식용**

등나무의 새순을 등채(藤茱)라 하고, 등나무꽃을 등화채(藤花茱)라고 한다. 이 등채와 등화채 그리고 덜익은 씨를 소금물에 버무려 쪄서 기름에 무친 다음 파를 썰어 넣고 소금으로 간을 하면 맛이 좋은 등나무나물이 된다.

조선 시대 양반들이 즐겼던 고급 음식이었으며, 술안주로 사용하기도 하였다.

♣ 전설

신라 시대에 한 농부가 착하고 예쁜 두 자매를 두었는데, 그들은 화랑 한 사람을 서로 몰래 사랑하고 있었다. 어느 날 싸움터에 나가는 화랑을 배웅하러 나온 두 자매는 그제서야 한 화랑을 둘이서 사랑하고 있었다는 사실을 알게 되었고, 우애가 두터운 두 자매는 서로 자기가 양보하겠노라고 말했다. 그리고는 화랑이 무사히 돌아오기만을 기다리고 있었다.

며칠 후 뜻밖에도 그 화랑이 전사했다는 슬픈 소식을 듣게 된다. 두 자매는 어찌할 바를 몰라 하며 연못가에서 부둥켜안고 울다가 같이 연못에 몸을 던져 죽고 말았다.

이듬해에 그 연못가에는 두 그루의 싹이 나와 서로 의지하며 자라났다. 계절의 여왕 5월이 되자 아름다운 꽃이 피었는데 언니는 보라색 꽃이 되어 오른쪽으로 감아 올라가고, 동생은 흰색 꽃이 되어 왼쪽으로 감아 올라갔다.

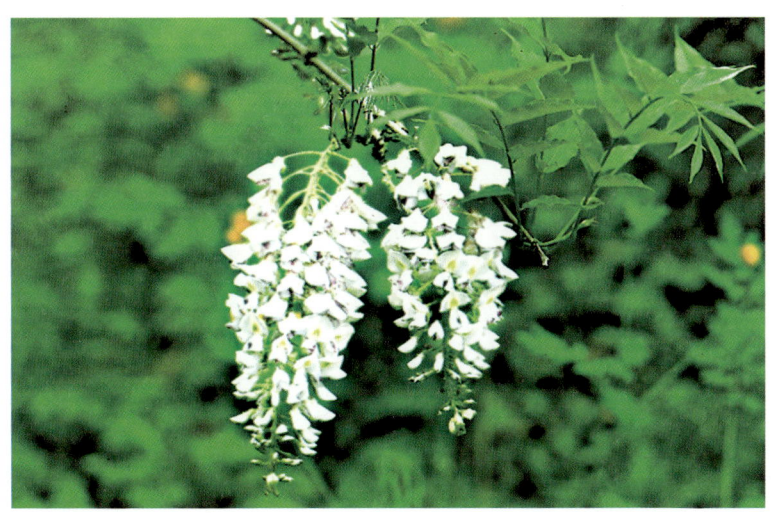

▲흰등나무꽃

♣ 만일 가정요법 중에 부작용이 생기거나 증상이 악화되는 경우에는 즉시 복용을 중단하고 반드시 전문 한의사와 상의하시기 바랍니다.

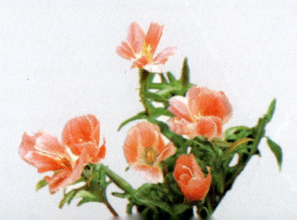

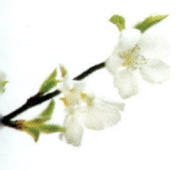

제3장

피부·상처에 잘듣는 약초

쇠비름 68
달개비(닭의장풀) 70
동백나무 72
무화과나무 74
범의귀(바위취) 76
복숭아나무 78
오이 80
큰까치수염 82
고추나물 84
삼백초 86
개구리밥 88
꿩의비름 90

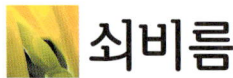 쇠비름

학명 *Portulaca oleracea* 쇠비름과

꽃피는 시기 6~9월   꽃색 노란색

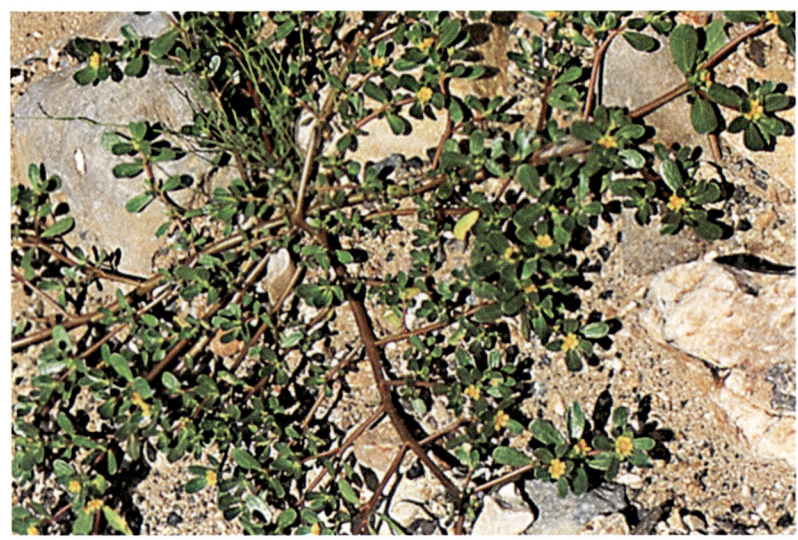

한약재 이름   마치현(馬齒莧)

♣ 생태

 쇠비름과에 딸린 한해살이풀로 밭이나 길가에 흔히 나며, 키는 20~30cm 정도 자란다. 줄기는 붉은갈색이고, 가지가 많이 갈라져서 비스듬히 옆으로 퍼져 뻗어나간다. 뿌리는 흰색이지만 훑으면 줄기와 같은 갈색이 되므로 예전에는 어린이들이 장난감 대신 가지고 놀기도 했다.

 잎은 마주나거나 어긋나며, 길둥근 모양으로 다육질이며 가장자리가 밋밋하다. 6월부터 9월까지 가지 끝에 노란 다섯잎꽃이 계속 피어난다. 연한 부분은 나물로 먹으며, 서양에서는 상추와 더불어 샐러드를 만들기도 한다.

 열매는 타원형이고 8월에 익기 시작하면서 가운데가 갈라져 씨가 나온다.

♣ 약효
● 피부병 · 혈액순환 · 고혈압
쇠비름이 함유하고 있는 오메가-3는 혈액 순환을 좋게 하고 콜레스테롤이나 몸 안의 노폐물을 몸 밖으로 내보내며 혈압을 낮추어 주는 등의 작용이 있어 피부병과 피부 미용에 좋은 약초이다. 피부가 헌 곳과 종기, 아토피성 피부 등을 치료하는 데 놀랄 만큼 효험이 있다. 또한 피가 맑아지고 장이 깨끗해진다.
쇠비름 전초를 깨끗히 씻어서 말린 후 쇠비름과 흑설탕을 같은 비율로 절여서 1개월 정도 발효한다. 그 액체를 하루 3회 컵으로 한 잔씩 마신다. 피부가 헌 데는 쇠비름 태운 재를 고약처럼 붙이고 관절염이나 폐렴 · 폐결핵 · 임질 · 습진 등에도 생즙을 마시면 좋다.
● 정신질환 · 우울증 · 스트레스 · 치매(알츠하이머)
정신질환 · 우울증 · 치매(알츠하이머) 등을 예방해주기도 하며 어린이들의 주의력 결핍증과 신생아의 조직 발달에 필수적이며 알콜중독자나 심한 스트레스를 받는 수험생들에게도 좋다.
● 중풍
쇠비름 4~5근을 삶아서 국물과 함께 먹으면 상태가 호전된다.
● 동맥경화 · 스트레스 · 당뇨병
쇠비름은 이질이나 만성 장염을 치료하는 약으로 예로부터 이름이 높았고, 쇠비름을 장명채(長命菜)라고 하여 오래 먹으면 장수한다고 하였다. 쇠비름과 쌀로 죽을 끓여 먹으면 좋다.

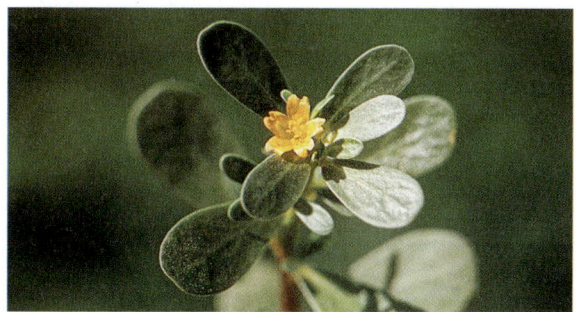

▲쇠비름의 잎과 꽃

달개비(닭의장풀)

학명 *Commelina communis*　닭의장풀과
꽃피는 시기 7~8월　꽃색 보라색·청보라색

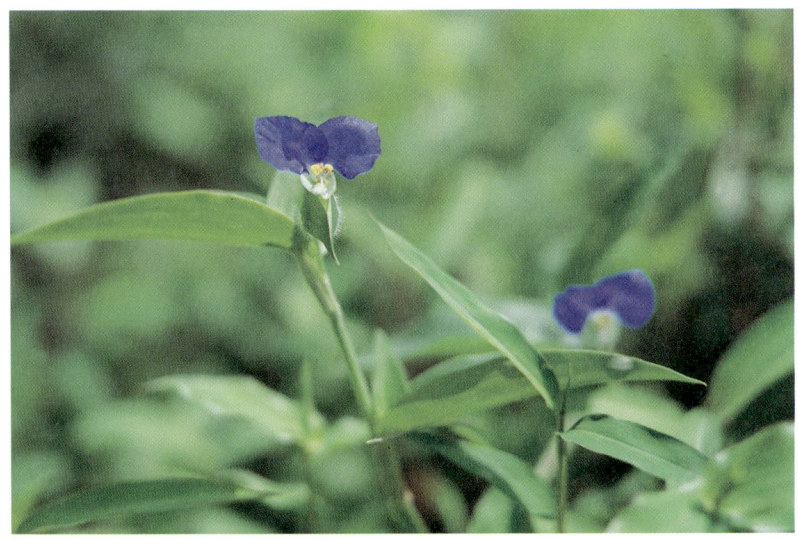

한약재 이름　계장초(鷄腸草), 압척초(鴨跖草, 잎)

♣ 생태

닭의장풀과에 딸린 한해살이풀로 들이나 길가에서 흔히 볼 수 있으며, 키는 15~50cm 가량이다.

줄기는 마디가 있고 옆으로 비스듬히 자라며 아래쪽 마디에서 뿌리가 내린다. 잎은 어긋나고 넓은 칼 모양이고, 잎깍지로 줄기를 싸고 있으며 평형맥을 가지고 있다. 7~8월에 잎이 변하여 된 삿갓 모양의 포 안에서 보랏빛이나 청보랏빛 꽃이 한 송이씩 핀다. 열매는 달걀 모양인데 마르면 3개로 갈라져 씨가 땅에 떨어진다.

본디 이름은 닭의장풀이지만 달개비라는 이름으로 더욱 많이 알려져 있다. 꽃말은 '소야곡·순간의 즐거움' 이다.

♣ 약효
● 습진 · 땀띠 · 부종

4월부터 10월까지 꽃이 필 때 전초를 채취하여 햇볕에서 건조한다. 달개비 5~10g을 600cc의 물에 넣고 30분 정도 끓인 후 하루에 세 번으로 나누어 복용한다. 습진 · 땀띠 · 부종 · 목의 통증에 특효가 있다. 습진 · 땀띠에는 끓인물로 씻어도 좋다. 그리고 50g을 포대에 넣고 따뜻한 물로 욕탕을 할 때 사용한다.

● 폐렴 · 뇌막염 · 볼거리 등

가벼운 폐렴에는 달개비 60g을 어성초 · 호장 · 소개 · 평지목 · 포공영 · 패장초 각 30g, 황금 24g을 넣고 달여서 식후에 먹는다. 유행성 볼거리의 병발증으로 생긴 뇌막염에 말린 달개비 80g을 진하게 달여 하루에 세 번으로 나누어 마신다. 위와 같은 감염성 질환에는 항생요법과 겸하도록 한다.

당뇨병에는 생달개비나 건조한 전초를 물의 1/10 정도를 넣고 그 양이 1/3쯤 줄 때까지 달여서 마시면 효과가 있다.

달개비 깨끗한 것을 골라 30~60g 정도씩 달여서 갈증이 날 때마다 차 대신 매일 마시면 건강에 좋다.

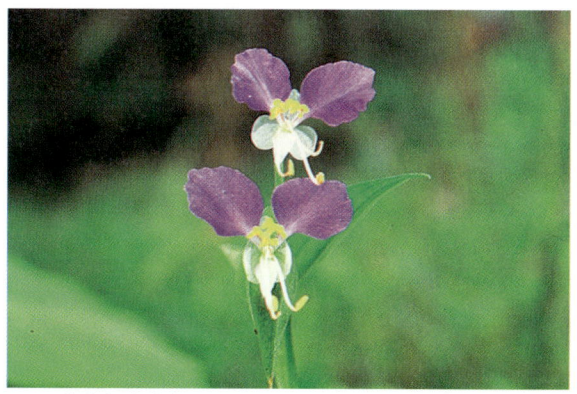

▲보랏빛의 달개비

동백나무

학명 *Camellia japonica* 차나무과

꽃피는 시기 2~4월 꽃색 빨간색

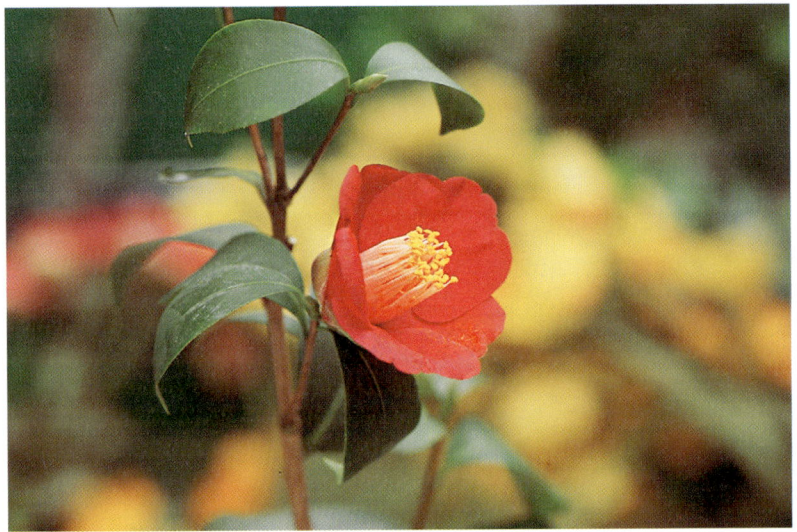

한약재 이름 동백(冬柏)

♣ 생태

차나무과에 딸린 늘푸른큰키나무로 따뜻한 지방의 해안에서 자라며, 꽃을 보기 위해 가꾸기도 한다.

키는 5~7m이며, 나무껍질은 회색을 띤 갈색으로 매끄럽다. 잎은 어긋나며 끝이 뾰족한 타원 모양으로 두텁고 윤이 난다. 뒷면은 노란빛을 띤 녹색이다.

2~4월에 잎겨드랑이나 가지 끝에서 빨간색의 다섯잎꽃이 피는데 겹꽃도 있다. 꽃에는 특히 꿀이 많아 동박새 등의 새가 날아들어 꿀을 빨아먹는다.

열매는 삭과로 9~10월에 익으며 종자는 검은색을 띤 갈색이다. 씨는 기름을 짜고, 나무는 공예용으로 쓰인다. 꽃말은 '자랑'이다.

♣ 약효
● 상처의 지혈·타박상·양모제
홍산차(紅山茶)라고도 한다. 꽃(산차화; 山茶花)과 잎(산차엽; 山茶葉), 열매(산차자; 山茶子)를 약용으로 사용한다.
동백나무 꽃은 지혈이나 타박상의 약재로 사용하고, 꽃과 잎은 상처에, 씨는 모발을 기르는 효과가 있다.
꽃 1~3g을 물 400cc에 넣고 20분 정도 끓인 후 하루에 세 번으로 나누어 복용한다. 상처 등의 출혈과 타박상에는 생꽃과 생잎을 겹쳐서 붙인다.

♣ 식용·기타
● 식용유·화장품
예로부터 열매는 기름을 짜서 약이나 식용으로 사용하였다. 동백나무의 씨를 짠 동백기름은 화장품의 원료와 머리기름 등에 쓰이고, 불포화 지방산 함량이 높은 동백 종실은 식용유 재료로 쓰인다. 그밖에 인주용·기계유·고약의 기제 등에 쓰인다.

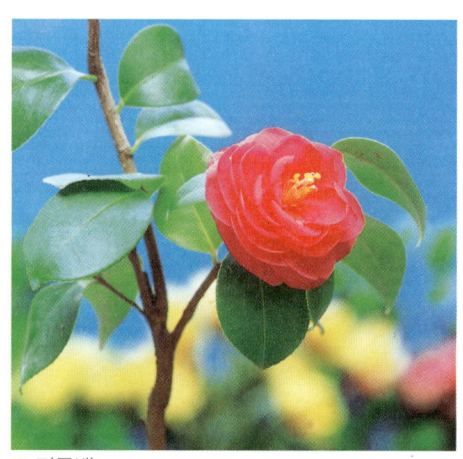
▲ 겹동백

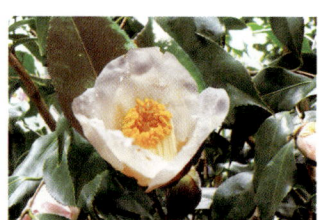
▲ 흰동백

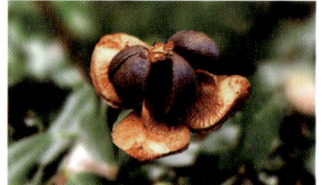
▲ 동백나무의 열매

무화과나무

학명 *Ficus carica*   뽕나무과
꽃피는 시기 5월   꽃색 붉은색

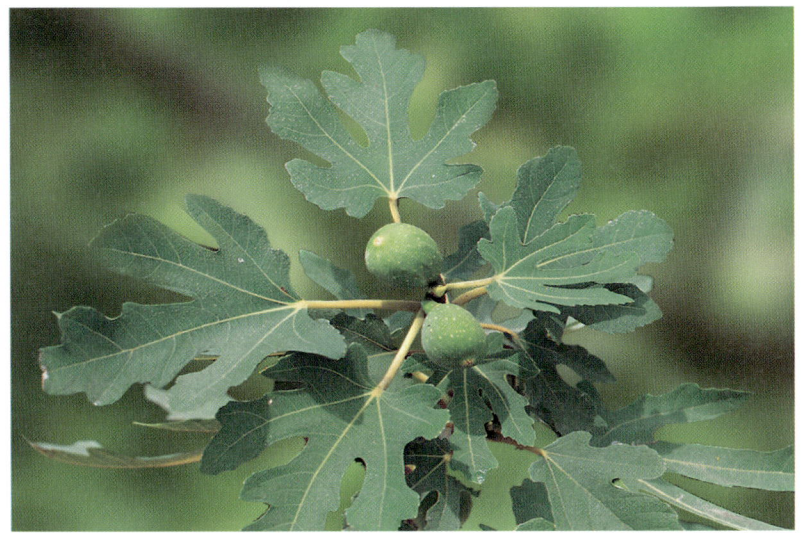

한약재 이름   무화과(無花果)

♣ 생태

뽕나무과에 딸린 갈잎떨기나무로 키는 3~5m 가량이다. 지중해 연안과 서아시아 원산지이며, 병충해가 적어 재배하기가 쉽다. 잎은 어긋나며 손바닥 모양이고 3~5개로 깊게 갈라져 있다.

5월에 공 모양의 화낭 속에 수꽃은 위쪽에, 암꽃은 아래쪽에 피는데 잘 보이지 않으므로 꽃이 없는 과실이는 뜻의 무화과라고 한다. 과육은 꽃받기와 씨방이 발달되어 커진 것으로 섬유질이 많은 알칼리성 과일이다.

열매는 둥글거나 원뿔모양으로 녹색·갈색·검은색 등 여러 가지이다. 날로 먹거나 말려서도 먹으며 잼을 만드는 데도 쓰인다. 시장에 가면 말린 무화과를 살 수 있는데 사탕보다 더 단맛이 난다.

♣ 약효

● 목의 통증·변비·치질

열매(무화과), 잎을 초여름부터 가을까지 채취하여 햇볕에서 말려 약재로 사용한다. 무화과의 열매 속은 목의 통증·변비·치질 등에 사용하고, 잎은 변비에 효과가 있다.

3~5개의 무화과를 600cc의 물에 넣고, 30분 정도 끓인 후에 하루에 세 번으로 나누어 복용한다. 하루에 2~3개씩 생으로 먹어도 좋다. 열매 속은 가래가 많은 기침·치질·치루·항문탈항에 효과가 있다.

무화과는 포도당과 과당이 약 10% 들어 있어 강한 단맛이 있으므로 날로 먹거나 말려서 먹고, 가공하여 요리 재료로 쓰인다.

● 암·강장제·소화불량

알칼리성 식품으로서 고대 이집트와 로마·이스라엘에서는 강장제나 암·간장병 등을 치료하는 약으로 썼다. 사과산과 시트르산을 비롯하여 암 치료에 효과가 있는 벤즈알데히드와 섬유질 및 단백질이 풍부하다.

민간에서는 소화불량·변비·설사·각혈·신경통·피부질환·빈혈·부인병 등에 쓰이고, 생즙을 내어 치질과 사마귀를 치료하는 데 사용한다.

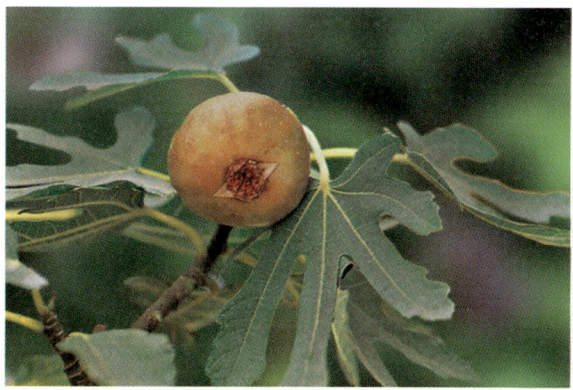

▲무화과나무의 열매

범의귀(바위취)

학명 *Saxifraga stolonifera* 범의귀과
꽃피는 시기 5월 **꽃색** 흰색

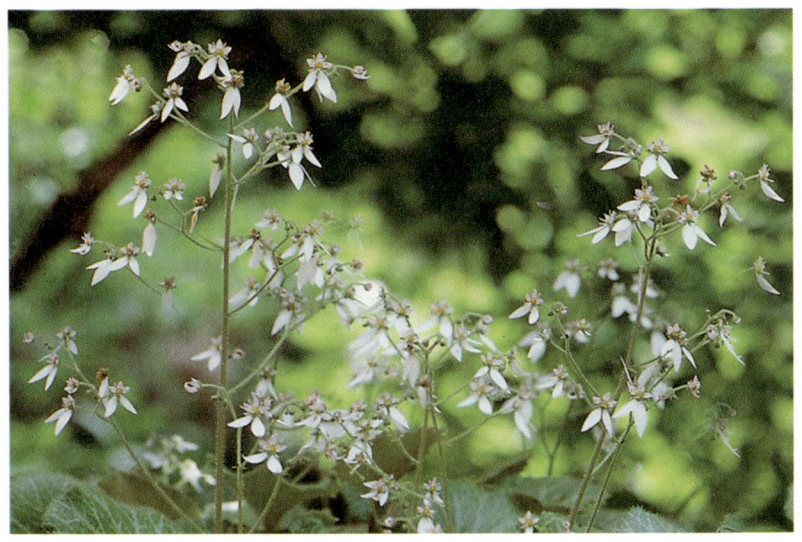

한약재 이름 호이초(虎耳草) 혹은 석하엽(石荷葉)

♣ 생태

범의귀과의 늘푸른 여러해살이풀로서 중부 이남 지방의 습기가 있는 응달에서 잘 자란다. 키는 30~50cm이고, 식물 전체가 솜털로 덮여 있다.

잎은 둥근 모양이고 뿌리줄기에서 뭉쳐나며 가장자리는 여러 개로 얕게 갈라져 있고 잔톱니가 있다. 잎의 윗면은 녹색인데 연한 무늬가 있고, 아랫면은 검은빛이 도는 붉은색이다.

5월에 꽃줄기 끝에서 꽃가지가 갈라져 다섯잎의 흰 꽃이 핀다. 위쪽 3개의 작은 꽃잎에는 붉은 무늬가 있다.

작은 달걀 모양의 열매는 삭과이고 10월에 여문다. 열매가 익으면 두 개로 갈라져 땅으로 떨어진다.

♣ 약효

● 화상·습진

5~6월에 꽃이 피었을 때 잎을 따서 햇볕에 건조한다. 5~7g을 600cc의 물에 넣고 30분 정도 끓인 다음 하루에 세 번으로 나누어 복용한다. 화상이나 상처, 습진에 효과가 있다.

● 종양

범의귀를 으깨어 즙을 만들어 마신다. 피부암이나 종양에는 범의귀 즙에 소금을 약간 넣은 다음 환부에 붙이고 하루에 두 번씩 갈아 준다.

● 동상·감기몸살

범의귀술을 뜨겁게 하여 동상 부위를 담그면 도움이 많이 된다. 심한 감기몸살·기침에는 범의귀술을 먹고 땀을 내면 효과가 있다. 또한 매일 반주로 마시면 호흡기 질환에 좋다.

♣ 범의귀술 담그는 법

늦여름이나 초가을에 범의귀 잎을 따서 깨끗이 씻은 후 생으로 쓰거나 그늘에 말려서 사용한다. 범의귀의 3배 정도 물을 붓고 밀봉하여 2~3개월 동안 보관해 두면 약으로 쓸 수 있는 술이 된다.

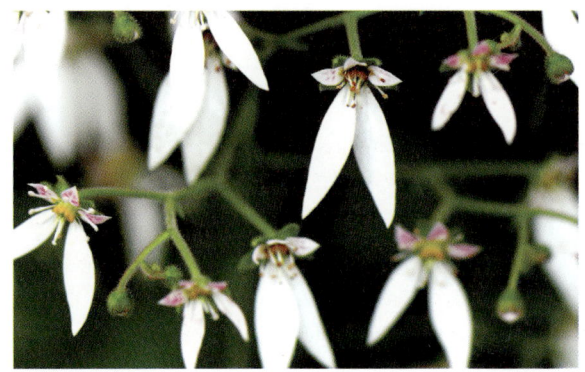

▲범의귀의 꽃

복숭아나무

학명 *Prunus persica*   장미과
꽃피는 시기 4~5월   꽃색 분홍색

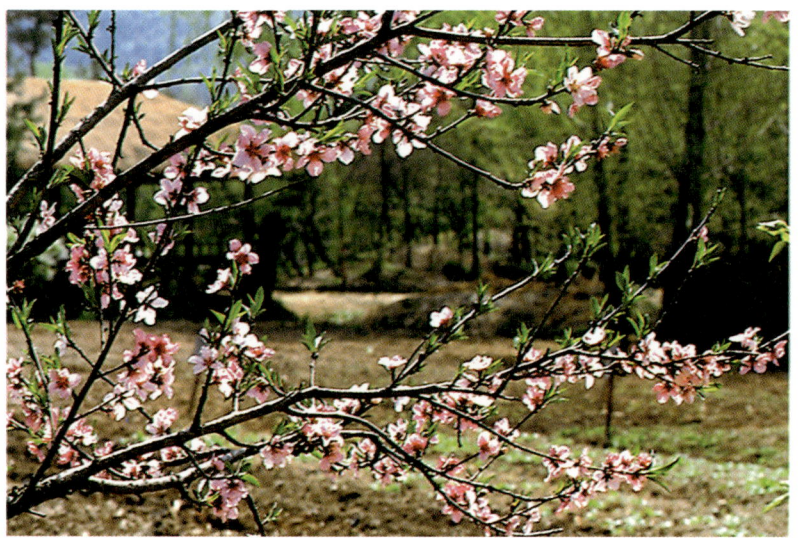

한약재 이름   도(桃), 도인(桃仁, 씨앗)

♣ 생태

장미과에 딸린 갈잎큰키나무로 복사나무라고도 하며, 꽃은 흔히 복사꽃이라고 부른다. 키는 6m에 달하고, 겨울눈에는 털이 있다.

잎은 어긋나며, 끝이 뾰족한 타원 모양이고 가장자리에 둔한 잔톱니가 있다. 잎자루는 길이 1~1.5cm로 꿀샘이 있으며 처음에는 털이 있다. 4~5월에 잎겨드랑이에서 지름 3cm의 연분홍빛 다섯잎꽃이 잎보다 먼저 핀다.

열매인 복숭아는 둥근 모양이며 털이 많고, 8~9월에 분홍빛으로 익어 간다. 씨는 딱딱하고 끝이 뾰족한 달걀 모양이며 속살로부터 잘 떨어지지 않는다.

연노란색을 띤 흰빛의 복숭아를 백도라고 하며, 흰 꽃이 핀다. 복숭아의 맛은 시고 달며 씨는 도인(桃仁)이라 해서 한약재로 쓰인다.

♣ 약효

잘 익은 복숭아 열매 속의 핵을 갈라 씨를 꺼낸 다음 햇볕에 건조한다. 과일은 시판되는 것을 사용해도 좋다.

● 생리통·생리불순·변비

씨 2~5g을 400cc의 물에 넣고 30분 정도 끓인 후 하루에 세 번으로 나누어 복용한다. 씨는 어혈을 제거하고 혈액순환을 촉진시키는 효과가 커서 생리통과 생리불순에 좋고 특히 생리 직전의 심한 통증에 특효가 있다. 변비에도 효과가 있다. 임산부나 빈혈이 있는 사람은 먹지 않는 것이 좋다. 습진이나 땀띠는 50g을 포대에 넣고 욕탕을 한다.

● 부종·요로결석·변비

꽃 2~3g을 400cc의 물에 넣고 30분 정도 끓인 후 하루에 세 번으로 나누어 복용한다. 부종이나 결석을 제거해주고, 장을 깨끗이 하여 변비를 치료해준다. 임산부는 복용하지 않는다.

● 변비·갈증

열매는 변비와 목의 갈증을 해소에 좋고, 복부를 따뜻하게 해준다. 임산부와 위장에 열이 많은 사람에게는 좋지 않다.

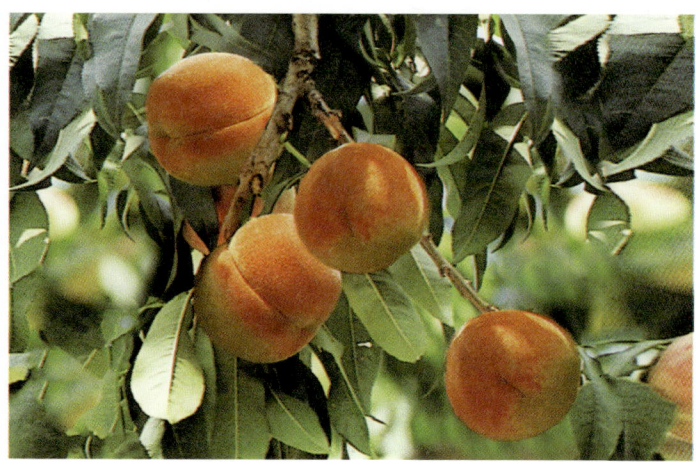

▲ 복숭아나무의 열매인 복숭아

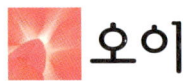 오이

학명 *Cucumis sativus*　박과

꽃피는 시기 5~6월　**꽃색** 노란색

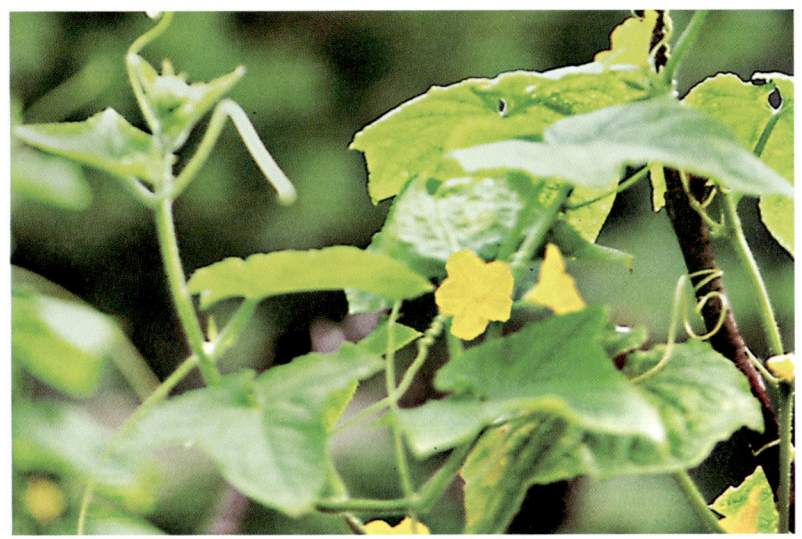

한약재 이름　호과(胡瓜)

♣ 생태

박과에 딸린 한해살이 덩굴성 재배식물로 인도와 히말라야 지방이 원산지이다. 줄기는 땅 위나 다른 물건을 덩굴손으로 감아 뻗어나가며 전체에 굵은 털이 있다.

잎은 어긋나며 손바닥 모양으로 얕게 갈라지고 작은잎은 끝이 뾰족하며 가장자리에 톱니가 있다. 암수 한 그루로 5~6월에 노란 꽃이 피는데, 꽃부리는 5개로 갈라지며 주름이 지고 지름은 3cm 가량이다. 수꽃은 3개의 수술이 있고 암꽃은 밑부분에 긴 씨방이 있다.

열매인 오이는 긴 원통 모양이고 가시와 같은 돌기가 있다. 열매는 먹고, 액즙은 뜨거운 물에 데었을 때 바르는 약으로 쓰인다.

♣ **약효**

열매는 제철에 따서 쓰는 것이 좋지만 근래에는 농가에서 질 좋은 오이가 생산되므로 시판되는 오이를 사용해도 괜찮다. 오이를 채를 썰듯이 둥글게 잘라 생으로 쓰거나 햇볕에서 건조한다. 잎과 줄기는 9월경에 채취하여 햇볕에서 말린다.

● **화상·부종·목의 통증**

화상에는 생으로 오이를 얇게 썰어 둥근 상태로 붙이고, 가끔씩 교체해 준다. 환부에 열이 있는 부종과 목의 통증에는 오이 5~10g을 600cc의 물에 넣고, 30분 정도 끓인 후 하루에 세 번으로 나누어 복용한다. 잎은 부종이나 목의 통증에 주로 사용한다.

● **유선염**

수유 중 유방에 염증이 생긴 경우에는 건조한 잎과 줄기 5g을 물에 넣고, 30분 정도 끓인 후 하루에 세 번으로 나누어 복용한다. 체질적으로 몸이 차가운 사람은 사용하지 않는 것이 좋다.

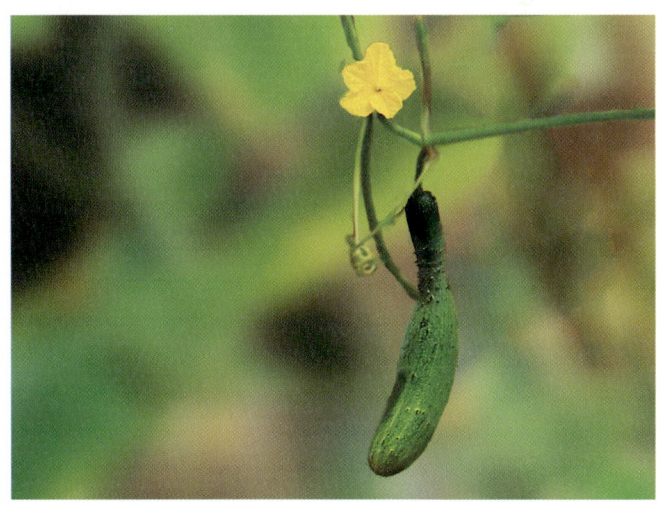
▲오이의 열매

큰까치수염

학명 *Lysimachia clethroides* 앵초과
꽃피는 시기 6~8월 꽃색 흰색

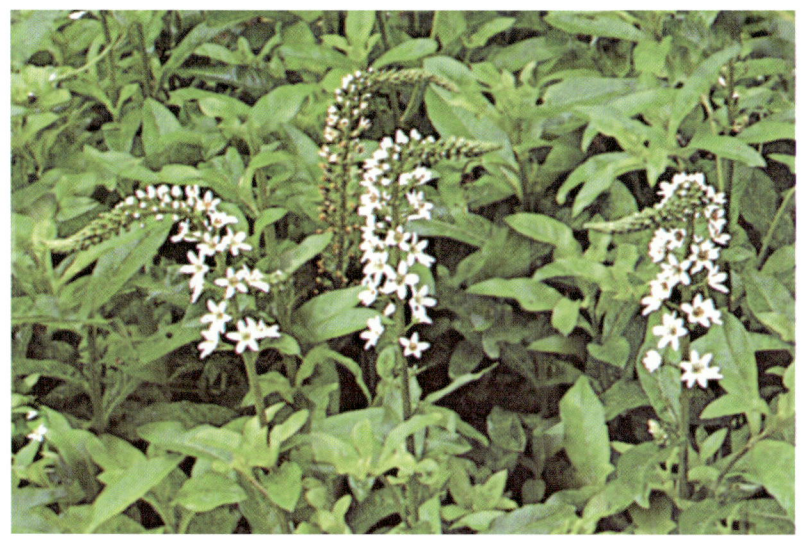

한약재 이름 진주채(珍珠菜), 진주채근(珍珠菜根, 뿌리)

♣ 생태

앵초과에 딸린 여러해살이풀로 전국 산지의 볕이 잘 드는 풀밭에서 자라며 키는 50cm~1m 정도이다. 줄기는 원주형이며 곧게 서고 밑부분이 붉은빛을 띠며 가지가 갈라지지 않는다. 잎은 어긋나고 끝이 뾰족한 긴 타원형이며 길이가 6~12cm이며 털이 나 있다.

6~8월에 원줄기 끝에 이삭 모양을 이루어 아래에서 위로 피어 올라간다. 꽃차례는 한쪽으로 굽으며 10~20cm인데 열매를 맺을 때는 40cm에 이른다. 꽃받침과 꽃잎은 각각 5개이고 좁고 긴 타원 모양이다.

열매는 삭과이고 둥근 모양이며 9~10월에 여문다. 어린잎은 생으로 먹거나 나물로 먹으며 식물 전체를 약으로 쓴다.

♣ 약효
● 피부 · 생리불순 · 자궁출혈 · 하반신부종 · 유선염

식물 전체를 진주채(珍珠菜) 또는 낭미파화(狼尾巴花)라 하고 뿌리를 진주채근(珍珠菜根)이라고 하며 한약재로 쓰인다. 뿌리는 가을에 캐서 신선한 그대로 쓰거나 그늘에서 건조한다. 어린순은 생으로 먹거나 나물로 먹는다.

여성의 월경을 순조롭게 하고 어혈을 풀어 주며, 혈액 순환을 원활하게 해주므로 피부가 고와지고 여드름 발생을 막는다. 생리통 · 자궁출혈 · 황달 · 간염 · 골수염 · 요통 · 관절염 · 타박상 · 골절상 · 감기로 인한 두통과 발열 등 여러 가지 질병과 신경통에도 효과가 있다.

♣ 처방
① 잎은 5g, 뿌리는 3~5g을 600cc의 물에 넣고 30분 정도 끓인 후에 하루에 세 번으로 나누어 복용한다. 타박상은 대체로 약초를 으깨어 붙이는 것이 보통인데, 큰까치수염은 끓여서 마시는 약재이다.
② 9~15g을 달여서 복용하거나 술을 담가 마신다.
③ 물 한 되에 전초 한 줌 정도를 넣고, 물이 반으로 줄 때까지 달여서 하루 3회에 나누어 먹는다.

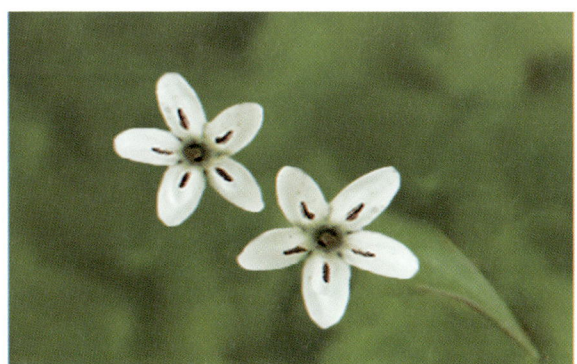
▲큰까치수염의 꽃

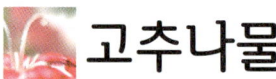 # 고추나물

학명 *Hypericum erectum*　물레나물과
꽃피는 시기 7~8월　**꽃색** 노란색

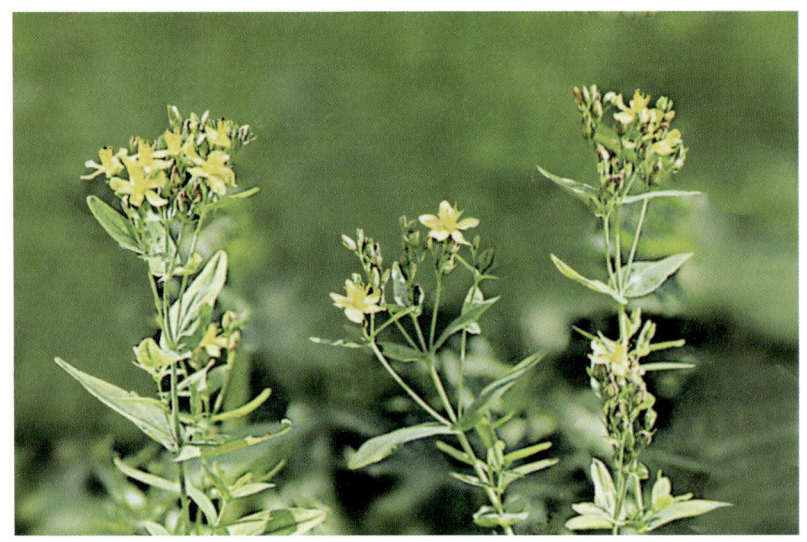

한약재 이름　소련교(小蓮翹)

♣ 생태

들판의 약간 습기가 있는 곳에서 자란다. 키는 20~60cm이고, 줄기는 둥글고 곧게 서며 가지를 친다. 잎은 마주나며 잎자루가 없고 밑부분이 원줄기를 감싸며 검은 점이 흩어져 있다. 가장자리는 밋밋하고 끝이 뾰족한 달걀 모양으로 길이 7~20cm, 너비 2~6mm이다.

7~8월에 많은 노란 꽃이 가지 끝에 핀다. 화관은 지름 1.5~2cm이고 꽃잎은 타원형으로 5개이다.

열매는 삭과로 길이 6~10mm이고 달걀 모양이며 10월에 여문다. 씨방은 3실로 길이 1mm 정도의 작은 씨가 여러 개 들어 있다. 어린 잎을 나물로 먹는다.

♣ 약효
● 구강염 · 목의 통증 · 치통

한방에서는 제절초(弟切草)라 하고, 말린 것을 소련교(小蓮翹)라고 부른다. 6~8월에 꽃이 필 때 또는 열매를 맺을 때 뿌리를 제외한 풀 전체를 캐서 햇볕에서 말린다.

고추나물 말린 것 10g을 400cc의 물에 넣고 30분 정도 끓인 후 그 따뜻한 액체로 입안을 가셔낸다.

● 월경불순 · 토혈 · 종기

토혈 · 코피 · 혈변 · 월경불순 · 외상출혈 · 종기 등에 효과가 있다. 민간에서는 7월에 잎을 따서 말려 구충제로 사용한다.

수종(水腫)에는 고추나물 잎 15g에 후박나무 열매 10g을 섞어 달여 먹는다. 성분으로는 타닌이 들어 있다. 그래서 맛이 떫다. 타닌은 병충해를 방어하는 역할도 한다.

● 상처 · 타박상

고추나물 말린 것 10g을 400cc의 물에 넣고 30분 정도 끓인 후 그 따뜻한 액체를 환부에 바른다.

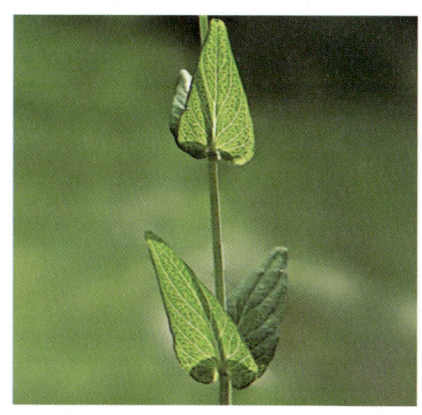
▲고추나물의 잎

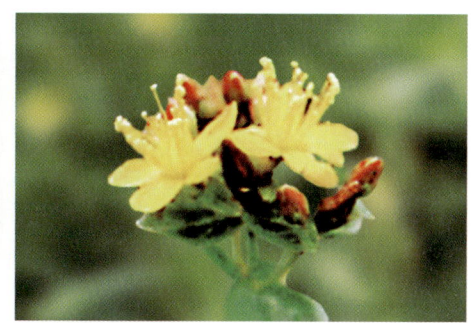
▲고추나물의 꽃

♣ 약효

삼백초는 뛰어난 항암 작용을 지니고 있으며, 고혈압이나 동맥경화에 효험이 있고 신장염과 부종 등을 치료한다. 말린 잎을 볶은 후 달여서 차 대신 마시면 혈액 속의 콜레스테롤 수치가 낮아진다. 성인병의 예방과 치료에도 효과가 있는 것으로 알려졌다.

여러 가지 여성병에 효과가 있다. 냉대하증, 자궁염, 생리불순 등을 치료한다. 특히 폐암, 간암, 위암 치료에 효과가 탁월하다. 채집은 7~9월에 캐서 햇볕에 말린다.

♣ 처방

- **협심증**: 전초 6~9g을 달여 하루에 3회 복용한다.
- **빈혈**: 전초 6~9g을 1회분으로 달여 하루에 3회 복용한다.
- **골수염**: 건조한 삼백초 20g을 달여 차 대신 마신다.
- **방광염**: 삼백초 한 줌을 500cc의 물에 넣고 30분 정도 달여서 장기 복용한다.
- **축농증**: 삼백초를 달여서 차 대신 매일 마신다. 그리고 코 주변과 눈 아래를 지압해 준다.
- **폐농양**: 삼백초 30g, 길경 15g을 물 2대접에 넣고 끓여 3번에 나누어 마신다.
- **안면신경마비**: 건조한 전초 10~20g을 600㎖의 물로 절반이 될 때까지 달여 하루 3회로 나누어 마신다. 율무를 같은 분량으로 함께 마시면 더욱 효과적이다.

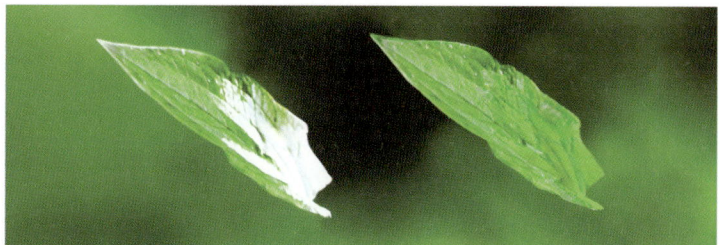

▲삼백초의 잎은 꽃이 필 때쯤 꽃 아래에 있는 2~3개의 잎이 하얗게 변한다. 그러나 꽃이 지고 나면 다시 녹색이 된다.

개구리밥

학명 *Spirodela polyrhiza*　개구리밥과
꽃피는 시기 7~8월　꽃색 흰색

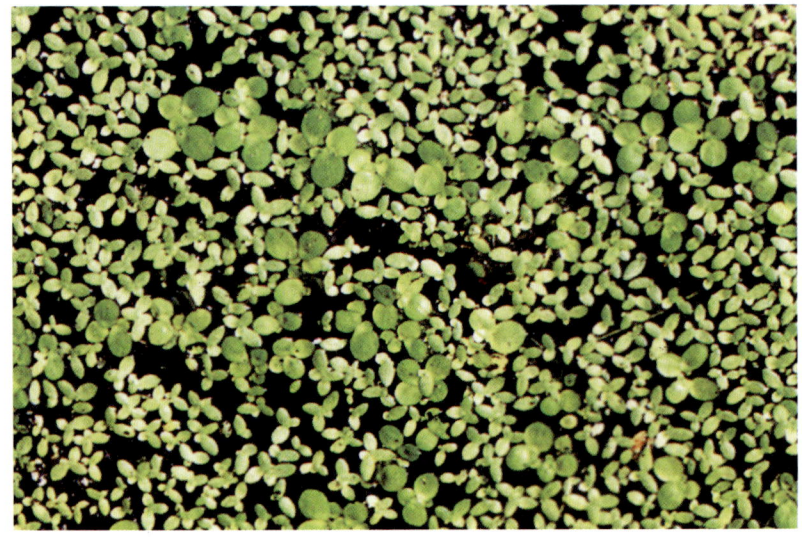

한약재 이름　부평초(浮萍草)

♣ 생태

　　개구리밥과의 여러해살이풀로 논이나 연못의 물 위에 떠서 살며, 둥근 겨울눈이 물 속에 가라앉았다가 이듬해 봄에 다시 물 위에 떠올라 번식한다.
　　개구리밥은 부평초(浮萍草)라고도 하는데 물 위에서 떠돌아다니는 풀이라는 뜻으로, 노랫말에서 고향을 떠나 한 곳에 정착하지 못하는 외로운 나그네를 나타낼 때 흔히 사용하는 말이다.
　　식물체는 잎처럼 생긴 넓은 타원 모양이고, 7~8월에 흰 빛의 잔꽃이 피며 꽃은 2개의 수술과 1개의 암술로 이루어져 있다.
　　식물 전체를 건강을 위한 보약이나 열을 내리게 하는 약으로 사용하고, 이뇨제 및 피부 가려움을 없애는 한약재로도 쓴다.

♣ 약효
● 지루성피부염 · 급성피부병

한의학에서 폐는 피부의 기운을 주관한다고 한다. 그런데 개구리밥은 기운이 폐로 들어가 제반 피부병에 효과가 있다. 더불어 소변을 잘 나가게 하고 땀도 잘 흘리게 한다.

식물 전체를 부평초(浮萍草)라고 하여 약재로 쓰는데, 여름에 채취하여 햇볕에서 건조한다. 말린 개구리밥 10~12g을 600cc의 물에 넣고 30분 정도 끓인 후 하루에 세 번으로 나누어 복용한다. 개구리밥은 피부가려움증에도 특효약이다. 논에서 직접 채취한 경우는 농약이 많아 흐르는 물에 여러번 세척해서 말려서 사용해야 한다.

● 감기 · 폐렴 · 여드름

감기나 폐렴으로 몸에 열은 많으나 땀이 나지 않을 때는 개구리밥 8~16g에 물 200㎖를 넣고 진하게 달여 마신다. 여드름은 개구리밥을 으깨어 즙을 내서 마시거나, 목면 주머니나 거즈에 넣어 환부에 얹어 놓으면 서서히 가라앉는다.

● 중풍 · 반신불수 · 파상풍

중풍과 파상풍에는 건조한 개구리밥 가루 500g을 꿀에 개어 3g 정도의 환을 만든다. 하루에 세 번, 5개씩 끼니 사이에 씹어 먹는다.

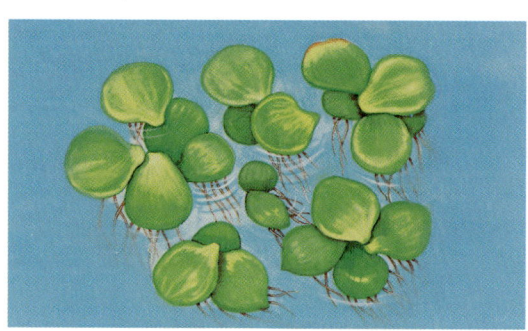

▲개구리밥의 생김새

꿩의비름

학명 *Hylotelephium erythrostictum* (Miq.) H. Ohba 돌나물과
꽃피는 시기 8~10월 꽃색 분홍색

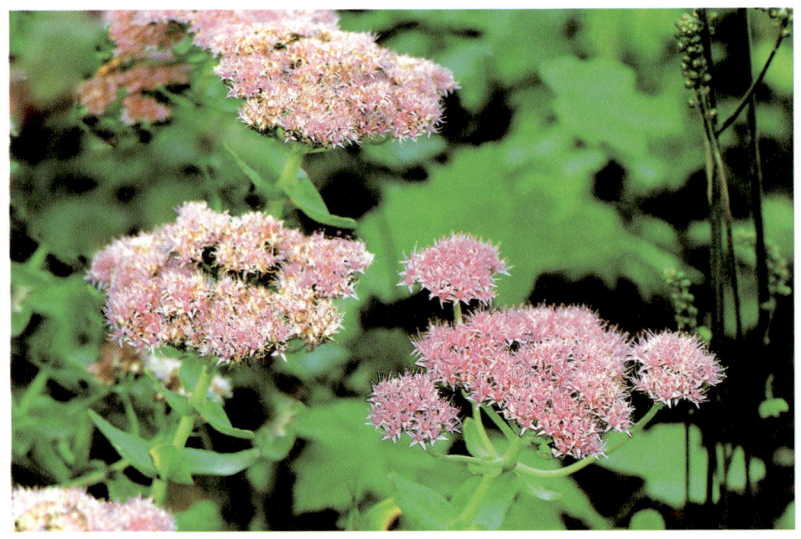

한약재 이름 경천초(景天草)

♣ 생태

돌나물과에 딸린 여러해살이풀로 산지의 양지바른 곳에 자라며, 줄기는 둥글고 분처럼 흰빛을 띠며, 하나 또는 몇 개의 곧게 서고, 높이는 50~90cm 가량이다.

잎은 마주나거나 어긋나며, 끝이 뾰족한 긴 타원형으로 두툼한데 길이가 6~10cm이고 가장자리에는 둔한 톱니가 있다. 줄기 윗부분에 있는 잎에는 잎자루가 없다. 8~10월에 분홍빛의 작고 많은 꽃이 우산 모양의 꽃차례로 모여 핀다. 꽃잎은 5개이고 작은 칼 모양이며 길이가 6~7mm이다. 꽃받침조각은 5개이고 연한 녹색의 긴 삼각형이다. 어린잎은 나물로 먹는다.

우리나라의 전북 · 충북 · 경기와 일본에 분포한다.

♣ 약효

꿩의비름의 잎을 경천(景天)이라고 하며, 전초를 약으로 쓴다. 8~9월 사이에 채취하여 햇볕에서 말린다. 수시로 생식을 해도 좋다.

● 피부병

전초를 달여서 그 액을 환부에 바른다. 꿩의비름 8~10g을 1회 기준으로 달이거나 생즙을 내어 하루에 세 번 복용한다.

● 열날 때 · 피 토할 때

말린 꿩의비름을 적당한 크기로 썰어 15~30g을 달여서 복용하거나 즙을 내어 마신다. 가루로 복용하거나 생잎을 사용해도 좋다.

● 치질

꿩의비름 5g을 4ℓ의 물에 넣고, 30분 정도 끓인 다음 그 액을 바른다. 종기에는 생잎을 으깨어 그 즙을 바른다.

● 부스럼 · 땀띠 · 종기 · 안질

잎을 따서 껍질을 벗겨내고, 즙액이 잘 나오도록 해서 환부에 붙이면 효과가 있다. 안질은 꿩의비름을 달인 물로 씻어낸다. 전초 8~10g을 1회분으로 생즙을 내서 하루에 세 번 복용한다.

● 대하증 · 출혈 · 강정제

전초 8~10g을 1회분으로 달이거나 생즙물을 내서 하루에 2~3회씩 4~5일 복용한다. 독이 오르면 전초 8~10g을 1회분 기준으로 달여서 하루에 2~3회 복용하면서 그 물을 환부에 자주 바른다.

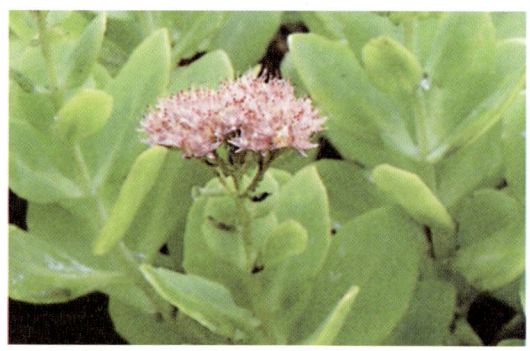

▲ 꿩의비름의 잎과 꽃

♣ 만일 가정요법 중에 부작용이 생기거나 증상이 악화되는 경우에는 즉시 복용을 중단하고 반드시 전문 한의사와 상의하시기 바랍니다.

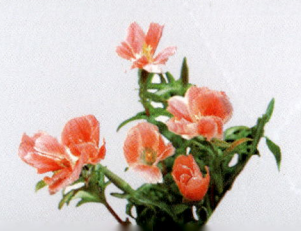

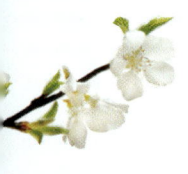

제4장

통증에 잘듣는 약초

대추나무 94
메꽃 96
미나리 98
삽주 100
클로버 102
해당화 104
개다래나무 106
겨우살이 108
수세미외 110
투구꽃 112

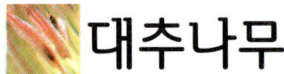 # 대추나무

학명 *Zizyphus jujuba var. inermis* 갈매나무과
꽃피는 시기 5~6월 **꽃색** 연녹색

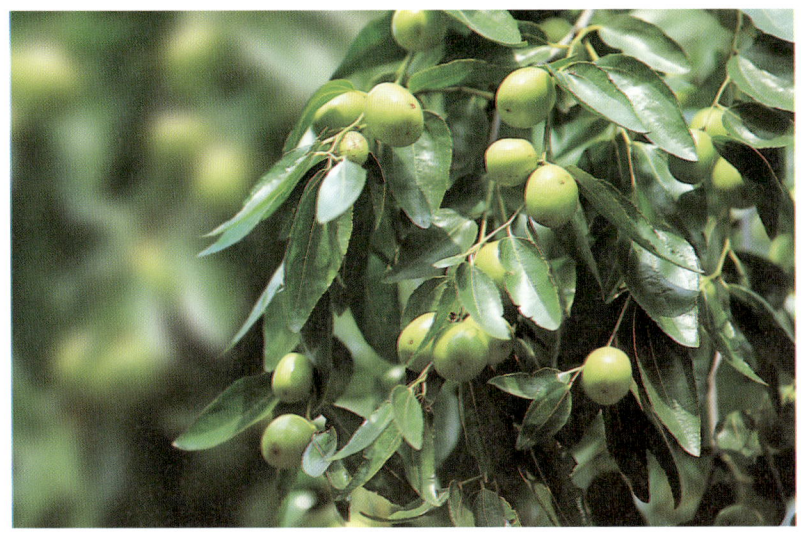

한약재 이름 대조(大棗)

♣ 생태

 갈매나무과에 딸린 갈잎떨기나무로 키는 7~8m 가량이며, 전국의 표고 500m 이하에서 자란다. 나무껍질은 회갈색이고 어린가지는 한군데에서 나온다. 잎은 어긋나고 달걀 모양이며 윤기가 있고 끝은 둔하며 가장자리에 둔한 잔 톱니가 있다.
 5~6월에 잎겨드랑이에서 지름이 5~6mm쯤 되는 연한 녹색 꽃이 2~3개씩 핀다. 열매는 타원 모양으로 길이 2~3cm이고, 처음에는 녹색이나 9~10월에 붉은 갈색으로 익어간다.
 살은 많지 않으나 단맛이 나며, 보약 등의 한약재로 쓰인다. 나무는 내한성·내건성·대기 오염에도 강해 기구재나 내장재·조각재로 사용된다.

♣ 약효
● 피로권태 · 식욕부진 · 냉증 · 불면증

가을에 대추를 따서 햇볕에서 말린다. 대추 3~5g을 400cc의 물에 넣고 30분 정도 끓인 후에 하루에 세 번으로 나누어 복용한다. 말린 대추를 하루에 2~3개씩 먹어도 좋다. 또한 대추술을 담가서 자기 전에 작은 인삼주 잔으로 1잔씩 마신다.

위장의 흡수력이 약해 피로하여 쉽게 권태를 느끼고, 식욕이 떨어지는 사람, 냉증이 있거나 밤에 잠이 잘 오지 않는 사람에게 효과가 있다. 손발이 차면서 혈액순환이 잘 되지 않고, 혈관이 약해 피멍이 잘드는 경우에도 좋다.

♣ 대추술 만드는 법

35도의 백주 1.8ℓ에 대추 200g을 넣고 밀봉하여 보관한 다음 1개월 후에 마시기 시작한다. 몸의 기운을 따뜻하게 북돋아주는 자양강장 효과가 있다.

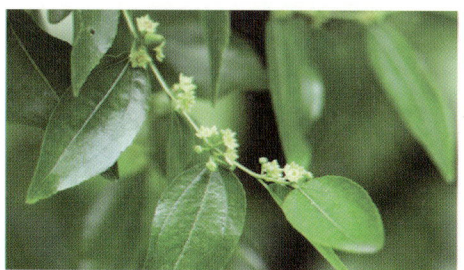
▲대추나무의 꽃

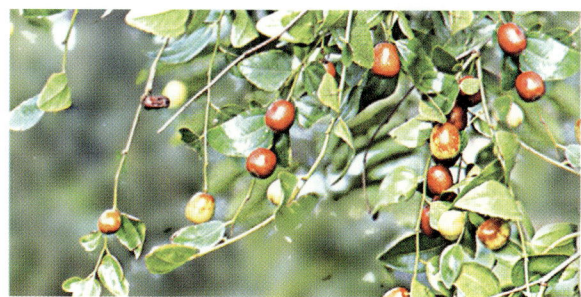
▲빨갛게 익은 열매

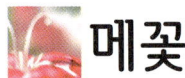 메꽃

학명 *Calystegia japonica*　메꽃과
꽃피는 시기 6~8월　**꽃색** 분홍색

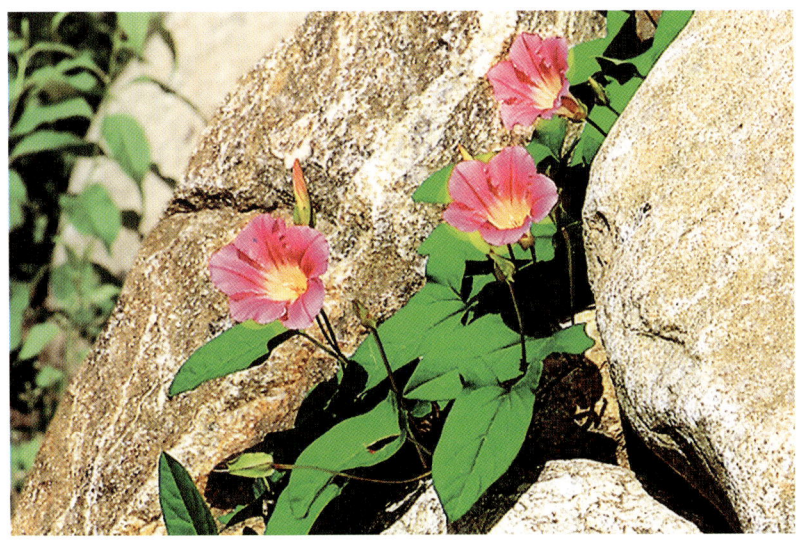

한약재 이름　선화(旋花)

♣ 생태

메꽃과의 여러해살이 덩굴풀로 들에서 자란다. 땅속의 하얀 뿌리줄기가 사방으로 길게 뻗으면서 새순이 나와 군데군데에 덩굴성 줄기가 자란다. 메꽃은 꽃모양이 나팔꽃과 비슷하여 언뜻 보면 구별하기 어려울 정도이다.

잎은 어긋나고, 긴 화살촉 모양이며 6~8월에 잎겨드랑에서 긴 꽃줄기가 나와 나팔 모양의 꽃이 한 송이씩 핀다. 꽃빛깔은 분홍빛인데 낮에 피었다가 저녁에 시든다.

뿌리줄기를 '메'라고 하여 나물로 먹고 한약재로 쓰기도 한다. 한국·중국·일본 등지에 분포한다. 갯메꽃은 메꽃과 비슷한데 흰 줄무늬가 뚜렷하며, 바닷가 모래땅에서 자란다.

♣ 약효
● 신경통·당뇨병·고혈압 예방

나팔꽃과 구분하기 어려울 정도로 꽃의 모양이 비슷하지만 나팔꽃은 아침에 피고, 메꽃은 낮에 핀다. 식물 전체를 약용으로 사용하며, 햇볕에서 말린다. 자라는 환경에 따라 진분홍 꽃이 있고, 연한 분홍빛 꽃이 있다. 그러나 그 약효는 같다. 해변에서 피는 갯메꽃도 약효가 좋으며 메꽃과 같은 방법으로 사용한다.

전초 5g을 600cc의 물에 넣고 30분 정도 끓인 후에 하루에 세 번으로 나누어 복용한다. 신경통에는 전초 50g을 욕탕 재료로 사용한다.

메꽃은 대부분 열매를 맺지 못한다. 메꽃을 선화(旋花) 혹은 고자화(鼓子花)라 부르기도 하는데, 고자화란 이름은 꽃이 나팔모양을 닮은 데서 연유하는 것이지만, 열매를 맺지 못하는 것과도 관련이 있을 것 같다. 예전에는 이를 이른 봄에 캐어 쪄먹거나 구워먹기도 하였다.

《동의보감》에는 「성질은 따뜻하고, 맛이 달며, 독이 없다. 기를 보하고 얼굴의 주근깨를 없애며 얼굴빛을 좋게 한다. 배가 찼다 더웠다 하는데 쓰며 오줌을 잘 나가게 한다. 오랫동안 먹으면 배고프지 않다. 또 힘줄과 뼈를 이어주며 쇠붙이에 상한 것을 아물게 한다」고 적혀 있다. 민간에서는 설사약, 오줌내기약, 당뇨병 치료약으로 쓴다.

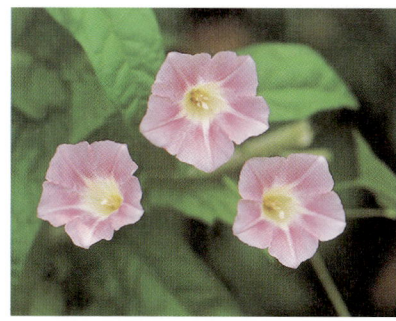
▲무늬가 선명한 갯메꽃

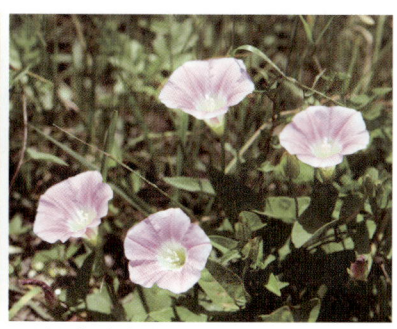
▲연분홍빛의 메꽃

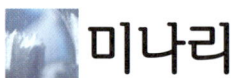 미나리

학명 *Oenanthe javanica*   산형과

꽃피는 시기 7~9월   꽃색 흰색

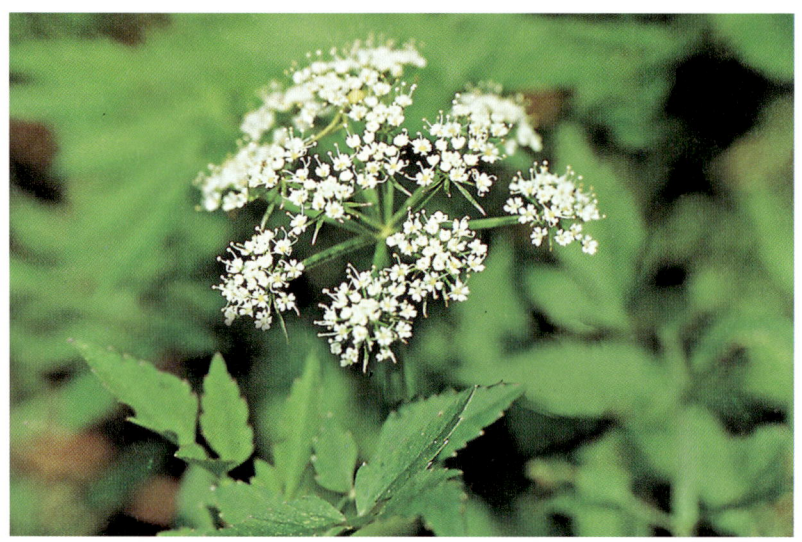

한약재 이름   수근(水芹)

♣ 생태

산형과에 딸린 여러해살이풀로 습기가 많은 곳이나 냇가에서 자라는데 흔히 논·밭에서 재배한다.

키는 30~60cm 가량이고 가지가 줄기 밑부분에서 갈라져 옆으로 퍼지고 가을에 줄기의 마디에서 뿌리가 내려 번식한다. 잎은 어긋나며 길이가 7~15cm이며 깃 모양의 겹잎으로 깊게 갈라지고 작은 잎에는 톱니가 있다.

7~9월에 희고 작은 꽃이 우산꽃차례를 이루어 10~15개의 작은 꽃자루로 갈라지고 각각 10~25개의 꽃이 모여 핀다. 열매는 길이 2.5mm의 타원 모양이며 가장자리에 모가 나 있다.

잎과 줄기에 독특한 향기가 있어 나물로 많이 먹는다.

♣ **약효**

● **신경통·구취(입냄새)**

독특한 맛과 향기가 있는 알칼리성 식품으로 전초를 약용으로 사용한다. 그 약효가 알려지면서 수요가 증가하고 있다. 연한 부분은 주로 채소로 이용한다.

한방에서는 잎과 줄기를 수근(水芹)이라는 약재로 쓰는데, 고열로 가슴이 답답하고 갈증이 심한 증세에 좋고, 이뇨 작용이 있어 부기를 빼주며, 허한 몸을 튼튼하게 해주는 강장의 효과가 있고, 해독 효과도 있다.

미나리 5g을 400cc의 물에 넣고 30분 정도 끓인 후 하루에 세 번으로 나누어 복용한다. 또한 소화불량에 의한 구취에 좋다. 다리나 팔이 벌겋게 부어오를 때, 또는 열이 있는 신경통에는 끓여서 복용하고 50g을 포대에 넣어 욕탕을 한다.

위장이 차거나 설사가 잦은 사람은 복용하지 않는다.

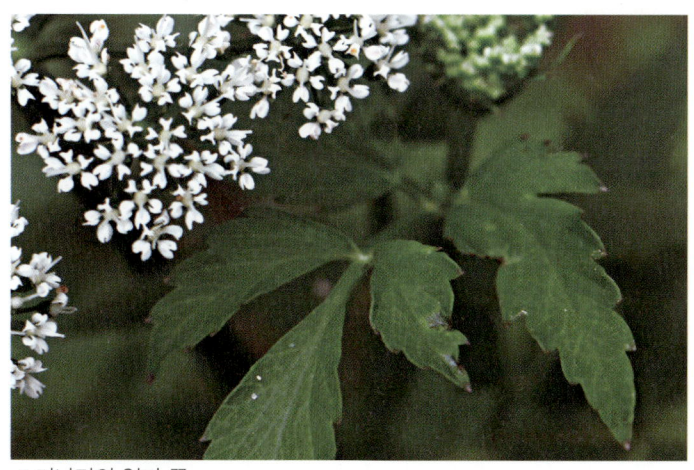

▲미나리의 잎과 꽃

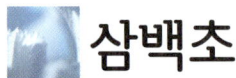 # 삼백초

학명 *Saururus chinensis*   삼백초과
꽃피는 시기 6~8월   꽃색 흰색

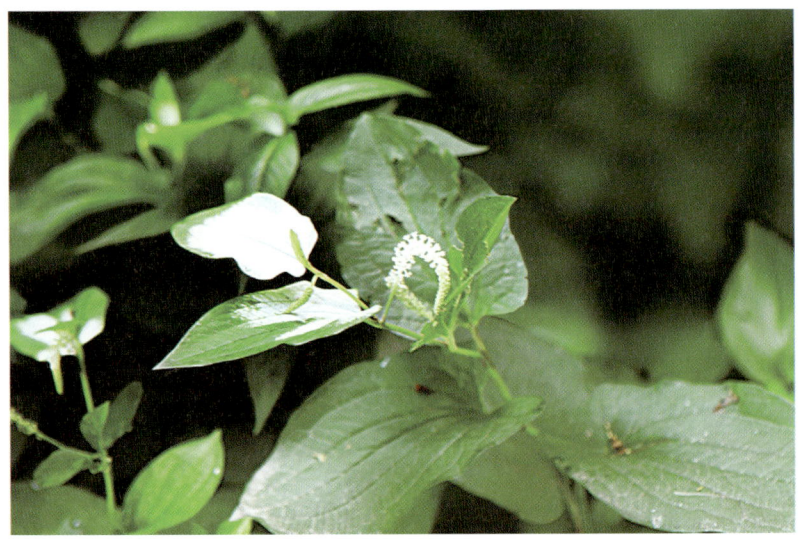

한약재 이름   삼백초(三白草)

♣ 생태

　삼백초과에 딸린 여러해살이풀로 생명력이 강하며 병충해가 없는 식물이다. 자생지는 제주도이지만 추위에 강해 중부지방에서도 월동이 가능하다. 주로 땅속줄기로 번식하는데 줄기는 곧게 자라고 높이 60cm~1m에 이른다.
　심장 모양의 잎은 어긋나고 5~7개의 잎맥이 있으며 끝이 뾰족한 달걀 모양으로 뒷면은 연한 흰색이다. 6~8월에 흰색 잎이 나오고 그 끝에 많은 흰 꽃이 이삭꽃차례로 핀다. 열매는 8~9월에 여무는데 각 방마다 씨앗이 1개씩 들어 있다. 꽃이 필 때쯤 꽃 아래에 있는 2~3개의 잎이 하얗게 변하고 꽃과 뿌리가 흰색이어서 세 가지 흰색을 가졌다고 하여 삼백초라고 한다.
　멸종위기에 처해 있어 산림청과 환경부에서 보호식물로 지정하고 있다.

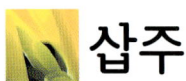 # 삽주

학명 *Atractylodes japonica* 국화과

꽃피는 시기 7~10월 꽃색 흰색

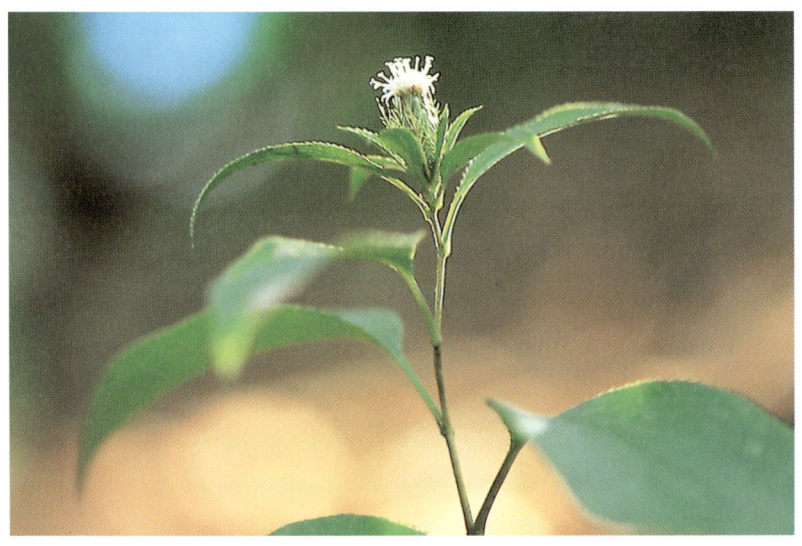

한약재 이름 창출(蒼朮)

♣ 생태

국화과에 딸린 여러해살이풀로 산지의 건조한 땅에서 자라며 높이는 50cm~1m 가량이다. 나무처럼 단단한 줄기는 곧게 서고 마디가 있으며 윗부분에서 가지가 몇 개 갈라진다.

잎은 어긋나고 끝이 뾰족한 타원형인데 줄기 밑 부분에 달린 잎은 3~5조각의 깃꼴 겹잎이다. 위쪽의 잎은 홑잎이며 윤기가 있고 뒷면에 흰 빛이 돌며 가장자리에 가시 같은 톱니가 있다. 줄기 윗부분에 달린 잎은 갈라지지 않고 잎자루가 거의 없다.

7~10월에 꽃줄기 끝에 흰 빛의 꽃이 한 송이씩 피며 어린순은 나물로 먹으며 뿌리는 위장약으로 쓰인다.

♣ 약효

● 오심(속이 느글거림)·구토·설사·무릎관절 통증·건위

한방에서는 뿌리줄기를 창출(蒼朮)이라는 약재로 사용하는데, 줄기와 뿌리를 늦은 가을에 채취하여 햇볕에서 건조한 후 약용으로 쓴다.

줄기와 뿌리 5g을 400cc의 물에 넣고 30분 정도 끓인 후 하루에 세 번으로 나누어 복용한다. 발한·이뇨·진통·건위 등에도 효능이 있어 식욕부진·소화불량·위장염·감기 등에도 효과가 있다. 한약재 중 소화기, 위장질환에 사용되는 가장 대표적인 약재이다. 위장의 흡수력을 높여 주는 약초로서 설사가 잦고, 구토를 자주 하는 사람, 관절염이나 부종의 통증에 잘듣는다.

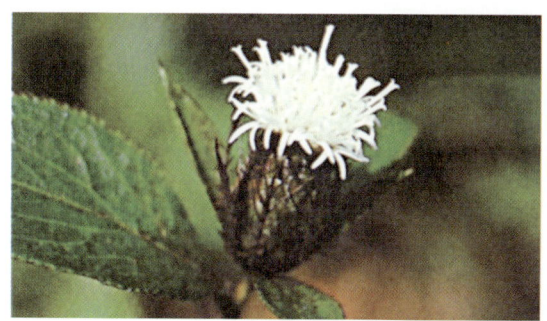
▲삽주의 꽃

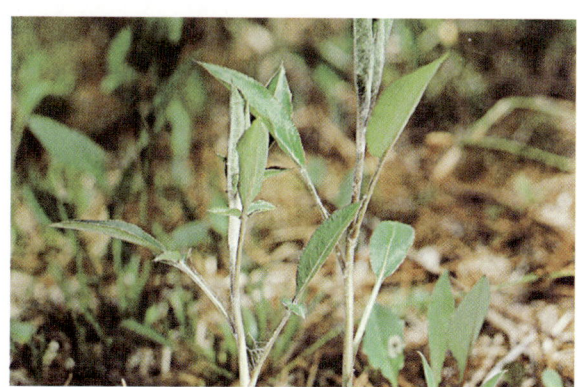
▲삽주의 줄기와 잎

클로버

학명 *Trifolium repens* 콩과
꽃피는 시기 6~7월 꽃색 흰색

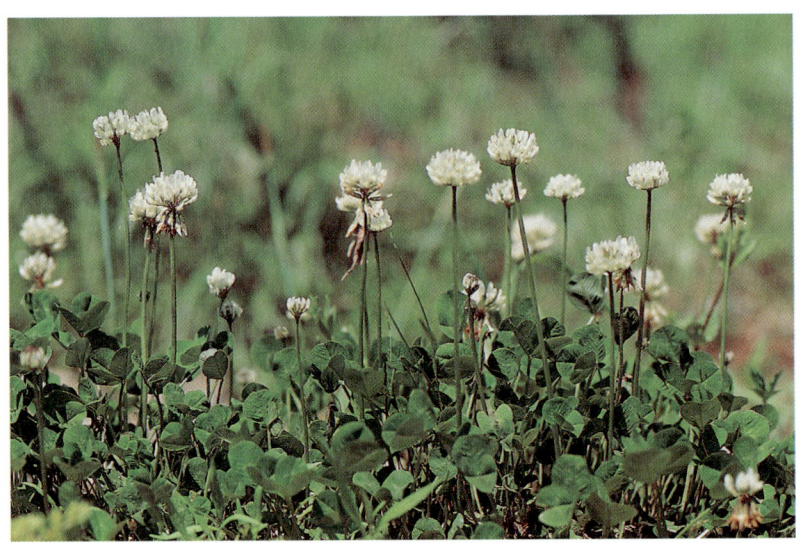

한약재 이름 <귀화식물>

♣ 생태

　콩과의 여러해살이풀로 '토끼풀'이라고도 하며 키는 20~30cm이다. 줄기는 땅 위로 뻗어가고 줄기 마디에서 뿌리가 내린다.
　잎은 3개의 작은 잎으로 된 겹잎이며, 길이 15~25mm이다. 6~7월에 긴 꽃줄기 끝에 흰 꽃이 모여 피어 하나의 둥근 꽃으로 보인다. 토끼가 잘 먹는 풀이라 하여 토끼풀이라는 이름이 붙여졌는데, 붉은 꽃이 피는 것을 '붉은토끼풀'이라고 한다.
　겹잎은 간혹 4개 달린 것이 있는데 희망·신앙·사랑·행복을 나타내는 것이라고 믿었던 유럽 사람들에게는 네잎클로버를 찾으면 행운이 깃든다는 전설이 있다. 꽃말은 '행운(네잎)·행복(세잎)'이다.

♣ 약효
● 치질 출혈 · 불안신경증 · 스트레스

전초를 여름에 채집하여 햇볕에서 건조한다.
전초 3~5g을 600cc의 물에 넣고 30분 정도 끓인 다음 하루에 세 번으로 나누어 복용한다. 항문에 열이 있거나 피가 함께 나오는 치질에 좋고, 스트레스 해소에도 효과가 있다.
원래 유럽 원산으로 목초로 심던 식물이었는데, 번식력이 강해 우리나라의 어디에서나 볼 수 있는 귀화식물이 되었다. 유럽에서는 잎이 4개 달린 클로버를 찾은 사람에게 행운이 깃든다는 전설이 있다. 전투에 나갔던 나폴레옹이 말 위에서 네잎클로버를 따려고 몸을 구부리는 순간 총탄이 날아와 구사일생으로 목숨을 구해서 꽃말이 '행운'이라는 설도 있다.

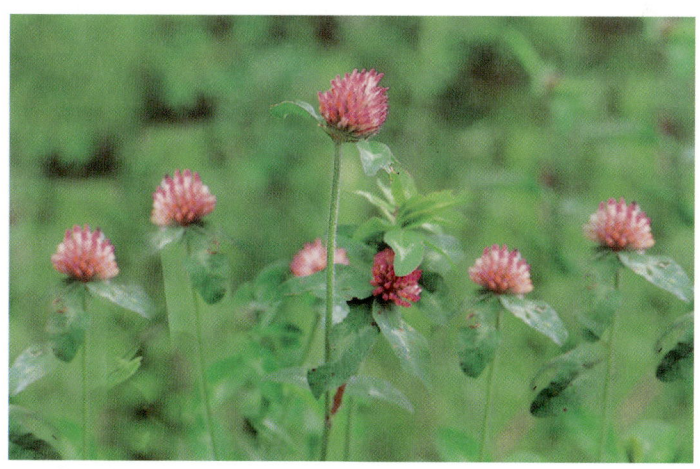
▲붉은 꽃이 피는 붉은토끼풀

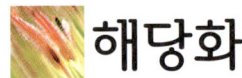 # 해당화

학명 *Rosa rugosa Thunb. var. rugosa* 장미과
꽃피는 시기 5~7월   꽃색 빨간색

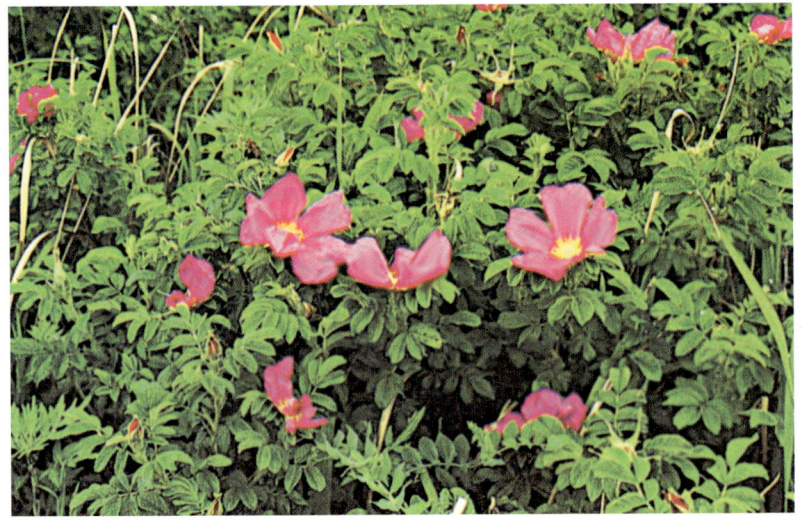

한약재 이름   매괴화(玫瑰花)

♣ 생태

바닷가의 모래땅이나 산기슭에서 자라는 장미과의 떨기나무이다. 키는 1~1.5m 가량이며 가지를 치며 줄기와 가지에는 털 같은 갈색 가시가 빽빽이 나 있다. 가시에는 털이 많고, 잎은 깃꼴 겹잎이며, 작은 잎은 길둥근모양으로 가장자리에는 톱니가 있다.

5~7월에 짙은 홍색의 다섯잎 꽃이 피는데, 향기가 좋아 향수의 원료로 쓰이고, 열매는 먹으며 약용으로 사용한다.

해당화는 대체로 홑꽃이 많다. 겹꽃은 만첩해당화라고 하며 향기가 좋고 아름다우나 열매를 맺지 못한다. 흰색 꽃이 피는 것을 흰해당화라고 한다. 꽃말은 '미인의 잠결' 이다.

♣ 약효
● 위통·생리불순·스트레스

6~8월에 꽃봉오리를 채집하여 햇볕에서 건조한다.
1회에 2~3g을 찻사발에 넣고 차로 우려내서 하루에 세 번으로 나누어 마신다. 위와 흉부가 확장되어 통증을 느끼는 증상에 좋으며, 특히 이러한 통증으로부터 오는 스트레스에 잘 듣는다. 스트레스를 해소하는 데는 대체로 향기가 있는 약초가 효과가 있다. 대표적으로 박하차도 향이 좋아 스트레스 해소에 많이 쓰인다. 하지만 향기가 강한 것들은 기운이 강해서 한꺼번에 많은 양을 복용하지 않는다.

● 당뇨병

열매는 편구형 수과로서 지름 2~3cm이고 붉게 익으며 육질부는 먹을 수 있다. 어린 순은 나물로 먹고 뿌리는 당뇨병 치료제로 사용한다. 말린 해당화 뿌리 6g을 물 600cc에 넣어 약 30분 정도 끓여서 하루에 세 번으로 나눠서 마신다. 꿀을 채집하기 위한 밀원용으로 심기도 한다.

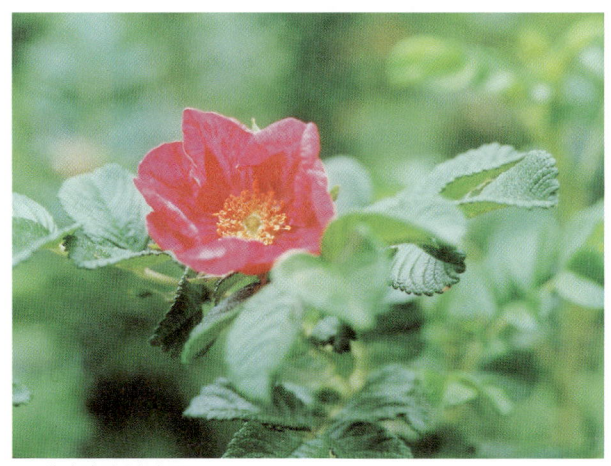

▲해당화의 잎과 꽃

개다래나무

학명 *Actinidia polygama* Planch. ex Maxim 다래나무과
꽃피는 시기 6~7월 꽃색 흰색

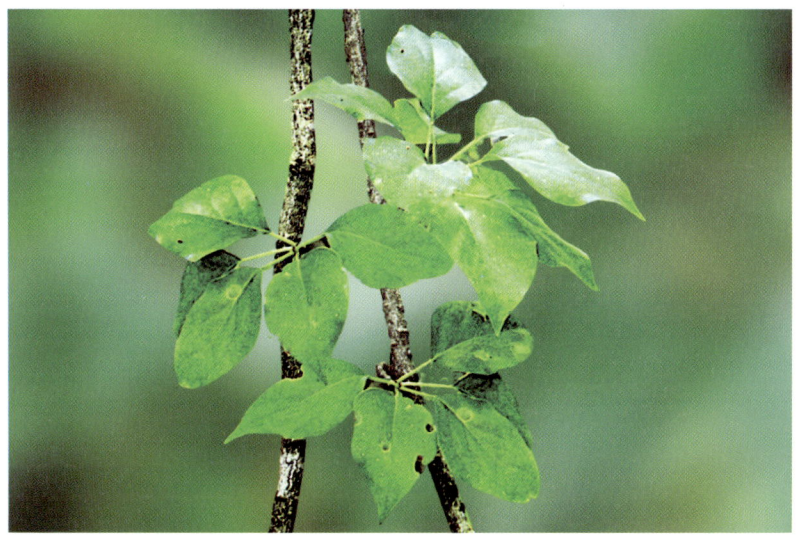

한약재 이름 목천료(木天蓼), 목천료근(木天蓼根, 뿌리)

♣ 생태

산속의 큰 나무 밑이나 계곡에서 자라는 덩굴성 나무로 키는 3~5m로 줄기 속은 흰색을 띤다. 잎은 어긋나고 끝이 뾰족한 달걀 모양으로 잎 윗면의 반쯤이 하얗게 변하기도 한다.

6~7월에 잎겨드랑이에서 매화꽃을 닮은 흰색의 다섯잎꽃이 3~10송이가 달린다. 향기가 있으며, 수꽃에는 여러 개의 수술이 있고, 암꽃에는 1개의 암술이 있다. 열매는 끝이 뾰족한 원기둥 모양의 장과로 9~10월에 적황색으로 익는다.

뿌리를 목천료근(木天蓼根)이라 하여 한약재로 쓰이고 목재는 공예 재료로 사용한다. 충북을 제외한 전 지역에 분포한다.

♣ 약효
● 냉증·요통

약용 부위는 벌레혹이다. 상대적으로 약효가 뛰어나며, 일반적으로 나무에 붙어 있는 혹이나 알집, 기생생물은 7월 중순부터 9월 중순까지 채집하여 뜨거운 물에 살짝 데친 후 햇볕에서 건조한다. 벌레혹은 개다래나무에서 곤충이 기생하여 벌레혹상으로 된 것이다. 정상적인 열매는 소금으로 깨끗하게 씻어서 먹을 수 있지만 약효는 벌레혹에 비해 훨씬 떨어진다.

3~5g을 400cc의 물에 넣고 30분 정도 끓인 다음 하루에 세 번으로 나누어 복용한다. 개다래나무의 벌레혹 200g을 35도의 백주 1.8에 재어서 밀봉하여 1개월 이상 냉암소에 보관하여 개다래나무주를 만든다. 하루에 한 번 인삼주잔으로 1잔씩 마신다.

아픈 부위가 냉할 경우 또는 날씨가 추울 때 악화되는 요통에 좋다. 단, 손발이 더운 사람 또는 열이 있을 때는 복용하지 않는다.

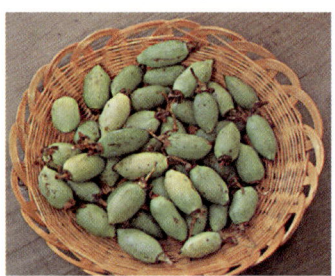
▲ 개다래나무의 열매

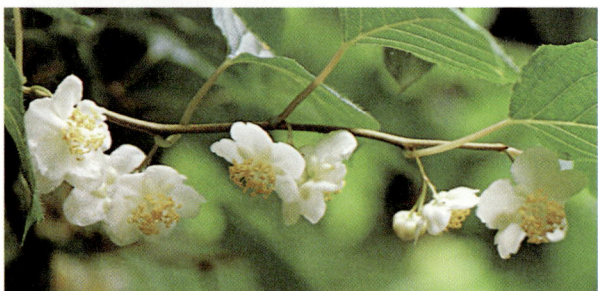
▲ 개다래나무의 꽃

겨우살이

학명 *Viscum album var. coloratum* 겨우살이과
꽃피는 시기 2~3월 **꽃색** 노란색

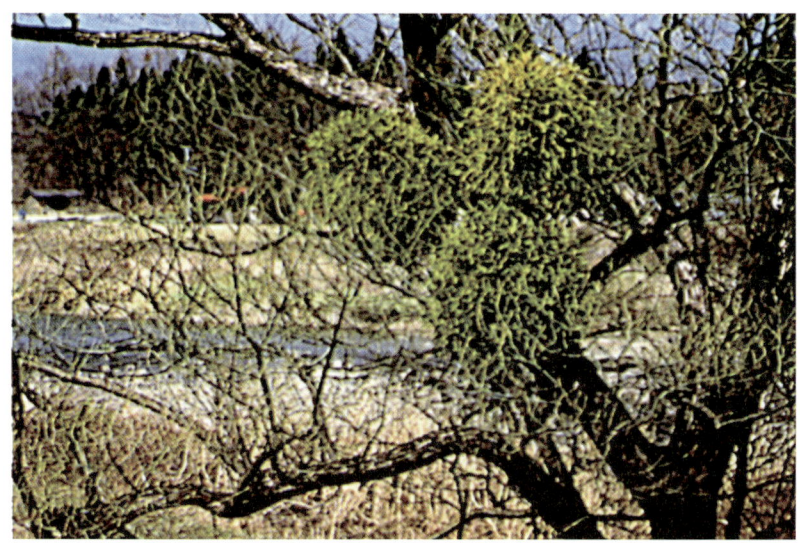

한약재 이름 곡기생(槲寄生)

♣ 생태

　겨우살이과에 딸린 늘푸른떨기나무로 다른 나무의 줄기에 뿌리를 내리고 그 나무의 물을 먹으며 살아가는 식물이다. 그러나 엽록소를 가지고 있어 스스로 탄소동화작용을 하여 양분을 만들 수 있으므로, 기대어 사는 나무에게는 물만 빼앗을 뿐 거의 피해를 주지 않는다.

　모양은 까치의 둥지처럼 둥글게 자라 지름이 1m나 되는 것도 있다. 잎은 마주나고 다육질이며 녹색이고 단단한 긴 타원 모양이다. 이른 봄에 한두 개의 노란색 꽃이 핀다. 열매는 연노랑색으로 반투명의 구슬 모양이고 연노랑색으로 10월에 익어 간다.

　참나무 · 오리나무 · 버드나무 · 밤나무 · 뽕나무 등에 기생한다.

♣ 약효
● 무릎관절통 · 요통 · 임신 요통 · 항암

약용 부위는 줄기와 잎이다. 수시로 채집하여 가늘게 쪼갠 후 햇볕에서 건조한다. 줄기와 잎 5g을 600cc의 물에 넣고 30분 정도 끓인 다음 하루에 세 번으로 나누어 복용한다.

발바닥에 열이 나고 밤에 더 악화되며, 무릎과 허리에 힘이 없어지는 만성 무릎관절통 · 요통에 좋다. 임산부가 빈혈 상태에서 태아의 움직임이 불안한 경우, 습관성 유산이나 모유가 부족한 경우에도 사용할 수 있는 약초이다. 특히 임신 시에 발바닥이 뜨겁고, 밤에 더욱 악화되는 요통에 좋다. 많은 양을 복용하지는 않는다.

겨우살이는 항암 작용이 있어 암 치료에 사용되며, 혈압을 낮추고, 신경통과 관절염의 약재로 쓰이는 등 그 약효가 뛰어나다.

열매가 붉은색으로 여무는 것을 붉은겨우살이라고 하며, 제주도에서 자란다.

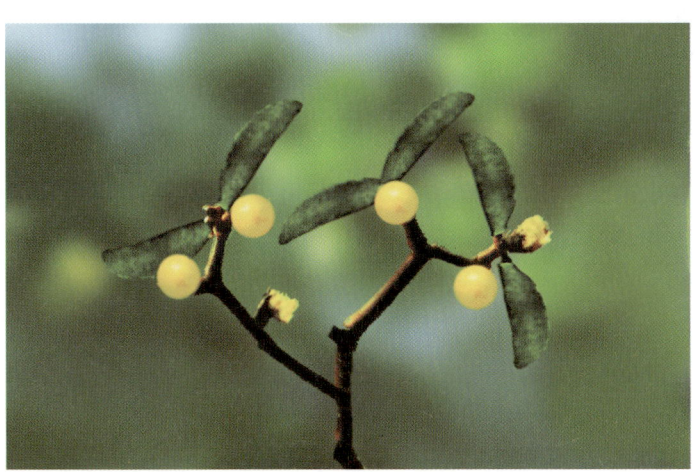
▲ 겨우살이의 열매

수세미외

학명 *Lufa cylindrica* ROEM.   박과

꽃피는 시기 8~9월   꽃색 노란색

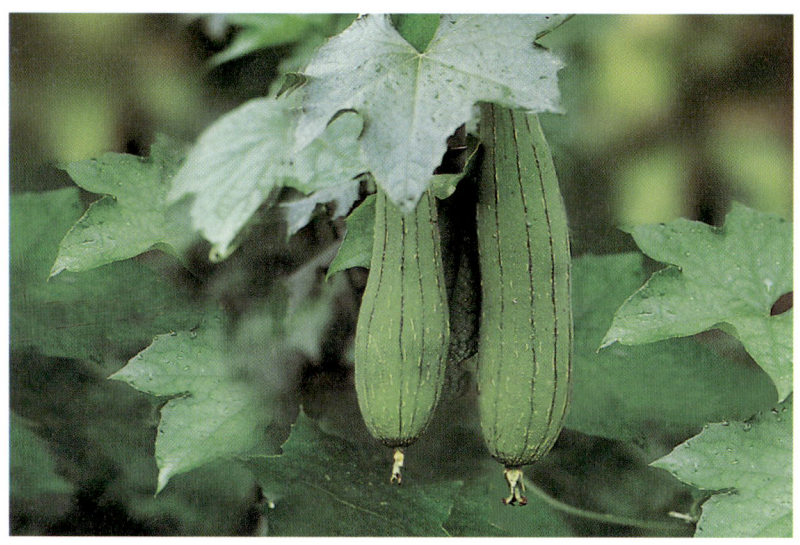

한약재 이름 사과락(絲瓜絡, 열매), 사과등(絲瓜藤, 줄기)

♣ 생태

　박과에 딸린 덩굴성 한해살이 재배식물이며, 줄기가 덩굴손이어서 다른 나무를 감아 올라간다.
　잎은 어긋나고 5~7개로 갈라진 손바닥 모양이다. 8~9월에 다섯잎의 암꽃과 수꽃이 한 그루에 피며, 처음에는 수꽃이 많이 피고 여름이 지나면 암꽃이 많이 핀다. 열매는 50cm~1m 가량의 긴 원통 모양인데 몇 개의 세로줄이 있다. 어린열매는 녹색이며 익으면 누런색으로 변한다.
　질긴 열매의 섬유로는 수세미를 만들고, 줄기에서 나오는 즙은 향수의 원료 또는 해열제의 약재로 사용한다.

♣ 약효
● 관절통·흉부통증·유선염통증

열매의 섬유를 약재로 사용한다. 한약재로 사과락(絲瓜絡)이라고 한다.

잘 익은 수세미를 쪼개어 섬유를 도려낸 뒤 땅 위 40cm 정도에서 줄기를 자른다. 아니면 신선한 수세미외 아랫꼭지를 잘라놓고 그 아래에 깔대기를 끼운 병을 받쳐 놓아도 즙이 고이는데 이것이 수세미수이다.

수세미의 섬유는 관절통·흉부통·유선염통증에 효과가 있고, 수세미수는 피부염·부종에 효과가 있다. 수세미 섬유 5g을 600cc의 물에 넣고 30분 정도 끓인 다음 하루에 세 번으로 나누어 복용한다.

● 비염·축농증·천식

수세미외는 알레르기성 비염·축농·기관지 천식을 치료하는 효과가 커서 한약재로 중요하게 사용된다. 하루에 10~12g 정도를 달여서 먹는다. 줄기도 한약재로 사용되는데, 사과등(絲瓜藤)이라고 한다. 축농증의 경우에는 잘 말린 열매(사과락)과 줄기(사과등)를 1:1의 비율로 달여 먹으면 더 좋다.

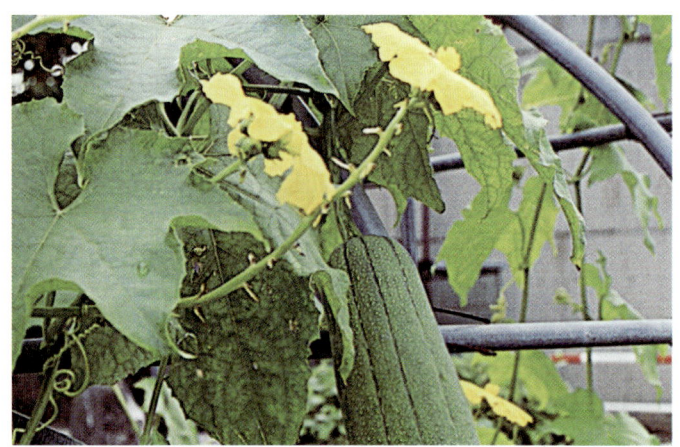

▲수세미외의 꽃

투구꽃

학명 *Aconitum jaluense kom.*   미나리아재비과
꽃피는 시기 9월 **꽃색** 보라색

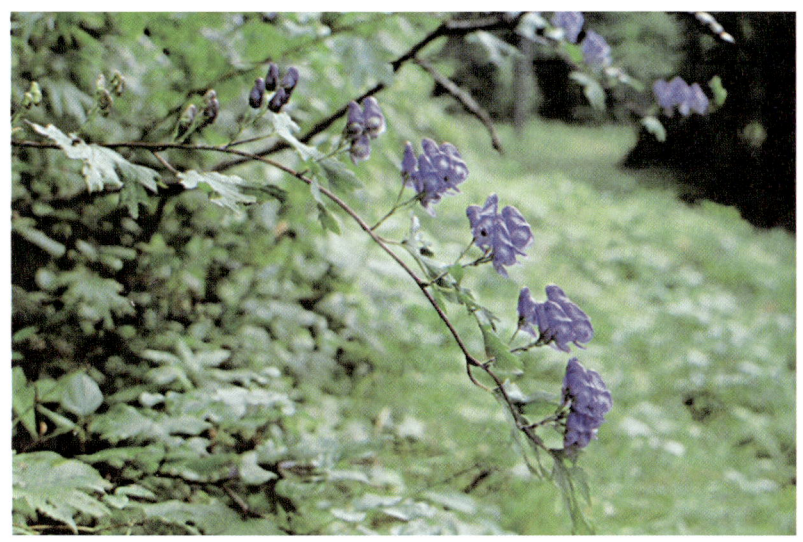

한약재 이름 초오(草烏)

♣ 생태

 미나리아재비과에 딸린 여러해살이풀로 깊은 산속에서 자라며, 키는 80cm~1m 가량이고 줄기는 곧게 자란다. 뿌리는 새발 모양이다.
 잎은 어긋나고 손바닥 모양으로 3~5개로 갈라진다. 각 갈래조각은 다시 갈라지며 위로 올라갈수록 잎이 작아진다.
 9월에 꽃줄기가 두세 개로 갈라져서 남보라 또는 보랏빛 꽃이 한데 모여핀다. 작은 꽃줄기에는 털이 난다. 꽃받침잎은 꽃잎처럼 보이며, 털이 나며 뒤쪽의 꽃잎이 고깔처럼 전체를 위에서 덮는다. 꽃잎은 2개이고 긴 대가 있으며 위쪽의 꽃받침잎 속에 들어 있다.
 뿌리는 독이 있으며, 말린 덩이뿌리는 진통제로 쓰인다.

♣ 약효

● 냉증·신경통·부종

식물 전체가 맹독(猛毒)을 가지고 있지만 한방에서 없어서는 안 될 약초이다. 잘못 사용하면 간에 심각한 손상을 입는다.

단독으로는 사용되지 않고 특정 처방에 배합해서 복용한다. 동의보감의 처방인 팔미환(八味丸)과 진무탕(眞武湯) 등에 배합된다. 기혈을 소통시키고 몸의 기운을 따뜻하게 해준다.

실제로 사용할 경우에는 독성을 최대한 약화하여 사용한다. 근경(根莖)을 알루미늄 은박지에 싸서 뜨거운 재 속에 넣어 가열처리한다. 혹은 감초와 검은콩을 삶은 물에 넣고 끓인 후 독성을 줄인다. 현재는 제약회사에서 약용으로 가능하도록 해서 나온다. 산에서 캐어 바로 복용하는 것은 절대로 금해야 한다.

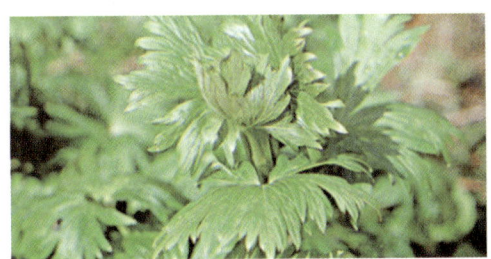

▲투구꽃의 어린잎

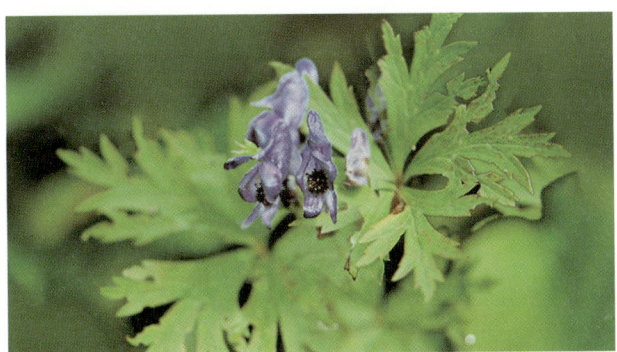

▲꽃과 잎의 모양

♣ 만일 가정요법 중에 부작용이 생기거나 증상이 악화되는 경우에는 즉시 복용을 중단하고 반드시 전문 한의사와 상의하시기 바랍니다.

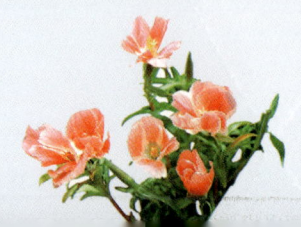

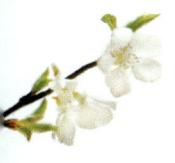

제5장

위장병에 잘듣는 약초

감자 116	머루 154
결명자 118	밤나무 156
고구마 120	배추 158
꿀풀 122	부처꽃 160
후박나무 124	산초나무 162
사과나무 126	석결명 164
생강 128	연꽃 166
알로에 130	영지버섯 168
앵두나무 132	예덕나무 170
양배추 134	이질풀 172
얼레지 136	인삼(고려인삼) 174
유자나무 138	왕고들빼기 176
치자나무 140	차나무 178
해바라기 142	참마 180
고추 144	칠엽수 182
고추냉이 146	토란 184
깽깽이풀 148	팽나무버섯 186
마늘 150	포도나무 188
말굽버섯 152	표고버섯 190

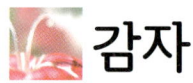 감자

학명 *Solanum tuberosum* 가지과

꽃피는 시기 6월 꽃색 흰색 · 보라색

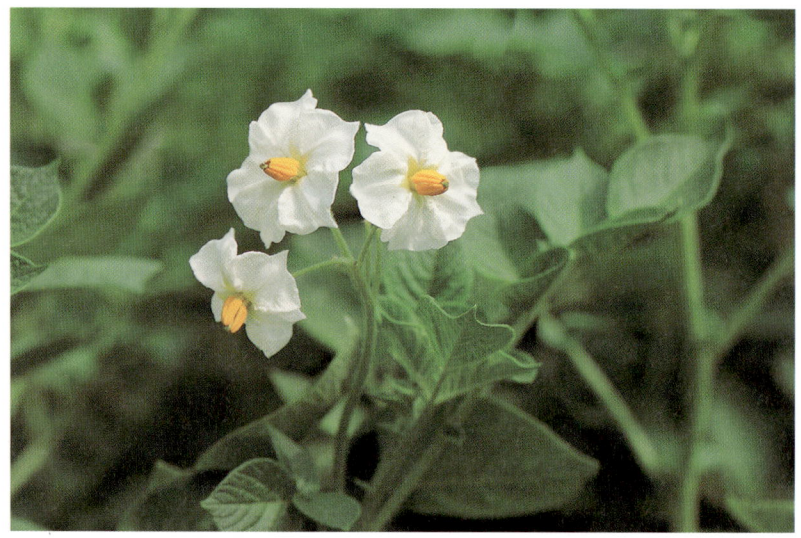

한약재 이름 마령서(馬鈴薯)

♣ 생태

가지과에 딸린 재배식물로 온대 지방에서 많이 재배하며, 원산지에서는 여러해살이풀이지만 우리나라에서는 한해살이풀이다. 키는 60cm~1m 가량이며, 잎은 어긋나고 깃 모양의 겹잎이다.

6월에 줄기 위쪽의 잎겨드랑이에서 흰색 또는 자주색 꽃이 피는데 수술은 5개, 암술은 1개이고 꽃밥은 노란색으로 암술대를 둘러싼다.

땅속줄기의 일부가 비대해져서 덩이 모양을 이룬 것을 감자라고 하는데 쪄서 먹기도 하고 당면을 만들기도 하며, 의약품이나 공업 원료로 널리 쓰인다. 덩이줄기에는 오목하게 팬 눈 자국이 나 있고, 그 자국에서는 작고 어린 싹이 돋아난다. 페루 · 칠레 등의 안데스 산맥이 원산지이다.

♣ 약효
● 위궤양 · 식욕부진 · 십이지장궤양 · 화상

약용 부위는 덩이줄기이다. 지상부가 시들었을 때 덩이줄기를 캐내어 시원한 곳에 보관하여 둔다. 식욕 부진에는 덩이줄기를 요리하여 먹어도 좋다.

위궤양 · 십이지장궤양에는 감자를 갈아서 질그릇에 넣고 물이 졸아들어 검게 된 것을 하루에 한 번 2g 정도를 복용한다. 또한 질그릇으로 졸인 상부의 것을 걷어내어 얇게 빚은 과자처럼 만든 후 건조하여 먹어도 좋다. 시판되는 감자로 만든 과자는 약효를 기대할 수 없다.

화상에는 질그릇 상부에서 걷어낸 감자를 거즈에 싸서 찜질을 한다. 감자의 싹과 줄기, 잎에는 독성이 있으므로 주의해야 한다. 삶아서 간식으로 이용하고, 굽거나 기름에 튀겨 먹기도 한다. 소주의 원료와 알코올의 원료로 사용되고, 감자 녹말은 당면 원료로 이용한다. 날감자 100g은 열량 80cal에 해당한다.

덩이줄기의 싹이 돋는 부분에는 솔라닌(Solanine)이 들어 있는데, 여기에는 독성이 있으므로 싹이 나거나 색깔이 푸르게 변한 감자는 많이 먹지 않도록 주의해야 한다.

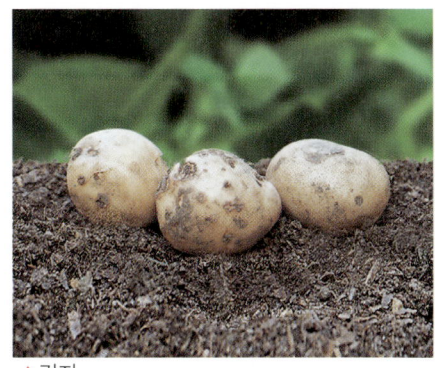
▲감자

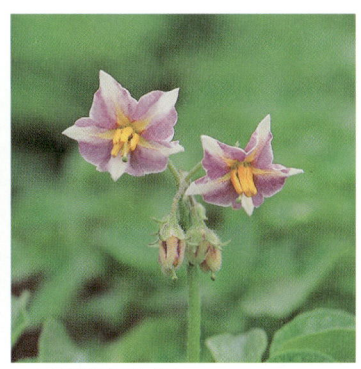
▲보랏빛의 감자꽃

결명자

학명 *Cassia tora* 콩과

꽃피는 시기 6~7월   꽃색 노란색

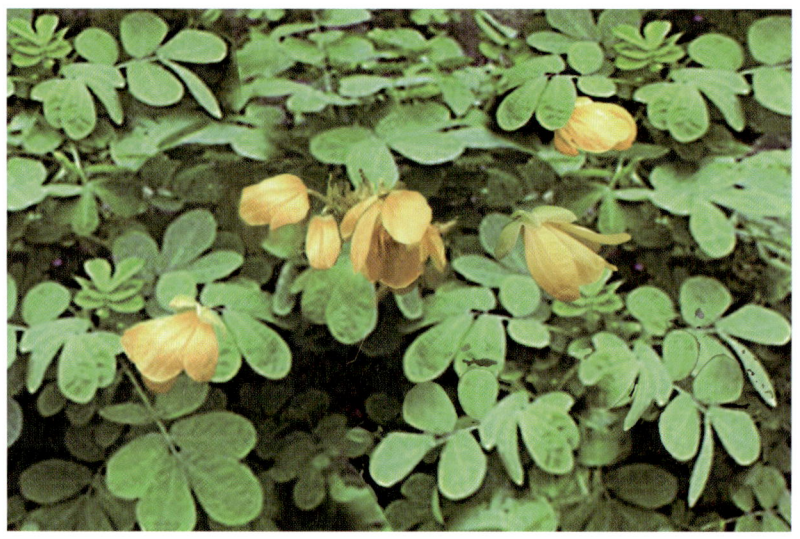

한약재 이름   결명자(決明子)

♣ 생태

북아메리카 원산의 한해살이풀로 중국에서는 아주 오래 전부터 재배하였던 식물이다. 키는 1~1.5m이다. 잎은 어긋나고 깃꼴겹잎인데 작은잎은 2~3쌍이며, 타원 모양이다.

6~7월에 잎겨드랑이에서 노란 꽃이 1~2송이가 피고, 꽃잎은 5장으로 타원형이다. 수술은 10개인데 길이가 같지 않다. 열매는 협과로 긴 기둥 모양이며 구부러지고, 길이 약 15cm 가량이며, 9~10월에 여문다. 열매 속에는 네모진 마름모꼴의 씨가 1줄로 늘어서있다.

씨는 중요한 한약재로 쓰이며, 차를 만들어 건강을 위해 보리차 대신으로 마시기도 한다.

♣ 약효
● 눈의 충혈·변비·동맥경화·자궁수축·콜레스테롤 강하

결명자(決明子)란 눈을 맑게 해주는 씨앗이라는 뜻으로 거의 재배품을 사용한다. 결명자의 약성은 달고 쓰고 짜며 찬 기운이 있다. 아주 독특한 냄새와 맛이 있으며 간의 열을 내려주므로 눈이 붓고, 충혈되고 아프며 눈물이 흐르는 증상을 치료한다.

밤눈이 어두운 야맹증에도 효과가 있으며, 대장에 열이 발생하여 생기는 변비에 좋다. 변비에 사용할 때는 많이 달이지 않는 것이 좋다. 또한 혈압을 내리고, 여성의 자궁수축작용을 하며, 성인병의 원인이 되는 콜레스테롤의 수치를 강하하고, 동맥경화 예방에도 사용한다.

5~10g을 400cc의 물에 넣고 30분 정도 끓인 후에 복용한다. 차 대신 마셔도 좋으며, 이때는 한 번 프라이팬에 볶아서 사용한다. 볶을 때는 씨앗이 튀므로 뚜껑을 덮어야 안전하다.

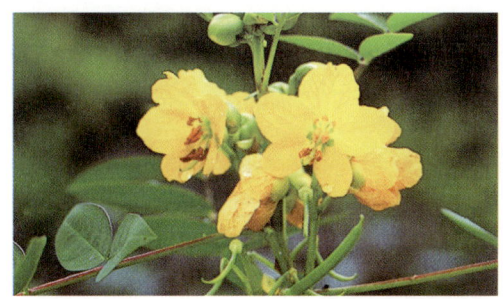
▲결명자의 꽃

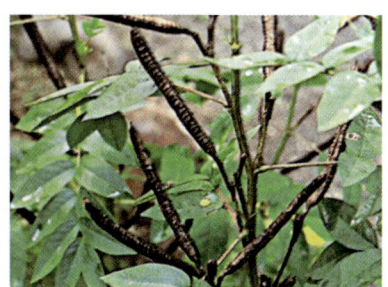
▲결명자

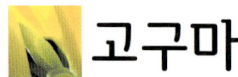 고구마

학명 *Ipomoea batatas var. edulis* 메꽃과
꽃피는 시기 7~8월 **꽃색** 흰색

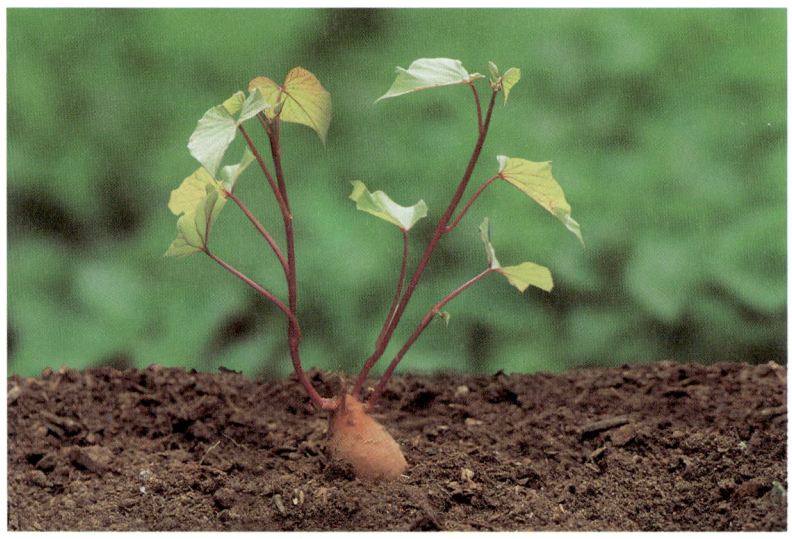

한약재 이름 감서(甘薯)

♣ 생태

　메꽃과의 여러해살이풀로 줄기는 덩굴이 되어 땅위로 길게 뻗으면서 뿌리를 내린다. 길이 약 3m이다. 잎은 어긋나며 심장 모양이고, 잎과 줄기를 자르면 즙이 나온다. 7~8월에 잎겨드랑이에서 나온 꽃자루에 나팔꽃과 비슷한 연한 홍색의 꽃이 몇 송이씩 달린다.

　열매는 삭과이며 공 모양이고, 2~4개의 흑갈색 씨가 들어 있다. 땅속뿌리의 일부가 비대해져서 덩이뿌리를 이루는데, 이를 '고구마'라 하며 전분이 많아 식용으로 사용하거나 공업용으로 쓰이고 잎과 줄기는 나물로 먹는다.

　북아메리카 중부 원산으로, 우리나라에는 조선 시대 영조 39년, 조엄이 일본에 사신으로 다녀올 때 쓰시마 섬에서 종자를 들여왔다.

♣ 약효
● 피로권태 · 식욕부진 · 변비

약용 부위는 뿌리의 일부가 비대해져서 된 덩이뿌리 즉 우리가 먹는 고구마이며, 주로 늦가을에 캔다. 피로가 빨리 오고 모든 일이 권태로울 때, 식욕이 없어 아무것도 먹고 싶지 않을 때, 변비가 있을 때 사용한다.

일반적으로 삶거나 구워서 먹고, 생으로 먹기도 한다. 위장을 따뜻하게 해주므로 몸이 냉한 사람의 변비에 좋다. 생야채를 먹어도 변비가 없어지지 않는 이유는 생야채는 몸과 위장을 냉하게 하기 때문이다. 몸이 냉한 사람은 장을 따뜻하게 하고 기운이 체하지 않도록 해야 한다.

이런 사람에게는 고구마 · 밤 · 감자 · 옥수수 등이 좋다. 고구마를 먹으면 명치 언저리가 아픈 사람은 생강을 넣고 삶아서 먹으면 된다. 또한 허약한 체질 때문에 빨리 피곤해지는 어린이에게 아주 좋은 식품이다.

고구마는 밥보다 칼로리가 적어 다이어트 식품으로 쓰이며, 피부 미용과 노화 방지에 효과가 있다. 또한 위암과 폐암 · 고혈압을 예방해준다.

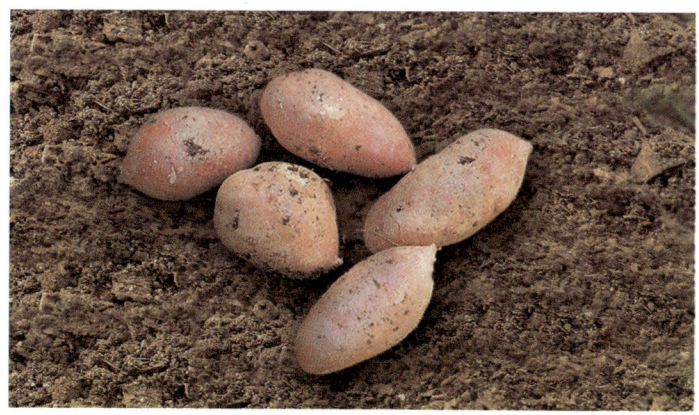
▲ 고구마

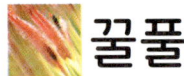 # 꿀풀

학명 *Prunella vulgaris var. lilacina Nakai* 꿀풀과
꽃피는 시기 5~7월 꽃색 보라색

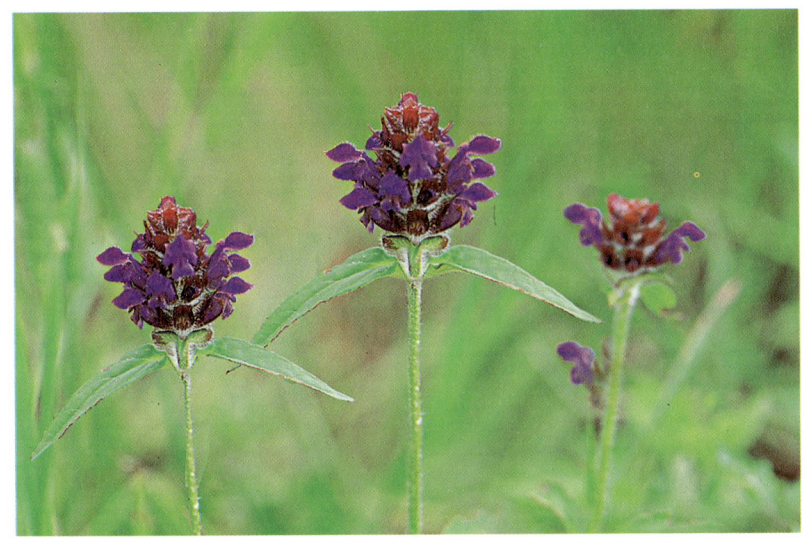

한약재 이름 하고초(夏枯草)

♣ 생태

산과 들의 양지바른 곳에 흔히 나는 꿀풀과의 여러해살이풀로 높이는 20~30cm 가량이다.

줄기는 모가 졌으며 전체에 잔털이 있고, 꽃이 진 다음에 밑에서 곁가지가 나온다. 잎은 마주나고 잎자루가 있으며 길둥근 모양으로 끝이 뾰족하고 가장자리에는 톱니가 있다. 5~7월에 줄기 끝에서 짧은 원기둥 모양의 자줏빛 꽃이삭이 달린다. 여러 개의 씨방으로 이루어진 열매는 익으면 세로줄을 따라 벌어진다. 어린순은 나물로 먹으며 꽃은 이뇨제로 쓰인다.

한약재로 하고초(夏枯草)라 하는데, 여름이 되면 시들고 말라간다고 해서 붙여진 이름이다.

♣ 약효
● 해열 · 해독 · 소염 · 이뇨

한방에서는 해열 · 해독 · 이뇨 · 소염작용을 이용하여 약용한다. 약재는 꽃이삭 부위나 전초를 활용한다. 동물실험 결과 혈압을 떨어뜨리는 작용을 하는 것으로 밝혀졌고, 이뇨 · 소염 작용이 있어서 방광염에도 활용한다. 꿀풀은 하고초산(夏枯草散)이라는 처방에 들어가는 주된 약재로 목 · 겨드랑이 · 사타구니의 임파결절을 푸는 데 탁월한 효과가 있다.

꽃이삭을 채집하여 5~10%의 탕을 만들어 방광염 등에 사용한다. 하루에 100~150cc를 식후에 복용한다. 비임균성(非淋菌性) 요도염 · 임신 부종 등에도 사용된다.

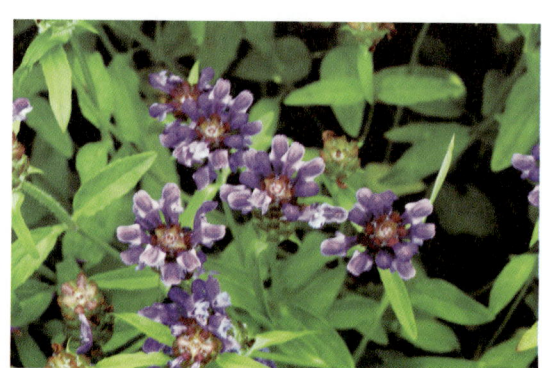
▲꿀풀의 꽃

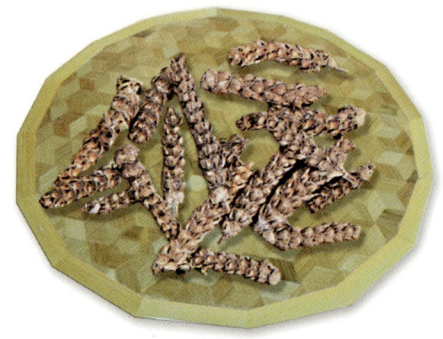
▲꿀풀 꽃이삭의 약재

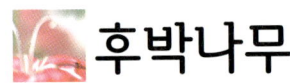 후박나무

학명 *Machilus thunbergii*   녹나무과

꽃피는 시기 5~6월   꽃색 황록색

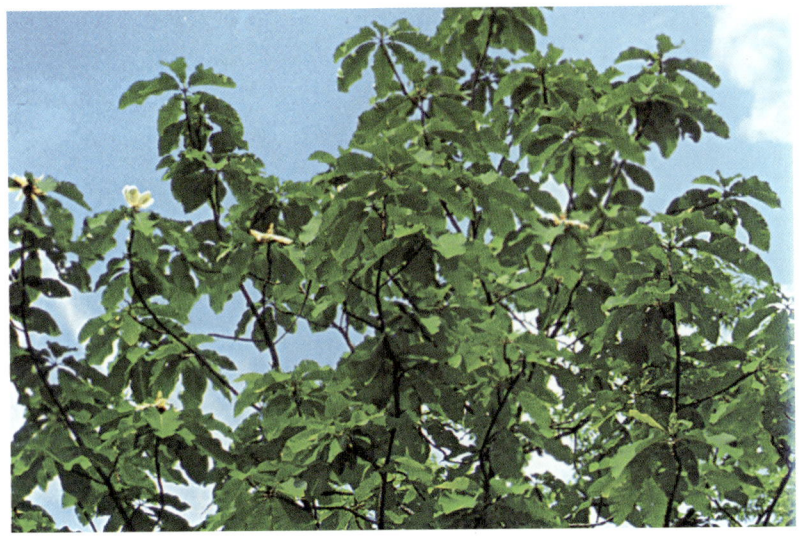

한약재 이름   후박(厚朴)

♣ 생태

녹나무과 늘푸른큰키나무로 바닷가의 산기슭에서 자란다. 키는 20m 정도이며 나무껍질은 갈색으로 껍질눈이 있으며 어린가지는 녹색을 띤다.

나무가 오래 되면 나무껍질이 비늘조각처럼 떨어진다. 잎은 어긋나는데, 가지 끝에서는 돌려난 것처럼 보이며 긴 타원형으로 가장자리는 밋밋하다. 잎의 표면은 녹색이고 두꺼우며 양면에 털이 없다.

꽃은 양성화로 5~6월에 잎겨드랑이에서 원뿔 모양의 꽃차례로 황록색의 꽃이 핀다. 열매는 장과로 둥글고 이듬해 7~9월에 흑자색으로 익는다.

원산지는 우리나라이고, 울릉도와 남부지방의 바닷가 산기슭에서 자란다. 추위에 약하지만 내조성이 강하여 비옥한 해안 지방에서 잘 생육한다.

♣ 약효
● 과식·복통·복부팽만·설사·변비·기침

약용 부위는 나무껍질이다. 나무껍질은 후박(厚朴)이라고 하며, 한약재로 사용한다. 6~8월에 나무껍질을 채취하여 가늘게 잘라서 햇볕에서 건조하며, 과식해서 속이 거북하거나 복통이 있을 때 또는 설사·변비·기침에 잘듣는 약초이다. 명치 끝이 답답하고 트림이 자주 날 때도 좋다. 나무껍질 2~3g을 400cc의 물에 넣고 20분 정도 끓인 후에 하루에 세 번으로 나누어 복용한다.

꽃봉오리도 같은 방법으로 사용한다. 또한 긴 원통 모양의 집합과(集合果)는 민간에서 부종에 사용하고 있다. 하루 건조한 집합과 1개를 600cc의 물에 넣고 30분 정도 끓인 다음 하루에 세 번으로 나누어 복용한다. 한방에서는 평위산(平胃散)이란 처방에 들어가 대표적인 소화제로 사용되지만, 위무력증이나 위하수, 비위가 너무 약한 경우에는 주의한다.

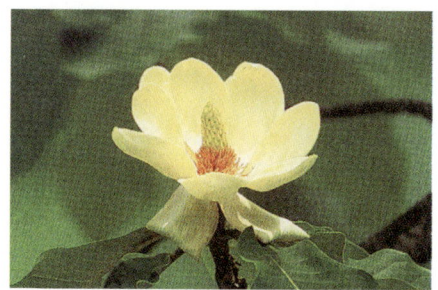
▲후박나무의 꽃

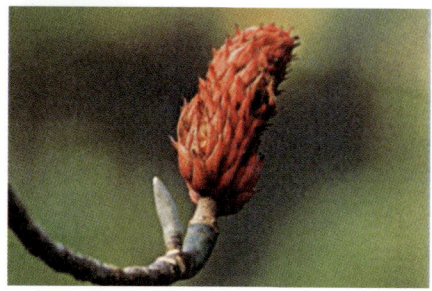
▲후박나무의 집합과

사과나무

학명 *Malus pumlfa var. domestica* 장미과
꽃피는 시기 4~5월   꽃색 흰색

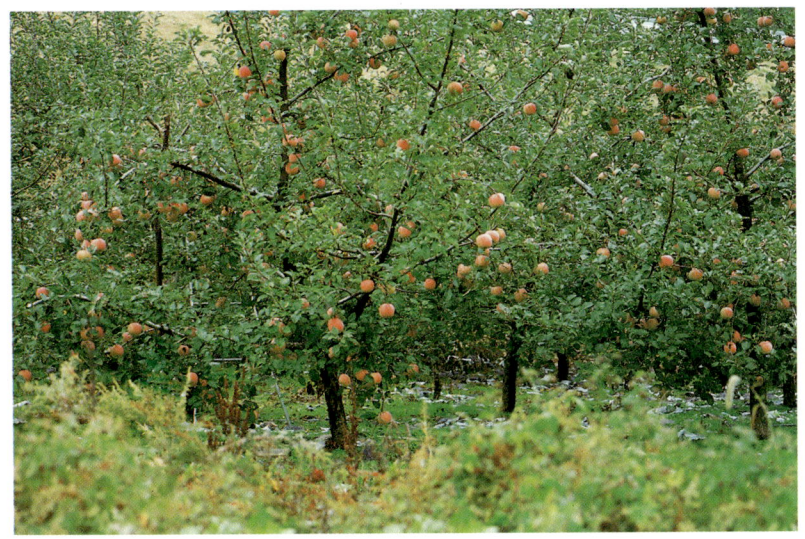

한약재 이름 임금(林檎)

♣ 생태

장미과에 딸린 갈잎큰키나무로 약간 차고 건조한 곳에서 잘 자란다. 키는 6~10m에 이르며, 작은 가지는 처음에는 털이 있고 자줏빛이 돈다.

잎은 어긋나며, 끝이 뾰족한 타원형이고 가장자리에는 얕고 둔한 톱니가 있다. 어린잎은 잔털로 덮여 있지만 곧 없어지며 윗면은 짙은 녹색인데 뒷면에는 털이 있다. 잎자루는 길이 2~3cm이며 턱잎은 일찍 떨어진다.

4~5월에 가지 끝 잎겨드랑이에서 다섯잎 흰꽃이 잎과 함께 우산 모양의 꽃차례로 한데 모여 피는데 불그레한 꽃봉오리가 활짝 피면 하얗게 가지 위에 흩어진다. 열매인 사과는 8~9월에 익어 간다. 사과는 비타민 C가 많이 들어 있고, 빛깔도 붉은색·노란색·연두색 등 여러 가지가 있다. 꽃말은 '유혹'이다.

♣ 약효
● 식욕부진 · 설사 · 땀띠 · 심장마비 · 뇌졸중 · 암

열매인 사과와 잎을 약재로 한다. 사과는 식욕부진과 설사에 좋으며, 잎은 땀띠에 잘 듣는다.

하루에 한 개 정도를 주스로 만들어 먹는다. 하루에 한 개의 사과를 꾸준히 먹으면 10% 정도의 수명이 연장된다는 연구 결과도 있다. 또한 심장마비 · 시력 · 관절 · 암 · 치매 · 당뇨병에도 효과가 있다고 알려져 있다.

사과의 식이섬유는 몸에 해로운 성분을 밖으로 내보내고, 유익한 콜레스테롤을 증가시켜 동맥경화를 예방한다. 또한 고혈압을 예방해 주고, 변비를 치료하며 소화를 도와 준다.

사과는 저열량이기 때문에 비만을 막아 주는 역할도 한다. 각종 암과 감기 및 독감을 예방해준다. 어린이들은 나이에 따라 가감한다. 잎은 건조하여 50g 정도를 욕탕 재료로 사용한다.

아침에 먹는 사과는 황금이고, 밤에 먹는 사과는 독이라는 말이 있는데 밤에 특히 빈 속에 사과를 먹으면 사과산이 위벽을 자극하기 때문이다. 따라서 위산과다인 경우에는 특히 주의한다.

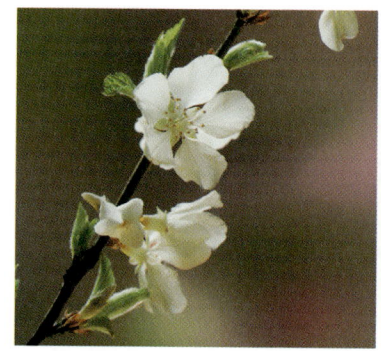
▲사과나무의 꽃

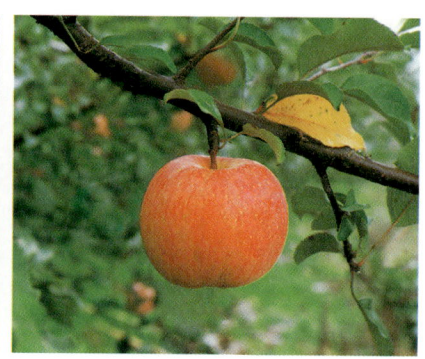
▲사과

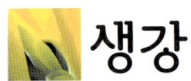 # 생강

학명 *Zingiber officinale*　**생강과**

꽃피는 시기 6월　**꽃색** 황록색

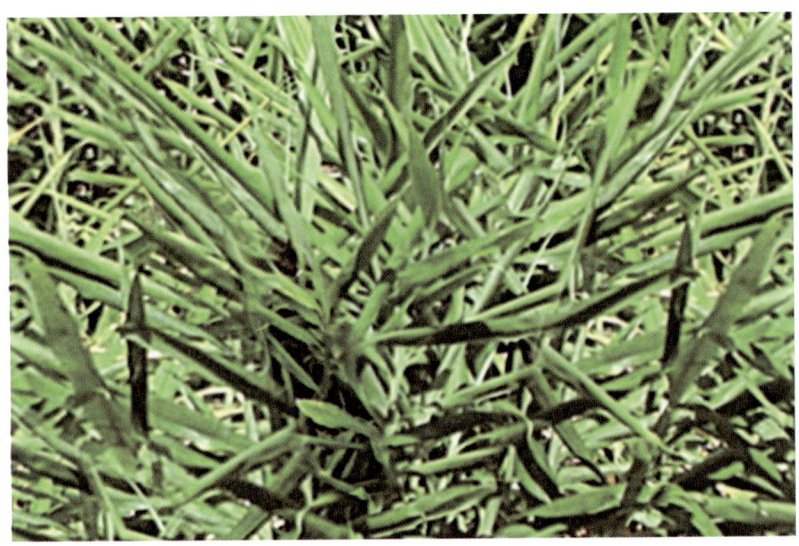

한약재 이름 생강(生薑, 생것), 건강(乾薑, 말린것)

♣ 생태

생강과에 딸린 여러해살이풀로 동남아시아가 원산지이고 채소로 재배한다. 키는 30~50cm이고, 굵은 뿌리줄기는 옆으로 자라며 살이 많고 연한 황색으로서 맵고 향기가 있다.

잎은 양끝이 뾰족한 칼 모양이다. 보통은 꽃이 피지 않지만 따뜻한 곳에서는 땅속줄기에서 20cm 가량의 꽃줄기가 나와 황록색의 잔꽃이 이삭꽃차례로 모여 핀다. 땅속줄기는 누른색인데 맛이 맵고 시고 향기가 좋아 빵·과자·카레·소스·피클 등에 향신료로 사용하며 위장약으로 쓰이기도 한다.

한국에서는 《고려사》에 있는 생강에 대한 기록으로 보아 고려 시대 이전부터 재배했으리라 추정하고 있다.

♣ 약효
● 식욕부진 · 오심(惡心) · 구토 · 딸꾹질 · 감기 · 만성기침

덩이줄기를 약재로 사용한다. 생강 1~2g을 갈아서 탕을 만든 후 하루에 세 번으로 나누어 복용한다.

한기를 동반한 감기에는 생강탕에 파를 넣어 맛을 내어 복용한다. 그러면 땀이 나면서 감기증상이 좋아진다. 위장에 열이 있는 사람은 삼가는 것이 좋다. 차조기 잎 등을 넣고 열탕을 끓이고, 따뜻할 때에 복용한다.

《동의보감》에는 「생강은 몸의 냉증을 없애고 소화를 도와주며 구토를 치료한다」고 기록되어 있다. 말린 생강을 건강(乾薑)이라고 하는데, 생강의 기운이 더욱 강하다. 또한 뇌경색과 심근경색 · 고혈압을 예방하고 치료한다는 것을 덴마크의 스리바스타바 박사가 연구 보고한 바가 있다.

심혈관이 약한 사람에게도 효과가 있으며, 노화를 방지하고 여러 가지 질병을 예방할 수 있다. 그러나 생강은 혈관을 확장하는 작용이 있으므로 너무 많이 섭취하지 말아야 한다. 특히 십이지장궤양 · 치질 환자는 익혀서 먹고, 소량만 섭취해야 한다. 위가 약한 사람은 생강차에 밤꿀을 타먹으면 위에 자극을 줄여 주고, 밤꿀의 영양분도 섭취할 수 있어 좋다.

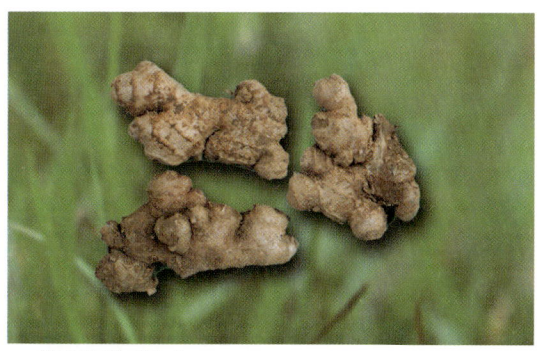

▲생강의 뿌리줄기

알로에

학명 *Aloe arborescens*　**백합과**
꽃피는 시기 7~8월　**꽃색** 주황색

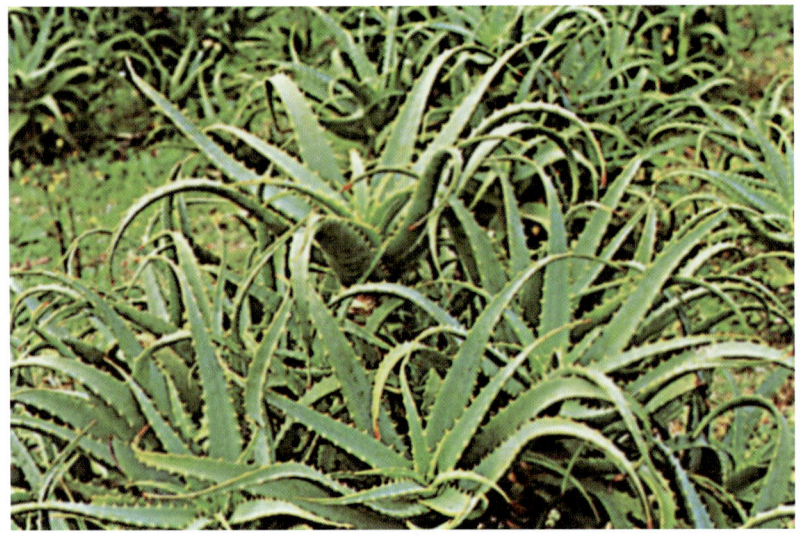

한약재 이름　노회(蘆薈, 말린것)

♣ 생태

알로에속(Aloe)에 딸린 관엽식물로 식물 전체를 가리키거나 그 한 종을 이르는 용어이다. 아프리카가 원산지로 세계에 약 300종이 있다.

잎은 뿌리에서 모여나고 줄기에서도 달리며 어긋나고 반원 기둥 모양이며 잎 가장자리에 날카로운 가시가 있다. 밑 부분은 넓어서 줄기를 감싸며 옆으로 퍼진다.

꽃은 여름에 오렌지색으로 피고 긴 꽃대에 여러 개의 꽃이 어긋나게 붙어서 아래에서 위로 피어 올라간다. 꽃덮이는 6개이고, 수술도 6개이며, 암술은 1개이다. 열매는 삭과이며 3개로 갈라진다. 알로에란 아라비아어로 '맛이 쓰다'는 뜻이다.

♣ 약효
● 변비·위통·위염·화상

알로에는 약성이 순하고 독성이 없어 그 액을 바르거나 먹어도 부작용이 없다. 건조한 잎 1~2g을 큰 찻사발에 넣고 탕을 만든 후 하루에 세 번으로 나누어 복용한다. 또는 알로에 생잎을 1~2cm로 잘라 껍질을 벗기고 그대로 먹어도 좋다.

얼굴에 생긴 기미에는 알로에의 생즙을 유액에 섞어 바른다. 액이 마르면 하루 몇 번씩 다시 바르기를 반복하면 효과가 있다. 알로에의 생즙을 장복하면 몸이 날씬해지고 검은 살결도 하얗게 된다. 알로에는 화장품 대용으로도 쓸 수 있다. 잎의 껍질을 벗기고 즙을 짜서 얼굴에 바르면 그 자체로 좋은 미용제가 된다. 그리고 화장수에 알로에 생즙을 3분의 1 가량 섞어서 사용하면 알로에 화장품이 된다. 피부가 헐었을 때는 알로에를 으깨어 그 생즙을 환부에 바르면 아주 잘 듣는다. 눈다래끼는 잎을 깨끗이 씻은 다음 작게 잘라 껍질을 눈 위에 붙이면 잘 낫는다. 눈의 충혈에도 좋다. 위장의 열을 내리게 하여 염증을 치료하는 약초이므로 위장이 냉한 사람이 복용하면 복통과 위통을 일으키는 경우가 있으므로 주의해야 한다. 임산부는 복용하지 않는다.

간혹 알로에 껍질에 알레르기 반응으로 보이는 경우가 있는데, 이는 껍질 속의 '알로인'이라는 성분 때문이다.

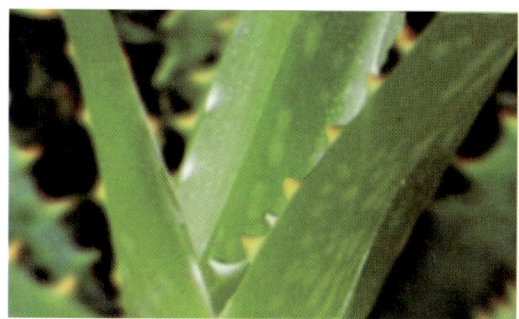
▲알로에의 잎

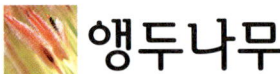 # 앵두나무

학명 *Prunus tomentosa* 장미과

꽃피는 시기 4월   꽃색 연분홍색

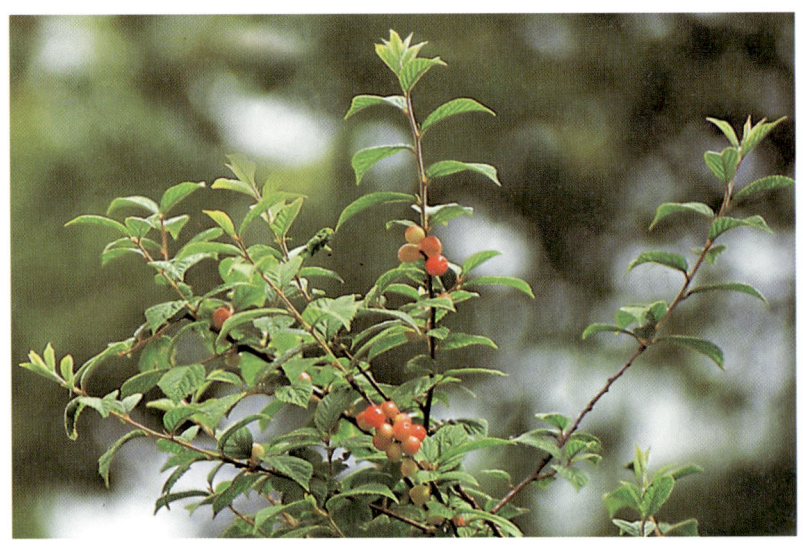

한약재 이름   앵도(櫻桃)

♣ 생태

장미과의 갈잎떨기나무로 원산지는 중국이다. 인가 주변의 산지에서 자라며, 뜰에 심어 가꾸기도 한다.

키는 3m에 이르고 가지가 많이 갈라지며, 나무 껍질이 검은빛을 띤 갈색이고, 어린 가지에는 잔털이 많이 난다. 잎은 어긋나며, 5~7cm로 끝이 뾰족한 타원 모양이고 가장자리에는 톱니가 있다. 잎 표면에는 잔털이 있고 뒷면에는 털이 빽빽이 나 있다.

꽃은 4월에 잎이 나오기 전에 1.5~2cm의 흰색 또는 연분홍빛 다섯잎꽃이 잎의 아귀에서 1~2개씩 달린다. 작은 구슬 모양의 빨간 열매는 6월에 익으며 단맛이 난다.

♣ 약효
● 피로 · 식욕부진 · 설사

열매인 앵두를 약용으로 한다. 5~6월에 앵두를 따서 햇볕에서 건조한다. 3~5g을 400cc의 물에 넣고 30분 정도 끓인 다음 하루에 세 번으로 나누어 복용한다.

앵두에는 탄수화물 · 칼슘 · 인 · 칼륨 · 비타민A, C 등이 함유되어 있어 앵두즙을 장복하면 얼굴빛이 윤택지고 여성의 미용에 좋다. 또한 체내의 신진대사를 원활하게 하여 만성적인 피로 때문에 힘들어 하는 사람에게 효능이 있다.

항균력이 뛰어나 여성의 피부질환에 좋고, 피부노화도 방지해준다. 또한 칼륨 성분이 있어 스트레스를 해소하는 데 큰 도움이 된다. 남성에게는 특히 정장 효과가 있고, 폐 기능을 도와 감기와 가래를 치료해준다. 앵두씨는 기침과 변비 약재로 쓴다.

생과실 1kg을 35도의 백주에 1.8ℓ를 넣고 앵두주를 담가서 식전에 20cc씩 마시면 설사로 인해 피로감을 느끼고, 식욕이 없는 사람에게 효과가 있다. 위장에 열이 있는 사람은 복용하지 않는다.

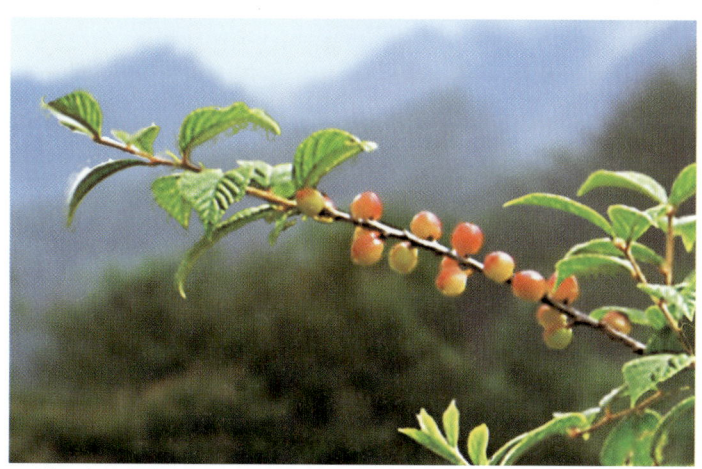

▲앵두나무의 열매

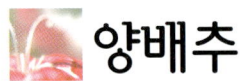 # 양배추

학명 *Brassica oleracea var. capitata*　**십자화과**
꽃피는 시기 5~6월　**꽃색** 연노랑색

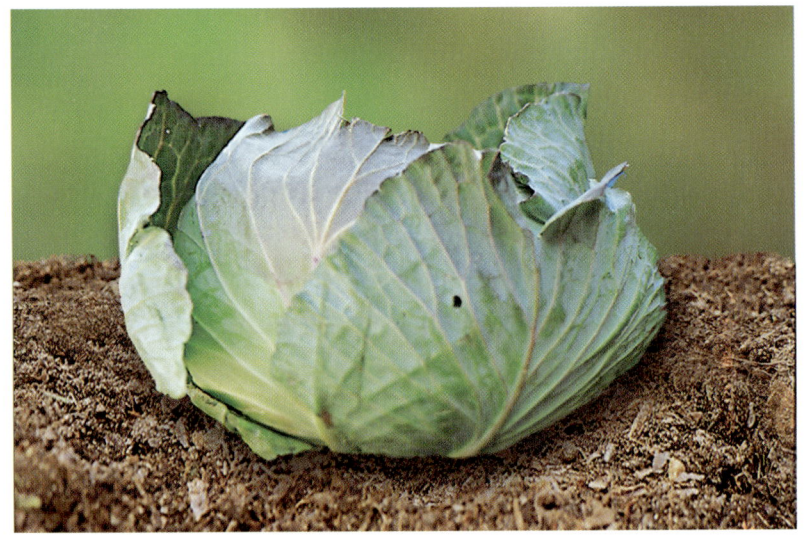

한약재 이름　권심채(卷心菜), 단백채(丹白菜), 연백채(蓮白菜), 포채(包菜)

♣ **생태**

　십자화과에 딸린 한해살이 또는 두해살이풀로 지중해 연안과 소아시아가 원산지이다. 잎은 두껍고 매끄러우며 가장자리에 불규칙한 톱니가 있고 서로 포개져서 공처럼 둥글고 단단하게 된다.
　5~6월에 2년 된 뿌리에서 꽃줄기가 자라 그 끝에 많은 연노란색 네잎 꽃이 아래에서 위로 피어 올라간다.
　김치를 담그거나 샐러드를 만들기도 하며, 찌거나 삶아서 쌈을 싸 먹기도 한다. 열매는 각과이고 짧은 원기둥 모양이며 비스듬히 선다. 양배추의 즙은 위장약으로 쓰이고, 입안이 헐었을 때 물에 타서 마시면 효과가 있다.

♣ 약효
● 위궤양·변비·요통·근육통

줄기와 잎을 약재로 쓴다. 스트레스와 불규칙한 식생활로 위장 장애를 일으키거나 너무 맵고 짠 음식을 먹고, 과도한 다이어트·과음·흡연 또한 위를 상하게 한다. 양배추는 위장 장애를 예방하거나 치료하는데 매우 효과적이다. 특히 식이섬유 부족에 의한 변비에 탁월하다.

스탠포드대학의 체니 박사는 위궤양 환자에게 3주 동안 매일 양배추 생즙 950cc를 섭취하게 한 결과, 대부분의 환자가 완치되는 놀라운 효능을 보였다. 양배추는 상처 난 위벽을 보호해주고, 위궤양을 억제한다. 또한 암과 동맥경화를 예방한다. 노화를 방지하고 체내의 독성을 풀어주며 면역 기능도 가지고 있다.

양배추를 살짝 데쳐서 쌈을 싸 먹으면 영양가가 손실되지 않는다. 변비에는 2~3cm 정도로 잘라 참기름과 간장을 넣고 먹는다. 요통과 근육통에는 잎을 불에 약간 구워 2~3매를 겹쳐 붙인다.

8세기 초의 중국 의서인 《본초습유》에는 「골수와 근육·뼈에 활기를 불어넣고, 오장육부의 기능을 활발하게 하여 관절·귀·목의 기능을 조정하고 위의 기능을 돕는다」고 쓰여 있다.

값도 싸고 어디서나 구할 수 있는 양배추는 여러 가지 신체의 기능을 조정하는 기능을 가진 귀중한 야채이다. 생으로 먹어도 좋고, 약간 굽거나 삶아서 사용해도 좋다.

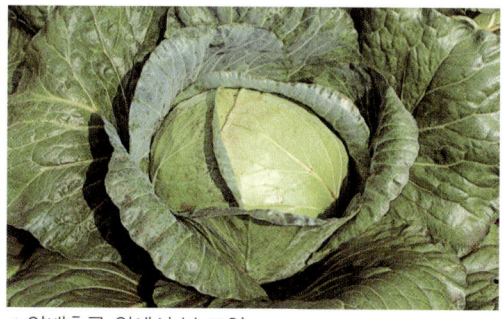
▲양배추를 위에서 본 모양

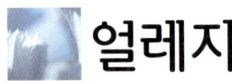 # 얼레지

학명 *Erythronium japonicum*　백합과
꽃피는 시기 3~5월　**꽃색** 보라색 · 흰색

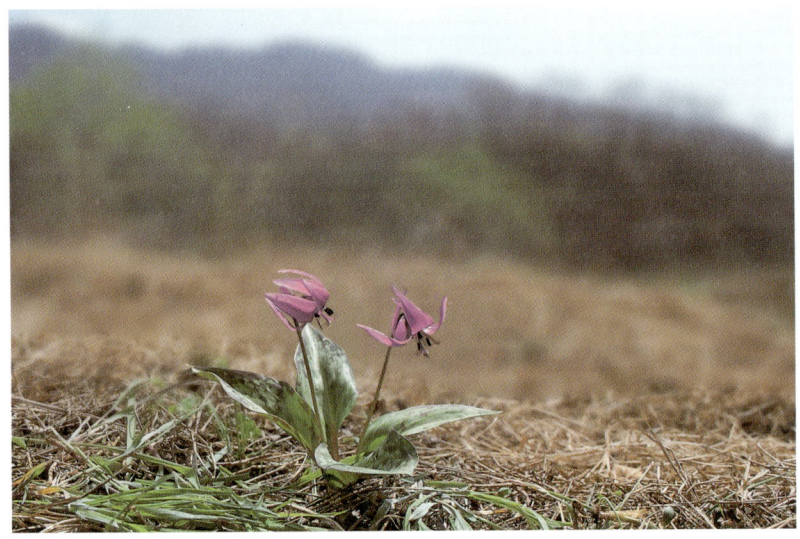

한약재 이름　차전엽산자고(車前葉山慈姑)

♣ 생태

백합과의 여러해살이풀로 고산지대의 볕이 잘 드는 숲속에서 무리지어 자란다. 특히 우리나라의 광덕산에는 5월이 되면 온 산이 분홍빛으로 물들어 장관을 이룬다.

땅속에 비늘줄기가 있다. 꽃줄기의 높이는 20~30cm이며 잎은 두 장이 마주나는데 녹색 바탕에 자줏빛 무늬가 있으나 없는 것도 있다.

3~5월에 한 송이의 분홍빛 여섯잎꽃이 핀다. 길이는 6~12cm이고 너비는 2.5~5cm이다. 17~20℃가 되면 꽃잎이 달리고 25℃ 이상이 되면 꽃잎이 완전히 뒤로 젖혀진다.

어린잎은 나물로 먹으며, 알뿌리는 약재로 쓰인다.

♣ 약효
● 콩팥 · 위장병 · 건위 · 이질

비늘줄기를 약재로 쓴다. 약재명으로는 차전엽산자고(車前葉山慈姑)라고 한다. 과거 산자고(까치무릇) 대신 약용으로 사용하기도 했다.

5~6월경에 얼레지의 비늘줄기를 캐내어 껍질을 벗기고 으깨어 목면으로 싸서 깨끗이 씻은 다음 건조한다. 건조시킨 얼레지에는 양질의 전분이 약 40~50% 함유되어 있는데, 수확량이 적어 현재 시판되고 있는 얼레지는 감자 전분인 것이 많다.

얼레지는 몸의 영양을 도와주는 자양강장제로 널리 알려져 있으며, 콩팥과 위장병 · 이질 등에 효험이 있고, 장복하면 위장을 보호하고 튼튼하게 해준다. 강심 · 해열 · 해독 작용도 있다.

환자의 영양식으로도 사용하는데, 약 10배의 물을 붓고 잘 섞으면서 가열한다. 보통 소량의 설탕을 넣어 복용한다. 또한 비타민제를 더하고 철분을 포함한 약재를 첨가하여 복용하기도 한다. 한꺼번에 너무 많이 먹으면 복통을 일으킬 수 있으므로 주의한다.

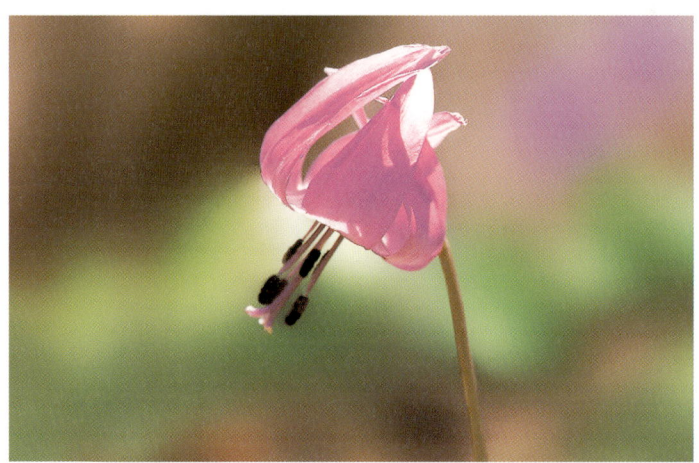

▲얼레지의 아름다운 자태

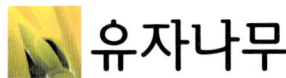 유자나무

학명 *Citrus junos* 운향과
꽃피는 시기 5~6월 꽃색 흰색

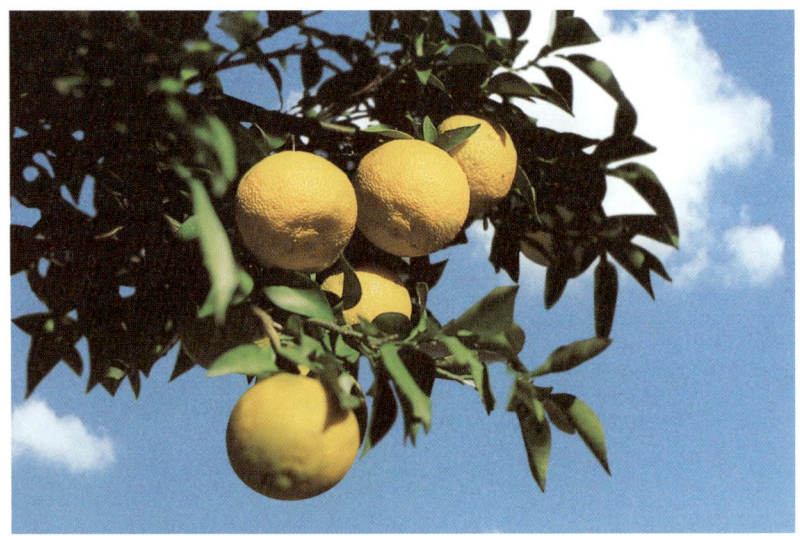

한약재 이름 유자(柚子)

♣ 생태

운향과에 딸린 늘푸른떨기나무로 남부지방에서 흔히 심고 있는 나무로 귤나무속 식물들 가운데 내한성이 가장 뛰어나다. 키는 2~4m에 이르고, 가지에는 뾰족한 가시가 있다. 잎은 어긋나고 긴 타원 모양으로 가장자리에 둔한 톱니가 있으며 잎자루에 넓은 날개가 있다. 5~6월에 잎겨드랑이에서 희고 작은 다섯잎 꽃이 한 송이씩 핀다.

열매인 유자는 지름 4~7cm로 껍질이 울퉁불퉁하며 9~10월에 노란색으로 익고, 향기가 매우 좋으며 껍질이 두꺼워 껍질과 함께 열매를 잘게 썰어 설탕으로 재워 차로 마시면 추위를 잘 이길 수 있다. 열매는 조미료로 사용한다.

꽃말은 '기쁜 소식'이다.

♣ 약효
● 오심·구토·숙취·물고기와 게의 중독

약재로 사용하는 것은 과실과 과실의 껍질이다. 11~12월에 과실을 채집하여 시원한 곳에 보관한다. 그리고 둥글고 얇게 썰어 햇볕에서 건조한다.

유자 2~3g을 400cc의 물에 넣고 20분 정도 끓인 후 하루에 세 번으로 나누어 복용한다. 또한 과일 껍질을 가늘게 잘라서 찻사발에 넣고 탕을 만들어 하루에 세 번으로 나누어 마신다. 향기가 좋아 요리의 향료로 사용하기도 한다.

중국의 의서인 《본초강목》에는 「몸이 가벼워지고 수명이 길어진다」고 기록하고 있으며, 《동의보감》에는 「술독을 풀어 주고 술냄새를 없애 준다」고 쓰여 있다.

유자는 예로부터 피로회복에 좋은 과실로 알려져 있다. 유자와 식초로 소스를 만들어 샐러드드레싱이나 무침 요리에 사용하면 입맛을 돋워줄 뿐 아니라 피로도 함께 풀어준다. 동짓날에 유자를 끓인 물에 넣고 따뜻해졌을 때 탕에 들어가 목욕을 하면 1년 내내 감기에 걸리지 않는다는 옛말이 있다. 가벼운 감기 증상으로 한기가 들 때는 따뜻한 유자차가 많은 도움이 된다. 이때 목이 아픈 증상이 있으면 도라지를 4g 정도 넣어 끓이면 좋다.

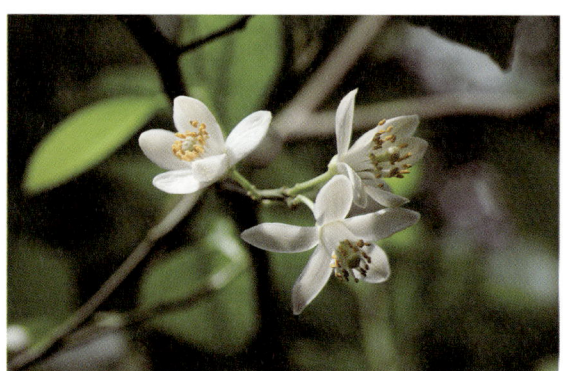

▲유자나무의 꽃

치자나무

학명 *Gardenia jasminoides* 꼭두서니과
꽃피는 시기 6~7월 **꽃색** 흰색

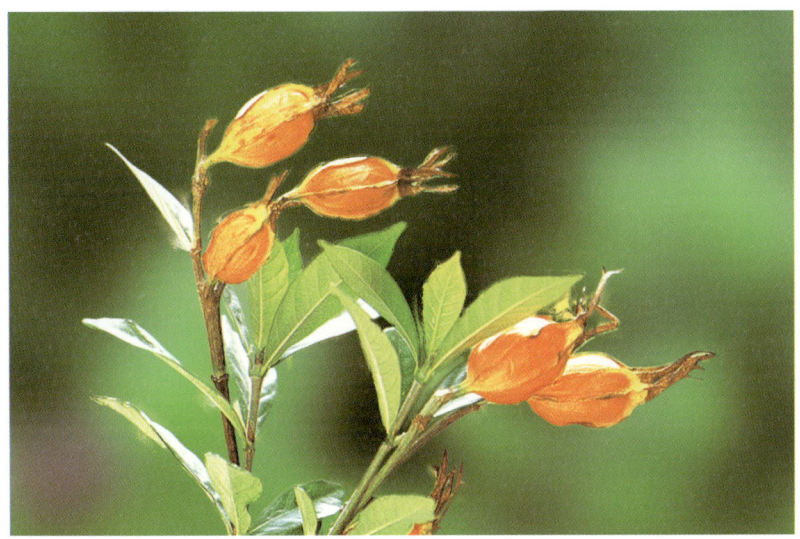

한약재 이름 치자(梔子)

♣ 생태

꼭두서니과의 늘푸른떨기나무로 남해안 부근에서 자란다. 키는 2~3m이며 잎은 마주나며, 끝이 뾰족한 긴 타원 모양이다.

잎은 마주나거나 3개의 잎이 돌려나며 넓은 칼 모양이다. 길이는 3~10cm로 표면에는 윤기가 있고 양면에 털이 없으며 가장자리는 밋밋하다.

6~7월에 잎겨드랑이나 가지 끝에서 향기 있는 흰 꽃이 한 송이씩 피며 꽃잎은 6~7개이고 꽃받침은 끝이 6~7개로 갈라진다.

열매는 9월에 꽃받침에 싸인 채 주황색으로 익어 간다. 열매는 치자라 하고 한약재로 많이 이용되며, 노란색 물감과 이뇨제로도 쓰인다.

♣ 약효
● 위염·눈의 충혈·출혈·타박상·삔 데

약재로 쓰는 부위는 열매인 치자이며, 여름에 치자를 따서 햇볕에서 말린다. 치자 2~3g을 400cc의 물에 넣고 30분 정도 끓인 후 하루에 세 번으로 나누어 복용한다. 타박상이나 발목 등 관절을 삔 데는 치자가루 20g, 대황가루 20g을 밀가루 40g과 섞어 물로 반죽을 한 후 문제가 있는 손상부위에 적당한 크기로 펴서 직접 붙이고 그 위에 비닐을 덮고 다시 압박붕대로 감아서 하룻밤 지나면 피멍도 잘 빠지고 붓기나 통증도 가라앉아 많은 효과가 있다.

치자 열매는 장을 깨끗하게 하고, 피로회복·황달·토혈·건위·이뇨·해열·감기·불면증·식욕증진 등에 효과가 있다. 특히 심장의 화(火)를 내리는 효과가 탁월하다. 마음이 불안할 때나 불면증·갱년기 장애가 생기면 건조한 치자 1개를 으깨어 뜨거운 물에 넣고 우러난 물을 마신다.

항문출혈에는 치자를 불에 태워 가루로 만들어 1회에 4g씩 복용한다. 특히 술독으로 혈변이 반복되는 데 아주 좋다. 알약으로 만들어 복용할 수도 있다. 치자가루를 꿀로 반죽하여 2g 정도의 환으로 만들어 1회에 3알씩 1일 3회 공복에 따뜻한 물로 복용한다.

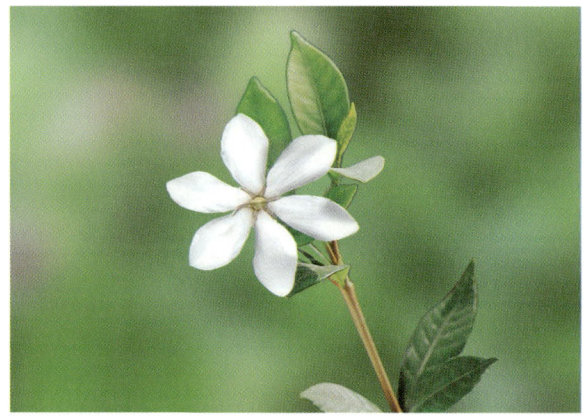
▲치자나무의 꽃

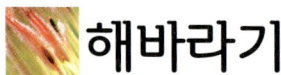 # 해바라기

학명 *Helianthus annuus*　국화과

꽃피는 시기 7~9월　꽃색 노란색

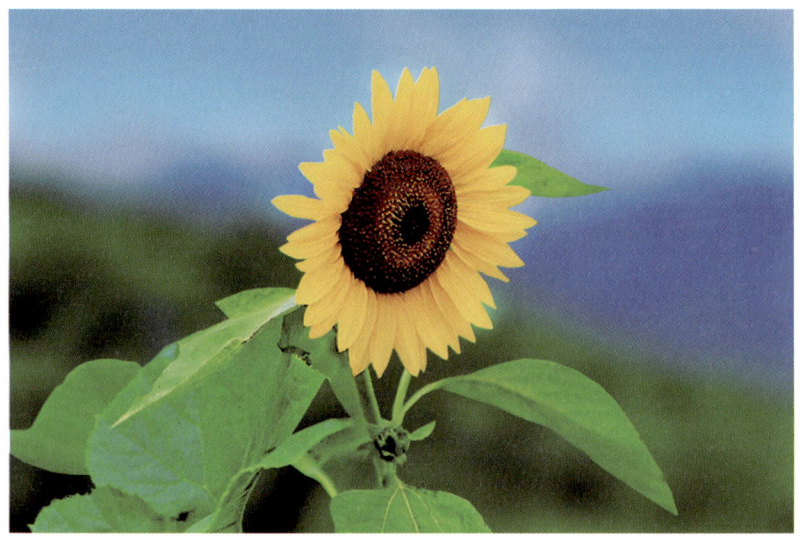

♣ 생태

국화과에 딸린 한해살이풀로, 미국의 텍사스·미네소타 주 등이 원산지인데, 해처럼 둥글며 해를 따라 돈다 하여 해바라기라고 부른다. 그러나 어릴 때는 해를 따라 돌지만 씨가 익기 시작하여 머리가 무거워지면 해를 따라 돌지 않는다.

키는 2~3m 가량이며 줄기에 잘고 강한 털이 있다. 잎은 어긋나고 끝이 뾰족한 타원 모양인데, 길이가 20~30cm로 크고 가장자리에는 톱니가 있다.

7~9월에 지름 20~30cm의 노란 큰 꽃이 피는데, 밖에 있는 꽃은 혀처럼 생긴 꽃이라는 뜻의 '설상화'라 하며 열매를 맺지 못하고, 가운데의 암술과 수술을 가진 200~1,000개의 별 모양 꽃이 열매를 맺는다. 이것을 대롱 모양의 실제 꽃이라는 뜻으로 '관상화' 또는 '실상화'라고 부른다.

♣ 약효
● 위염·변비·식욕부진·자양

약용 부위는 씨와 꽃, 꽃받침, 잎 등이다. 씨는 맛이 달고 성질은 따뜻하며, 씨를 제거한 꽃과 꽃받침은 하루에 2잎씩 설탕 500g을 넣고 삶아 복용한다.

두통과 어지러움증, 혈압강하의 효과를 가지고 있으며, 꽃받침은 관절염과 각종 종기에 효과가 있고 또한 혈압강하 작용이 있어 고혈압으로 인한 두통에 효과가 있다. 또한 폐의 기운이 약하여 기침을 할 때 민간에서 널리 사용되어 온 것으로 알려져 있다.

넘어지거나 다쳐서 유산의 우려가 있을 때는 해바라기 60g에 600cc의 물을 넣고 30분 정도 끓여서 하루에 세 번으로 나누어 공복에 마신다. 해바라기 씨를 말려서 먹어도 좋고, 프라이팬으로 볶아서 껍질을 제거하고 먹어도 좋다. 종자가 가장 약효가 좋지만 잎이나 줄기도 약효가 있다.

꽃은 현기증과 부종에 좋고, 잎은 고혈압 예방에 좋다. 종자의 껍질은 귀에서 이상한 소리가 들리는 이명(耳鳴)에 효과가 있고, 뿌리는 위통과 변비에 효과가 있다.

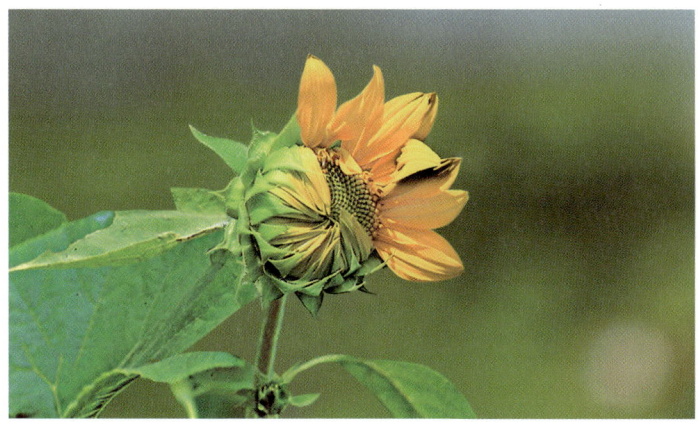

▲해바라기의 꽃 피는 순서

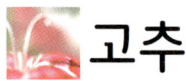 고추

학명 *Capsicum annuum* 가지과
꽃피는 시기 6~8월 **꽃색** 흰색

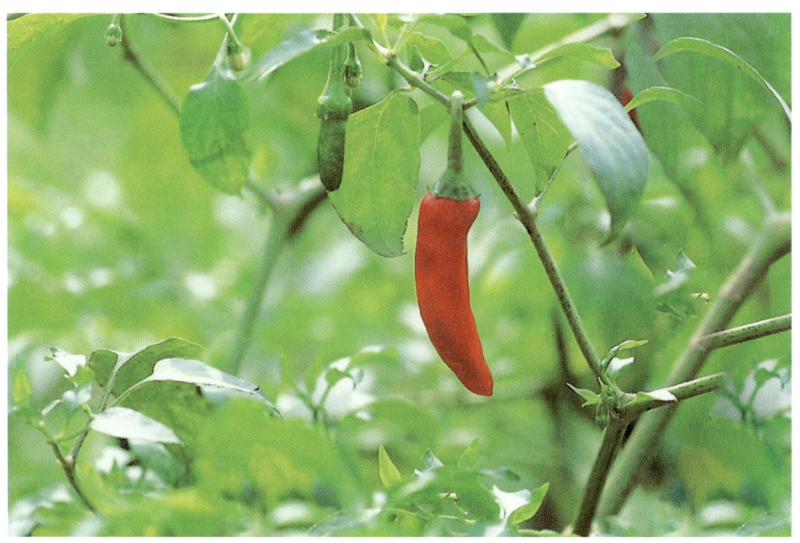

한약재 이름 고초(苦椒) 혹은 번초(蕃椒)

♣ 생태

  가지과에 딸린 한해살이풀로 밭에서 재배하며 키는 60~90cm이고 전체에 털이 조금 있다. 잎은 어긋나며, 길쭉한 타원 모양으로 잎자루가 길고 가장자리가 밋밋하다.
  6~8월에 잎겨드랑이에서 하얀 꽃이 한 송이씩 한 송이씩 아래를 향해 피는데, 꽃받침은 녹색이고 끝이 5개로 얕게 갈라진다.
  8~10월경 처음에는 녹색이던 열매가 빨갛게 익어 가고 껍질과 씨가 몹시 맵다. 열매인 고추는 원통 모양으로 길이 5cm 가량이지만 품종에 따라 보다 큰 것도 있다. 잎은 나물로 무쳐서 만들어 먹고, 열매도 채소로 먹으며 익은 열매는 빻아서 조미료로 쓴다.

♣ 약효
● 신경통·동상·냉한 위장복통·설사·감기·기관지염

약용 부위는 열매인 고추이며 귤의 20배, 사과의 50배나 많은 비타민C가 함유되어 있다. 따라서 고추 2개를 먹으면 비타민 하루 양을 충분히 섭취할 수 있다. 고추는 신경통과 동상에 좋고, 위장이 냉한 사람이 복통을 일으켰을 때, 또는 과식했을 때 역겨운 냄새를 제거하기 위한 향신료로 쓰이기도 한다.

또한 위액분비 촉진·식욕증진·혈액순환·진통작용에 효과가 있고, 거담제로서 점액을 묽게 하여 가래를 몸밖으로 쉽게 배출해 준다. 그러나 많이 먹으면 위장을 자극하여 위장점막 손상·설사·간장 기능을 해치기도 한다.

매운맛의 약리효과는 소화기능을 촉진하는 것이다. 고추의 매운맛 성분이 위벽을 자극하여 소화액의 분비를 촉진하고 위장운동을 자극하여 식욕을 돋우게 되는 것이다.

그밖에 감기나 기관지염에도 효과가 있는 것으로 알려져 있는데, 고추의 매운맛 성분인 캡사이신(Capsycine) 때문이다. 매운 고추를 먹었을 때 몸에서 열이 나고 땀이 나는 것은 바로 캡사이신 성분이 체내의 지방을 연소하기 때문으로 생고추·고추가루·고추장 등을 먹으면서 운동을 병행하면 다이어트 효과를 볼 수 있다.

비만을 예방하고 상처를 회복해주는 기능도 가지고 있다.

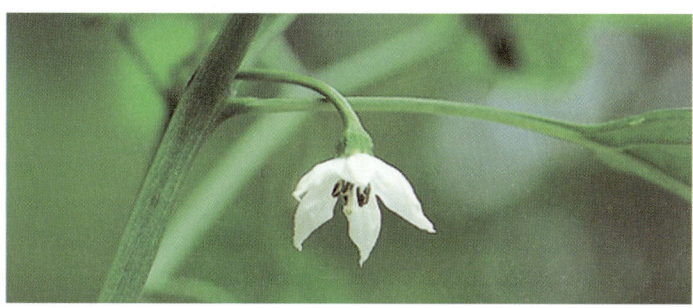
▲고추의 꽃

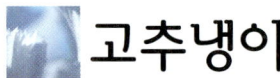 고추냉이

학명 *Wasabia koreana* 십자화과
꽃피는 시기 5~6월 꽃색 흰색

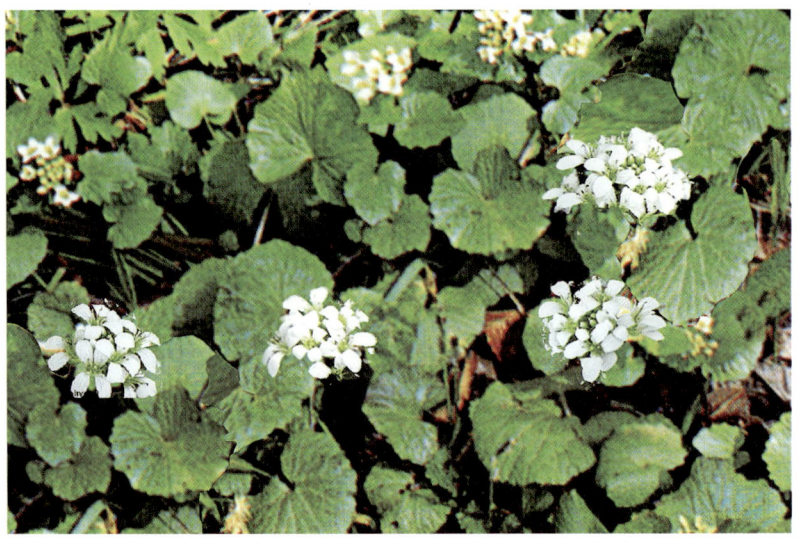

한약재 이름 산규근(山葵根, 뿌리), 신엽(辛葉, 잎)

♣ 생태

골짜기나 물이 흐르는 곳에서 자란다. 땅속줄기에서 나온 잎은 심장 모양이며 가장자리에 잔 톱니가 있다. 잎자루는 길이 30cm 정도이며 줄기에 달린 잎은 넓은 타원형이거나 심장 모양이고 길이 2~4cm이다. 봄에 식물 전체로 김치를 담가 먹는다.

5~6월에 흰 꽃이 꽃대 끝에서 아래에서 위로 올라가며 피는데, 꽃잎은 긴 타원형이다. 열매는 견과이고 길이 16mm가량이며 7~8월에 여문다. 우리나라가 원산지이고 울릉도와 일본·사할린 등 온대에서 난대 지방에 분포한다. 봄에 땅속줄기의 잔뿌리를 떼어내고 말린 것을 산규근(山葵根)이라 하며 신경통 등의 약재로 쓰인다.

♣ 약효
● 신경통·식욕부진

식물 전체를 약용으로 한다. 한방에서는 뿌리를 산규근(山葵根), 잎을 신엽(辛葉)이라고 하는데, 특히 잎은 소화력을 높이고 식욕을 돋우며 방부·항균작용을 하는 약재이다. 약초로 많이 알려져 있지만 산채로서도 유명하다. 흔히 일본어인 와사비로 불리며, 약간 신맛이 있다. 맛과 향기가 좋으면서도 약효가 훌륭하다.

신경통에는 생으로 갈아서 10분 정도 습포(濕布)를 한다. 생선회를 좋아하는 한국과 일본에서는 향신료로 많이 쓰이며, 한국은 주로 초고추장에 넣고 일본은 간장에 넣어 사용한다.

고추냉이는 생선의 비린내를 없애고 그 맛을 상승시키며, 식중독을 예방하는 작용을 한다. 향신료 중에서도 고추냉이는 특히 많은 효능을 지닌 것으로 보고되고 있다.

서양에서는 화학물질이나 합성원료 등 인공적인 것들을 이용해서 약물이나 조미료를 많이 만들어내고 있는데, 이에 따른 부작용들이 많다는 것을 심각하게 인식하고 있다. 따라서 최근에는 자생식물(약용식물)·유산균류·발효식품류·해양생물·미생물 등에서 유용한 성분을 찾기 위해 노력 중이다. 고추냉이는 바로 약효가 있는 약이자 동시에 천연 향신료인 것이다.

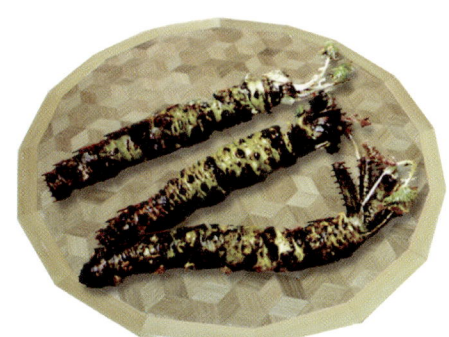

▲고추냉이의 뿌리줄기

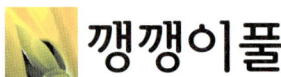 깽깽이풀

학명 *Jeffersonia dubia* 매자나무과
꽃피는 시기 4~5월 꽃색 보라색·흰색

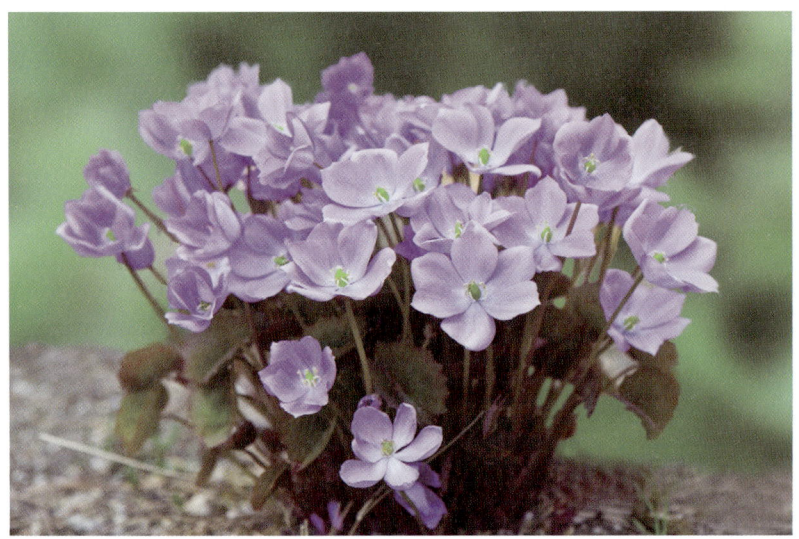

한약재 이름 황연(黃連)

♣ 생태

매자나무과에 딸린 여러해살이풀로 산중턱 아래의 골짜기에서 자란다. 원산지 한국과 만주이다.

크기는 약 25cm가량이며 원줄기가 없고 짧은 뿌리줄기가 옆으로 자라며 잔뿌리가 달린다. 잎은 둥근 홑잎이고 여러 개가 밑동에서 모여나며 연잎처럼 물에 젖지 않는다. 잎의 가장자리는 물결 모양이다.

4~5월에 붉은색을 띤 보라색 꽃이 잎보다 먼저 꽃줄기의 끝부분에서 한 송이씩 핀다. 꽃받침잎은 칼 모양으로 4개이고 꽃잎은 달걀 모양이다.

열매는 8월에 익으며 하나의 봉선을 따라 껍질이 쪼개지는 단단한 골돌과이고 씨는 검은색의 타원모양이다. 꽃말은 '설원의 불심'이다.

♣ 약효
● 위통·설사·결막염·구내염(口內炎)·고혈압 예방·코피

약용 부위는 뿌리줄기이다. 가을에 뿌리줄기를 캐어 수염뿌리는 태워 없애고 햇볕에서 건조한다. 한방에서는 황연(黃連)이라고 한다. 여러모로 활용도가 아주 많은 약재이다.

황연(뿌리를 말린 것) 4~8g을 물 600cc에 넣고 30분 이상 달여서 하루 수차례 나누어 복용한다. 맛이 아주 쓰므로 쓴 맛을 줄이기 위해서는 올리고당을 섞어 먹는 것이 좋다.

불면증·설사·이질·위열·구내염 등과 눈이 충혈되면서 붓고 아플 때, 혈열(血熱)로 피를 토할 때에 사용한다. 또한 얼굴이 붉어지며 열이 오르는 사람에게는 고혈압 예방의 효과가 있다. 반대로 몸이 냉한 사람 또는 환부가 차가운 증상이 있는 사람은 복용하지 않는 것이 좋다.

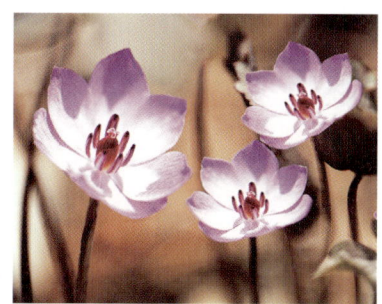
▲연보랏빛의 깽깽이풀

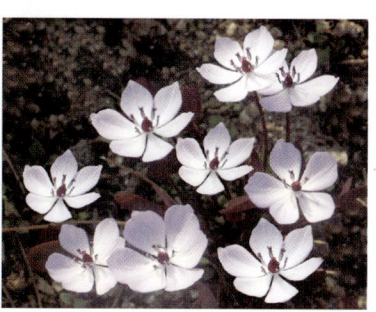
▲흰색의 깽깽이풀

마늘

학명 *Allium sativum*   백합과

꽃피는 시기 7월   **꽃색** 홍자색

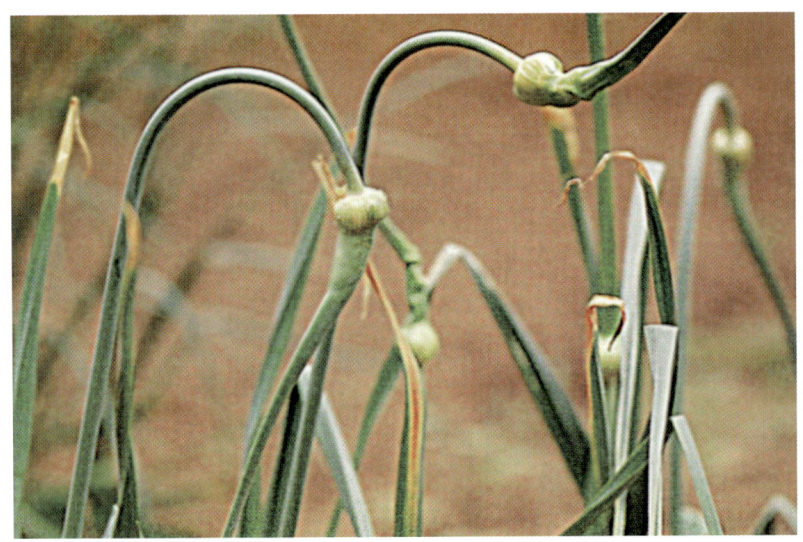

한약재 이름   대산(大蒜)

♣ 생태

백합과에 딸린 여러해살이 재배식물로 아시아 서부가 원산지이다. 키는 60cm 정도이고, 비늘줄기는 연한 갈색의 얇은 잎으로 싸여 있있다.

마늘은 남해안 근처의 따뜻한 곳에서 자라는 난지형(暖地形)과 내륙 및 추운 곳에서 자라는 한지형(寒地形)으로 나뉜다. 난지형은 8~9월에 심어 다음해 5월 초에 수확하는 조생종이고, 한지형은 9월 하순부터 10월 사이에 심어 다음해 6월 중순이나 하순에 수확하는 만생종이다. 한지형에는 마늘이 6개씩 달리는 육쪽마늘이 있는데, 마늘 중 품질이 좋은 것으로 알려져 있다.

잎은 긴 칼 모양으로 3~4개가 어긋나며, 7월경에 잎겨드랑이에서 속이 빈 꽃줄기가 나와 그 끝에 자줏빛이 도는 흰색 꽃이 우산꽃차례로 핀다.

♣ 약효
● 식욕부진·소화불량·위통·복통·설사·기침·화농피부

파란색 줄기와 잔뿌리를 제외한 흰색의 뭉툭한 비늘줄기가 약용부위이다. 위장을 따뜻하게 하는 약초로 위의 저항력과 소화능력을 증진시키고 대장의 정장작용을 한다. 식욕부진, 소화불량·설사·복통·당뇨병·결핵·감기와 기침에 좋다.

하루에 2~3편을 구워서 먹거나 요리해서 먹으면 좋다. 위장에 열이 있는 사람은 먹지 말아야 한다. 생마늘은 위장에 자극을 주기 때문에 굽거나 쪄서 흑마늘로 만들어 먹어도 좋다.

스태미너 증진과 강장작용을 하며, 암세포를 죽이고 초기 암의 경우에는 자연 치유도 가능하다. 마늘은 갱년기 증상인 두통·현기증·압박감·공포감·불면증·위장장애, 전신가려움증 등을 해소한다. 혈액순환을 촉진하고 혈전 생성을 막아 피를 맑게 함으로써 고운 피부를 갖게 한다. 또한 피를 묽게 하기 때문에 수술을 앞두고 1주일 전부터 복용을 한다.

피부가 건조해 생기는 거친 피부, 잔주름, 피부대사부진으로 인한 기미의 예방 및 개선에도 효과가 있다. 마늘에 함유된 미네랄이 혈액을 맑게 하고 체액을 활성화시켜 체내의 노폐물대사가 촉진되어 체지방이 빠지고 피부가 좋아지며, 아토피성 피부염을 치료한다.

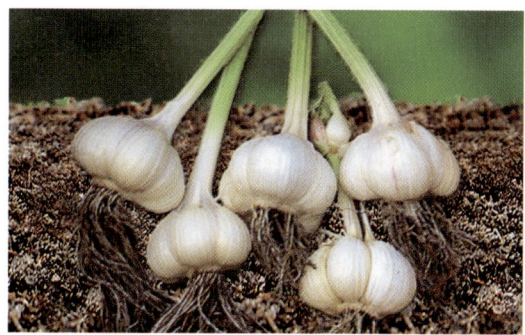

▲마늘의 비늘줄기

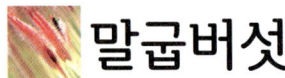 말굽버섯

학명 *Elfvingia applanata*   구멍장이버섯과

꽃피는 시기   꽃색

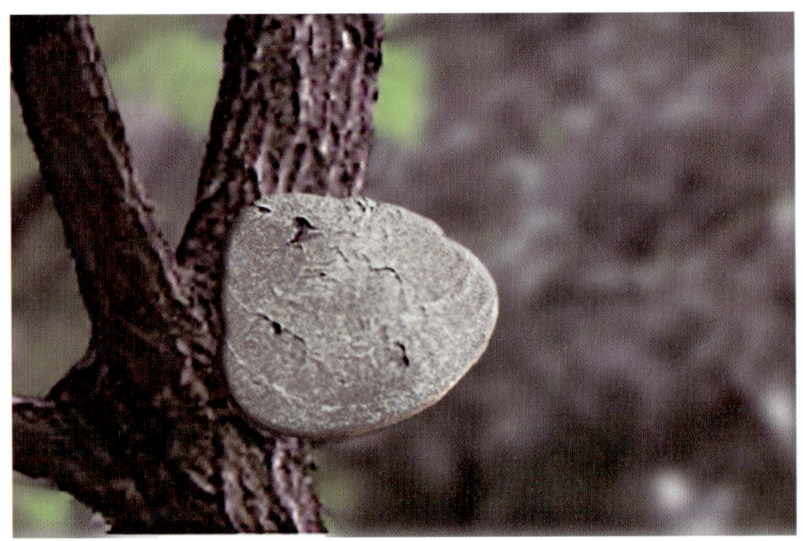

♣ 생태

말굽버섯은 자작나무·너도밤나무·단풍나무 등 활엽수에 무리를 지어서 자란다. 버섯갓의 지름은 20~50㎝, 두께 10~20㎝로 처음에는 반원 모양인데 나중에 말굽 모양으로 변한다.

갓 표면은 회색으로 두꺼우며 단단한 껍질로 덮여 있고, 황갈색이나 흑갈색의 줄무늬가 있다. 갓 가장자리는 둔하고 황갈색이다. 표피는 황갈색이며 질긴 모피처럼 생겼다. 홀씨는 타원형이고 흰색 무늬가 있다. 껍질이 단단하므로 잘게 썰어서 달인 후 차와 같은 형태로 만들어 마신다.

현재 가장 오래된 버섯 가운데 하나로 알려져 있다. 우리나라에서는 지리산·한라산·방태산·두륜산·발왕산 등에서 자란다.

♣ 약효
● 위궤양·소화기 종양

약용 부위는 자실체(子實體)로서 균류의 포자 형성체를 말한다. 그 구조에는 많은 분화(分化)가 있는데, 담자균류나 자낭균류의 비교적 큰 자실체를 버섯이라고 한다. 자실체는 땅 위나 땅 속에서 유기물을 함유하는 물체 또는 그 부근에 형성된다.

말굽버섯은 채취할 때 대량의 코코아 가루와 같은 포자를 내어 우산의 표면뿐 아니라 그 주위에도 달라붙는다. 10~20g을 600cc의 물에 넣고 40분 정도 끓여 하루에 세 번으로 나누어 복용한다.

말굽버섯은 인체에 축적되어 있는 노폐물과 중금속을 배출하여 당뇨 및 성인병 예방에 효험이 있다. 또한 항암 효과를 가지고 있어 암의 발생과 성장을 억제하는 역할을 하며, 암세포를 직접 소멸시키는 작용을 한다.

일본에서는 190여 명의 암 환자에게 버섯 분말과 말굽버섯에서 추출한 다당류 액을 투여한 결과 유방암과 폐암 환자는 70%, 간암 환자는 50%로 암 조직이 축소되었다고 보고된 바 있다.

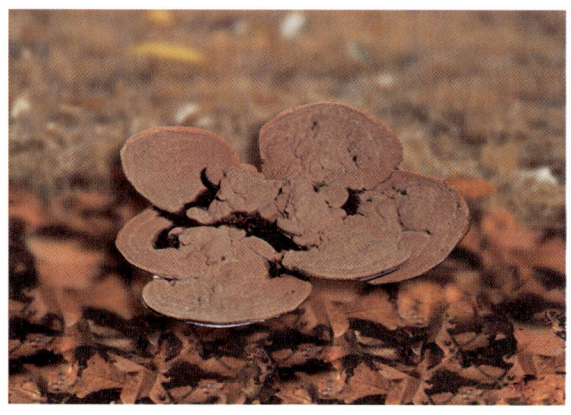
▲붉은빛이 도는 말굽버섯

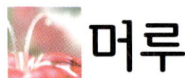

머루

학명 *Vitis coignetiae* 포도과

꽃피는 시기 5~6월 꽃색 황록색

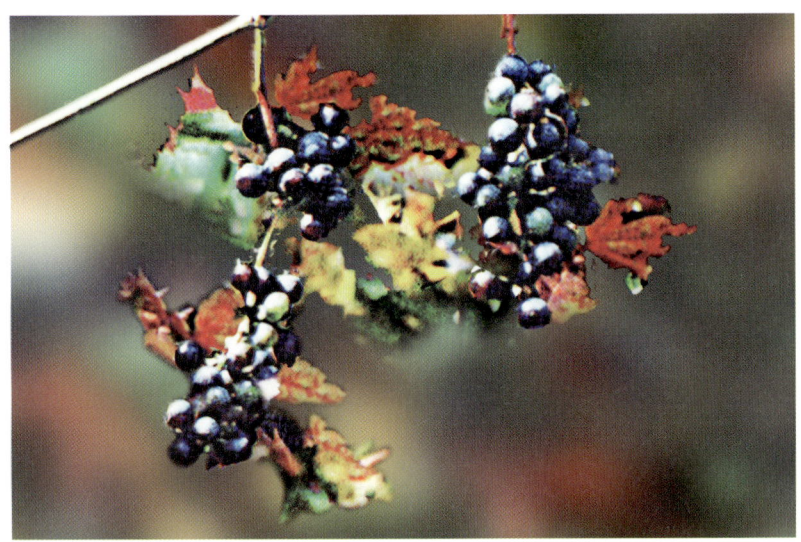

한약재 이름 산포도(山葡萄)

♣ 생태

포도과의 덩굴식물로 줄기는 굵고 길이는 7~10m 정도이며, 덩굴손으로 다른 식물이나 물체를 감아 올라간다. 잎은 어긋나고 길이 12~25cm로 가장자리에는 톱니가 있으며 적갈색 털이 빽빽하게 나 있다.

5~6월에 작은 황록색 꽃이 원추꽃차례로 핀다. 꽃자루 밑부분에 있는 덩굴손이 발달하여 다른 물체에 달라붙을 수 있다. 열매는 지름 8mm 정도의 장과(漿果)로 흑자색으로 여문다.

열매는 신맛이 강하고 단맛도 있으며 식용하거나 약용한다. 25~35도 정도의 소주에 머루주를 담가 마시기도 한다. 우리나라에서는 전국 산야의 표고 100~1,650m에서 자라며, 일본 등지에도 분포한다

♣ 약효
● 식욕부진 · 빈혈 · 감기 · 냉증 · 불면증

약용 부위는 과실이며, 가을에 열매를 따서 그대로 사용한다.
생머루를 그대로 깨끗이 씻어 믹서에 갈아 주스를 만들어 마신다. 머루는 신맛이 강하므로 검은 설탕이나 꿀을 타서 마시기도 한다. 재배품은 맛을 낸 것이므로 그대로 마셔도 좋다. 현재 시판되고 있는 포도류도 같은 약효를 지닌다.
머루에는 주석산 · 구연산 · 사과산 칼슘 · 철분 등이 함유되어 있고, 껍질에는 타닌과 지방, 씨에는 지방유 등이 함유되어 있다. 약머루는 폐장의 기운을 좋게 하고 감기 · 기침에 특효가 있고 신경통에도 사용된다. 또한 피를 맑게 하고, 열을 내리며, 신장과 방광 · 관절염에도 효과가 있다.

● 머루주 담그는 법

머루주를 담글 때는 설탕과 머루만 넣고 소주는 넣지 않는다.
그 원액으로 물에 타 먹어도 되고 소주에 섞어서 마셔도 된다. 또는 머루와 소주를 같은 비례로 섞어서 밀봉하여 냉암소에 2개월 정도 두었다가 꺼내어 마시는데 그 맛이 일품이다. 설탕을 넣지 않아도 괜찮지만 발효시킬 때 서늘한 곳에서 하는 것이 중요하다.

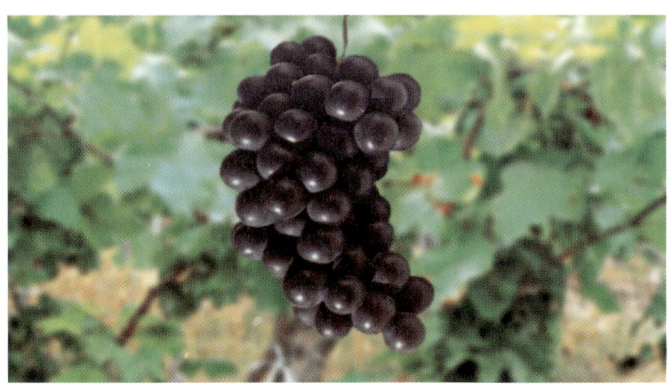

▲포도

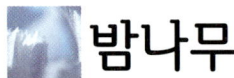
밤나무

학명 *Castanea crenata* **참나무과**
꽃피는 시기 5~6월 **꽃색** 흰색

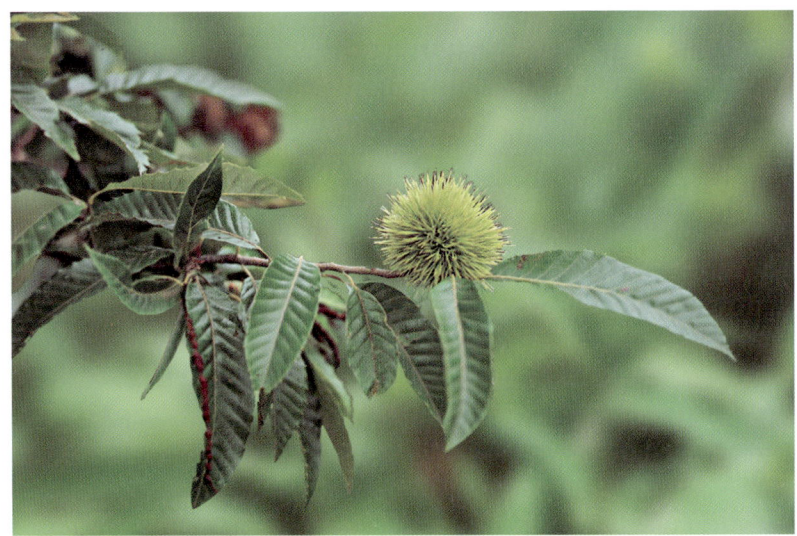

한약재 이름 율(栗)

♣ 생태

참나무과의 갈잎큰키나무로 키는 5~15m이다. 잎은 마주나고 긴 타원 모양이며 가장자리에는 톱니가 있다.

암수 한그루로 5~6월에 긴 꽃이삭에는 수꽃이, 그 아래에는 암꽃이 각각 따로 핀다. 열매인 밤은 9~10월에 익으며, 알밤은 두세 개가 가시가 많은 밤송이에 싸여 있다.

나무는 단단하고 습기에 잘 견디어 선박·침목·토목·건축·조각 등에 쓰이며 열매는 날로 먹거나 쪄서 먹고 한약재로 쓰이고, 꽃은 약용 또는 염료용으로 사용한다. 다른 과일나무에 비해 가꾸지 않아도 절로 잘 자라고, 야산에서도 쉽게 재배할 수 있다.

♣ 약효
● 식욕부진 · 설사 · 연약한 허리와 다리 · 습진 · 임파선종양

약용으로 쓰는 부위는 열매 · 잎 · 총포(밤껍데기)이다.

열매인 밤은 가을에, 잎은 봄부터 가을, 총포는 여름에서 가을까지 채집하여 햇볕에서 말린다. 열매는 식욕부진 · 설사, 그리고 다리와 허리가 힘이 없는 사람에게 원기를 보충해 주고, 신장 기능을 도와주어 허리를 잘 쓰지 못할 때 날것으로 먹으면 좋다. 잎은 습진과 피부병, 총포는 임파선 종양에 잘듣는다.

차멀미를 할 때 속을 달래주는 효과가 있고, 신장을 보호하는 효능이 있다. 구토를 하여 입이 마를 때 밤껍질을 끓여 물을 우려내어 마시면 좋다. 코피가 멈추지 않을 때는 밤껍질을 태운 가루를 이용한다. 우리가 먹는 밤은 율자(栗子)라고 하며, 10g을 400cc의 물에 넣고 30분 정도 끓인 후 3회에 나누어 복용한다.

밤껍데기는 5~10g을 600cc의 물에 넣고 40분 정도 끓인 다음 하루에 세 번으로 나누어 복용한다. 위장의 열을 내리게 하므로 평소에 몸이 찬 경우에는 많이 복용하지 않는다. 하루에 10g 정도를 삶아서 먹거나 생으로 먹어도 좋다. 건조한 것은 10g을 3회에 나누어 분말로 만들어 더운 물에 타서 마신다. 또한 베인 곳에 밤을 으깨어 붙여도 좋다.

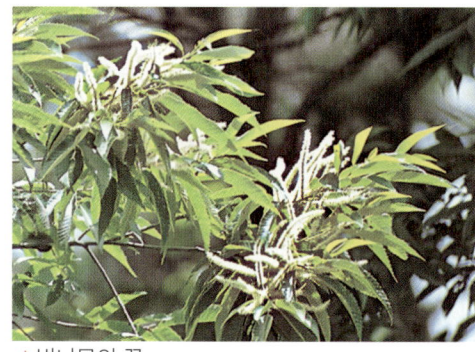
▲밤나무의 꽃

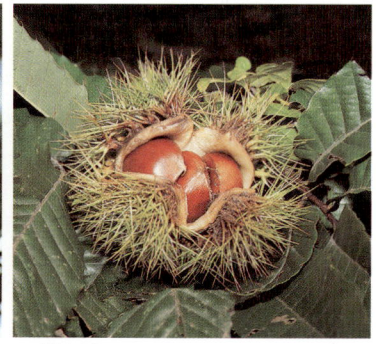
▲밤송이

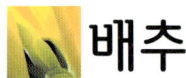
배추

학명 *Brassica pekinensis* 십자화과
꽃피는 시기 4~6월 꽃색 노란색

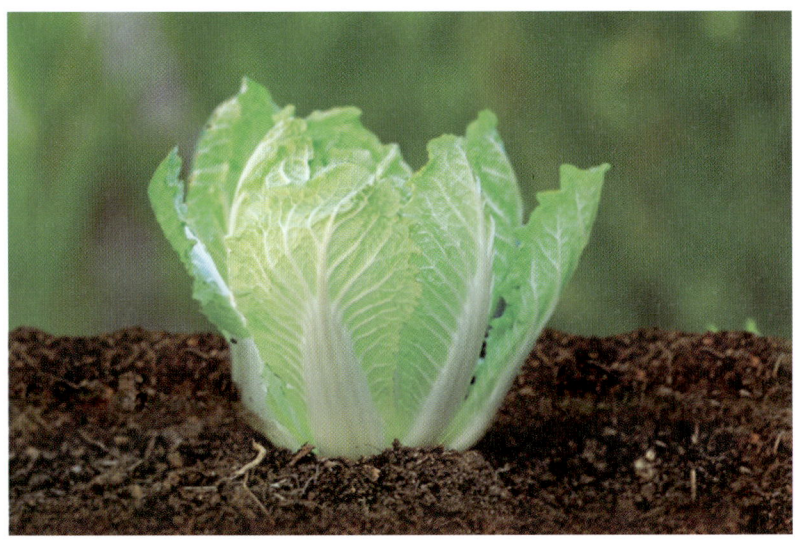

한약재 이름 백채(白菜)

♣ 생태

십자화과에 딸린 두해살이풀로 중국 원산이며 연한 녹색 잎이 뿌리에서 나와 한데 포개져서 자란다. 잎의 가장자리에는 불규칙한 톱니가 있고, 가운데에는 흰색의 주맥이 있다. 뿌리에 달린 잎은 땅에 깔리고 서로 감싸면서 단단한 덩어리가 되지만 윗부분은 조금 퍼진다.

4~6월에 꽃자루가 자라서 윗부분에 4개의 꽃잎이 십자형을 이룬 노란 십자화가 많이 달린다. 꽃은 온도가 15℃ 이상이 되면 핀다.

열매는 원기둥 모양이며 2실로 되어 있고 그 사이에 얇은 막이 있다. 익으면 벌어져서 검은갈색의 씨가 나온다. 배추로는 대체로 김치를 담가 먹으며, 줄기와 뿌리도 먹을 수 있다.

♣ 약효
● 식욕부진·부종·배뇨

약용으로 쓰는 부위는 잎이다. 우리가 매일 먹는 채소이기 때문에 그 소중함을 모르고 지내지만 배추에는 놀랄 만큼의 약효가 있다. 배추는 즙을 내어 먹거나 끓여서 먹고, 무침이나 볶음, 찜 등 다양하게 조리해서 먹을 수 있다. 위장의 기운을 북돋아주며, 식욕을 증진시켜 주고 소변의 배설을 잘 되게 해준다. 게다가 체질을 불문하고 누구나 먹어도 좋다.

《동의보감》에는 「배추의 성질은 평하고 맛이 달며 독이 없다. 소화를 촉진시키고 장위(腸胃)를 통하게 한다. 또한 가슴 속의 열기를 없애고 음주 후의 갈증과 소갈증을 멎게 한다」고 기록되어 있다. 《본초강목》에는 「막힌 장위를 뚫어 통하게 하고 가슴의 답답함을 없애며, 음주 후의 갈증을 없앤다. 음식을 소화시키며 풍토병인 장기(瘴氣)를 치료하고 기침을 그치게 한다. 겨울에 배추즙을 먹으면 대소변이 잘 나가게 된다」고 되어 있다. 배추에는 비타민C가 많이 함유되어 있어 피로 회복 및 감기 예방에 좋다. 그 외에도 항암 작용이 있고, 대장암 예방에 효과적이다.

배추는 산성을 중화시키는 데 도움을 주고, 혈압을 낮추는 효과가 있다. 배추의 푸른잎에 함유된 비타민A는 면역력 강화에 도움을 준다.

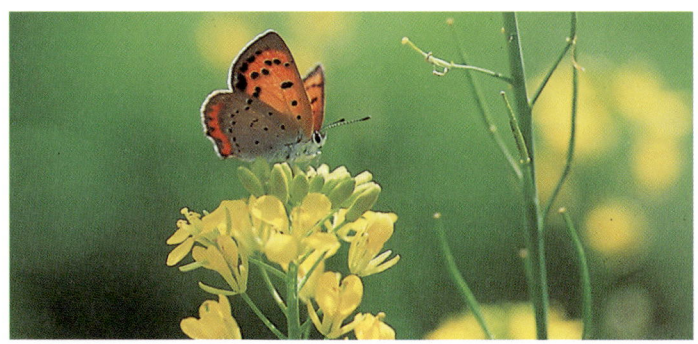
▲배추의 꽃

부처꽃

학명 *Lythrum salicaria*   부처꽃과

꽃피는 시기 5~8월   꽃색 분홍색

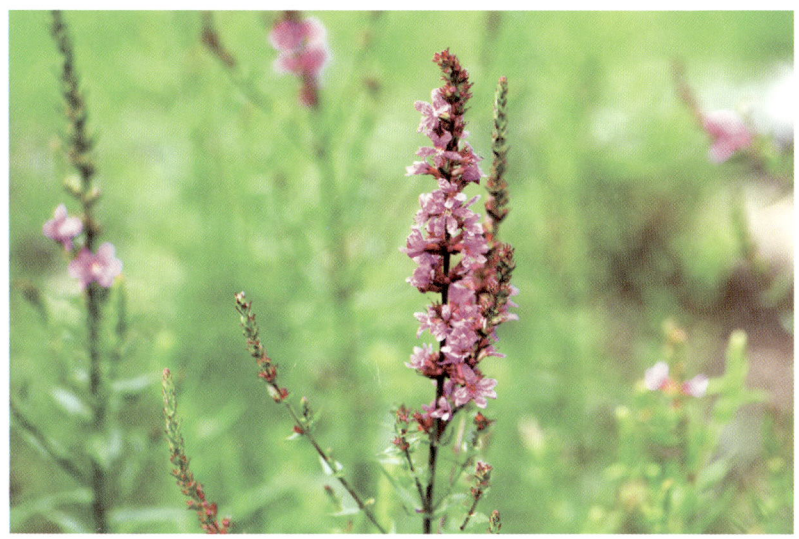

한약재 이름 천굴채(千屈菜)

♣ 생태

부처꽃과의 여러해살이풀로 초원이나 냇가, 밭둑 등 습기가 많은 곳에서 자란다. 줄기는 많은 가지를 치며 곧게 자라고 키는 80cm~1m 정도이다. 잎은 마주나는데 잎자루가 거의 없고 버들잎처럼 가늘며 가장자리는 밋밋하다.

5~8월에 분홍빛 여섯잎꽃이 줄기 끝에 이삭 모양으로 아래에서 위로 피어 올라간다. 꽃받침은 선이 있는 원기둥 모양으로 윗부분이 6개로 얕게 갈라진다. 열매는 열매는 삭과로 꽃받침통 안에 들어 있고 익으면 2개로 쪼개져 씨가 밖으로 나온다.

식물 전체를 말린 것을 '천굴재'라 하여 설사를 멎게 하는 약으로 쓰이며, 한국·일본 등지에 분포한다.

♣ 약효
● 위궤양 · 설사

식물 전체가 약용으로 쓰인다. 한방에서는 전초를 말린 것을 천굴채(千屈菜)라고 하며, 여름철에 꽃이 필 때 전초를 잘라서 햇볕에서 건조한다.

5~10g을 600cc의 물에 넣고 30분 정도 끓인 다음 하루에 세 번으로 나누어 복용한다. 위장에 열이 있을 때 효과가 있고, 목의 갈증 때문에 시원한 것을 먹고 싶을 때에도 좋다. 또한 배변시 항문에 열감을 느낄 때 사용한다.

꽃에는 비텍신(Vitexin)을 함유하고 있어 포도상구균 · 티푸스균 · 대장균에 대한 항균 작용을 한다. 민간에서는 전초를 말려서 지사제와 이뇨제로 사용한다.

유효 성분은 탄닌으로서, 전초의 액체 속에는 이질의 일종인 세균성적리(細菌性赤痢)에 효과가 있다는 보고가 있다. 이것은 탄닌의 효과로 추정된다. 일본 에도(江戶) 시대에 쓰여진 화법서(和法書)에는 급성장염과 방광염에 효과가 있다고 기록되어 있다.

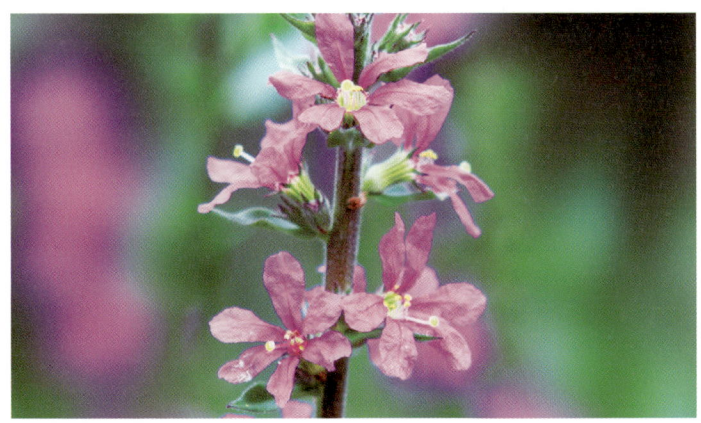

▲부처꽃의 생김새

산초나무

학명 *Zanthoxylum piperitum*   운향과

꽃피는 시기 5월   **꽃색** 황록색

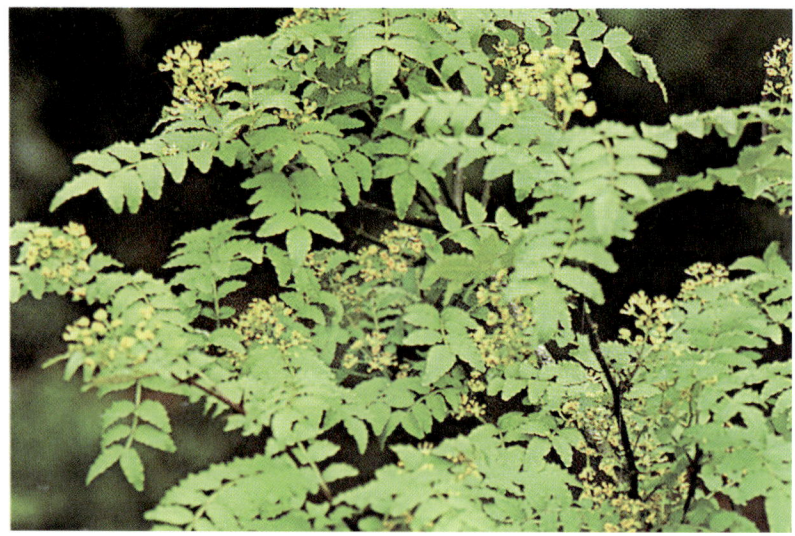

한약재 이름   산초(山椒)

♣ 생태

운향과에 딸린 갈잎작은큰키나무로 키는 3~6m에 이르며 나무껍질은 잿빛이고 가지에는 가시가 나 있다.

잎은 어긋나고 길이는 6~8cm이며 달걀 모양으로 깃처럼 갈라지고 가장자리에 불규칙한 톱니가 있다. 표면은 윤기가 있고 양면의 맥 위에 털이 나 있다. 잎자루는 2~6cm이다.

5월경에 매화처럼 황록색의 작은 꽃이 산방꽃차례로 핀다. 꽃잎은 둥글고 꽃잎과 꽃받침조각은 각각 5장씩이며 꽃밥은 붉은색이다.

9~10월에 지름 약 1.5cm의 붉고 둥근 열매가 여무는데 흰 반점이 있다. 약용 · 조경용 · 꿀을 제공하는 밀원식물이다.

♣ 약효
● 위통·복통·구토

약용 부위는 열매 껍질이며, 열매를 산초라고 한다.
한약재로 사용하는 천초(川椒)는 '초피'라고도 하는데 산초나무와 기원이 다르지만 약효는 비슷하다. 완전히 여물어 껍질이 벌어진 것을 이용한다. 여름이 끝날 무렵 산초나무 열매를 따서 햇볕에서 건조한 다음 씨를 제거하고 볶는다. 끓인 물에 2g을 넣고 하루에 수회로 나누어 따뜻하게 해서 마신다. 위장을 따뜻하게 하는 힘이 강하고, 통증을 느낄 때, 또는 잘 토하는 사람에게 좋다. 위에 열이 있을 때는 사용하지 않는다.

산초는 건위, 정장의 효과가 뛰어나고 부기나 통증을 억제하는 효과가 있다. 산초나무 열매의 씨껍질을 식초에 넣고 달여 잇몸에 바르거나 입에 머금고 있으면 잇몸의 부기와 염증이 가라앉는다.

특히 산초는 눈의 통증에 특효가 있는데 산초열매가 익기 전 푸른 열매를 으깨어 쌀밥과 함께 섞어 눈의 염증이나 다래끼가 있을 때 먹으면 그 다음날 효과가 나타난다. 씨앗을 말려 20알씩 하루 3회 먹어도 같은 효과를 볼 수 있다.

그리고 부드러운 잎을 삼겹살과 함께 먹어도 좋고, 그냥 먹어도 염증이나 진통에 효과가 있다.

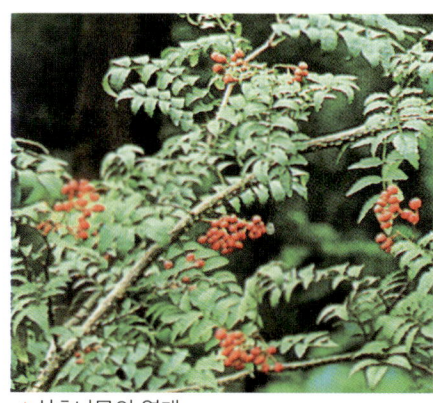
▲산초나무의 열매

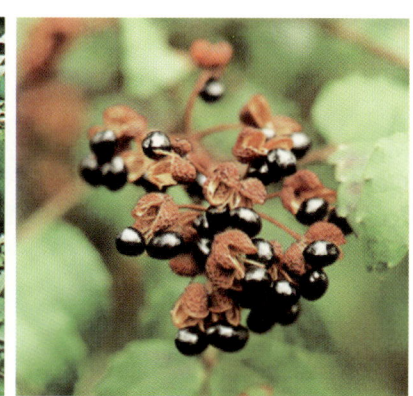
▲산초나무의 씨

석결명

학명 *Cassia occidentalis* L. 콩과

꽃피는 시기 6~8월 꽃색 노란색

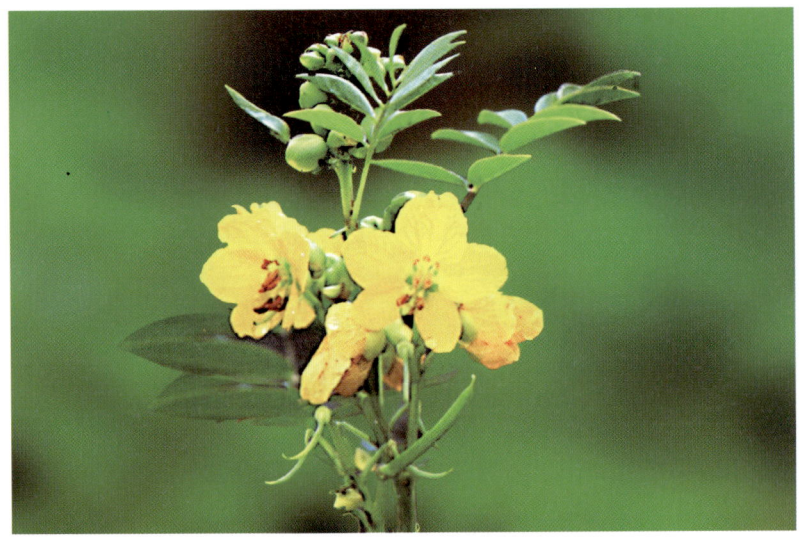

한약재 이름 석결명(石決明)

♣ 생태

콩과의 한해살이풀로 원산지는 멕시코이다.

키는 50cm~1m이고 약용식물로 재배한다. 잎은 어긋나고 잎자루가 길며 깃꼴겹잎으로 3~6쌍의 작은 잎으로 이루어져 있다. 작은 잎은 끝이 뾰족한 타원 모양이며 가장자리가 밋밋하다.

꽃은 6~8월에 잎겨드랑이에서 나온 꽃대에서 노란색 꽃이 2~6개씩 핀다. 꽃잎은 5개인데, 위에 달린 3개의 꽃잎은 크고 밑에 달린 2개의 꽃잎은 작다. 꽃받침조각은 5개이고 달걀 모양이다.

열매는 협과이고 편평하며 길이가 10cm이고 양쪽이 튀어나와 있다. 씨는 한약재로 쓰고, 잎은 뱀이나 독충에 물린 데 사용한다.

♣ 약효
● 기침 · 천식 · 위통 · 변비 · 두통 · 눈의 충혈 · 복통

줄기와 잎은 여름에, 종자는 가을에 채취하여 햇볕에서 건조한다. 줄기와 잎은 기침과 천식, 위통 · 변비 · 두통 · 눈의 충혈에 효과가 있으며, 씨는 위통 · 복통 · 변비 · 눈의 충혈 및 통증에 좋다.

1일 5g 정도를 프라이팬 등에 볶은 다음 도자기 주전자에 끓여서 차 대신 마신다. 위장에 열이 있는 사람에게 좋다.

시력이 떨어지고 눈이 피로할 때 눈을 밝게 하는 약성을 가지고 있으며, 간장을 보호하며 두통을 낫게 한다. 또한 결막염 · 녹내장 · 백내장 등을 비롯하여, 혈압을 내리게 하고, 콜레스테롤 수치를 내려 준다.

위열로 인한 소화불량 · 위궤양 · 위장병 · 과음 후 숙취 제거에도 탁월하다. 그러나 간이 차갑거나 저혈압인 사람은 복용하지 않는 것이 좋다. 성질이 약간 차기 때문에 얼굴이 창백하고 추위를 타는 기색이 있으면 복용하지 않는 것이 좋다.

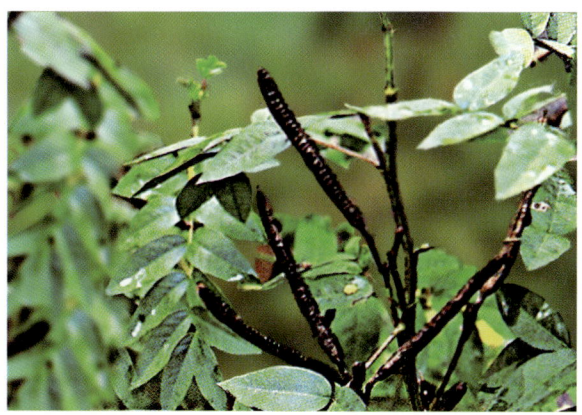
▲석결명의 열매

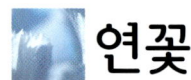 연꽃

학명 *Nelumbo nucifera*　수련과

꽃피는 시기 7~8월　꽃색 분홍색 · 흰색 · 노란색

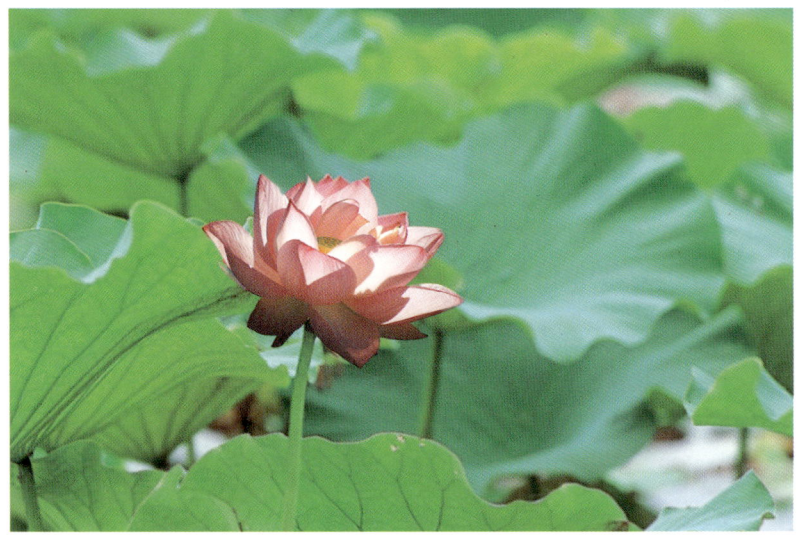

한약재 이름　연화(蓮花), 우절(藕節; 마디), 연육(蓮肉, 연밥), 연자(蓮子; 씨앗), 하엽(荷葉; 잎)

♣ 생태

　　수련과에 딸린 여러해살이풀로 연못에서 자라며, 식용으로 쓰기 위해 논밭에서 재배하기도 한다. 뿌리줄기는 굵고 옆으로 뻗으며 마디가 많고, 가을철에는 특히 끝부분이 굵어진다. 이것을 연근이라고 하며 요리에 이용된다.

　　연꽃의 열매인 연밥은 먹기도 하고 한약재로 쓰기도 한다. 잎은 뿌리줄기에서 나와 1~2m로 자란 잎자루 끝에 달리는데, 둥근 원 모양을 하고 있다.

　　연꽃은 깨끗하지 못한 연못에서 자라지만 7~8월에 진분홍색 또는 흰색 · 노란색의 맑고 탐스러운 꽃을 피운다. 원산지는 아시아 남부와 오스트레일리아 북부이고, 꽃말은 '순결'이다.

♣ 약효

약용 부위로는 거의 모든 부위를 사용할 수 있는데, 마디 부분은 우절(藕節), 연밥은 연육(蓮肉), 잎은 하엽(荷葉)이라는 한약명으로 불린다. 연육(연밥)은 연자(蓮子) 혹은 연자육(蓮子肉)이라는 별명이 있다. 모두 햇볕에 말려서 보관한다.

근경의 마디는 토혈, 각혈, 코피, 항문출혈 등에 효과가 있고, 잎은 식욕부진·설사, 배아는 불면증에 잘듣는다. 어혈을 제거해 혈액순환에 도움이 되고 항스트레스 효과도 있다. 특히 혈관이 약해서 피멍이 잘 드는 곳에 좋다.

근경의 마디 부분은 10g을 600cc의 물에 넣고 30분 정도 끓인 다음 하루에 세 번으로 나누어 복용한다. 또는 생즙을 내어 하루에 세 번으로 나누어 마신다. 물론 요리를 해서 먹어도 좋다. 약성이 순하므로 안전한 약초이다. 씨는 5g을 400cc의 물에 넣고 30분 정도 끓인 후, 역시 하루에 세 번으로 나누어 마신다.

만성설사로 식욕이 없고, 조금만 먹어도 포만감을 가지게 되는 사람, 심장의 박동이 빠르고 피로가 자주 오며, 불면증이 있는 사람에게 효과가 있다.

5g을 죽에 넣고 연자죽(蓮子粥)을 만들어 먹으면 맛이 있고 건강에도 좋다.

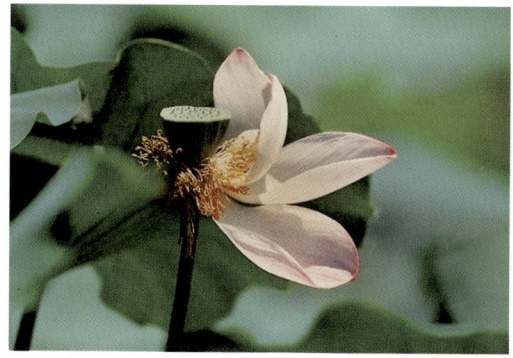
▲꽃이 지면 열매가 맺힌다.

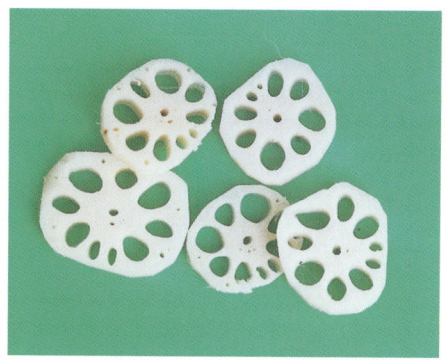
▲연근을 잘라놓은 모양

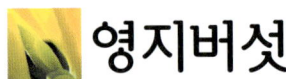 # 영지버섯

학명 *Ganoderma lucidum* 구멍장이버섯과

꽃피는 시기   꽃색

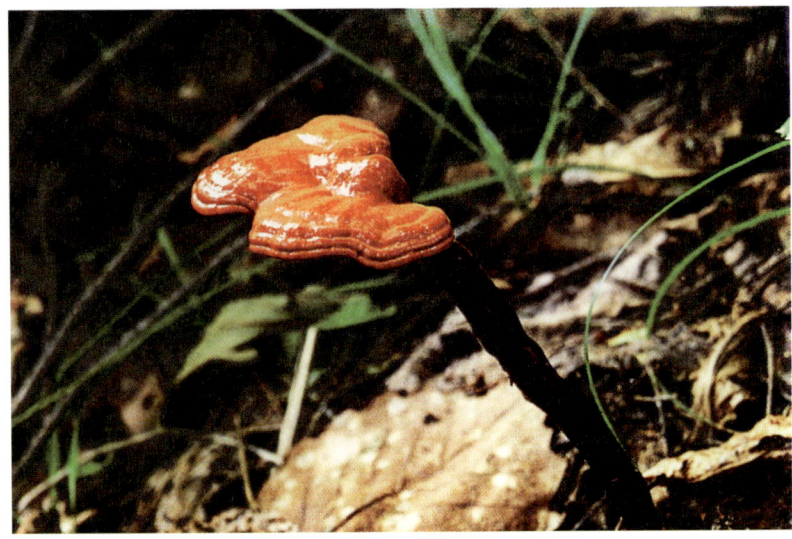

한약재 이름   영지(靈芝)

♣ 생태

여름철에 잎이 넓은 나무의 밑동이나 그루터기에서 나며, 땅 위에서 나기도 하는 한해살이 버섯이다. 버섯갓과 버섯대 표면에는 윤기가 있고, 버섯갓은 지름 5~15cm, 두께 1~1.5cm로 부채 모양이며 편평하고 고리 모양 홈이 있다.

버섯갓 표면은 처음에는 노란빛을 띠는 흰색인데 차츰 누런갈색 또는 붉은 갈색으로 변하고 세월이 갈수록 밤갈색으로 변한다.

살은 2층으로 이루어져 있으며, 위층은 흰색이고 관공(管孔) 부분의 아래층은 연한 주황색이다. 버섯대는 붉은갈색 또는 검은갈색이며 단단한 각피로 싸여 있고 약간 구부러진다. 홀씨는 2중막이며 홀씨 무늬는 연한 갈색이다. 불로초라고 불리기도 한다.

♣ 약효
● 만성위염·과식·간염·당뇨예방·기침·불면증

약용 부위는 자실체(子實體)로서 균류의 포자 형성체를 말한다. 여름부터 가을에 걸쳐 채집하여 가늘게 쪼갠 다음 꽃이 피었을 때 잎을 따서 햇볕에 건조한다. 시장에 나온 것은 거의 재배품이다. 영지(靈芝)는 그 약효가 뛰어나 예로부터 불로초(不老草)라 불려왔으며, 색상에 따라 적지·흑지·황지·자지·청지·백지 등으로 나뉜다. 과식·기침·불면증에는 하루에 3~5g, 만성위염·간염·당뇨병에는 5~10g을 600cc의 물에 넣고 30분 정도 끓인 다음 하루에 세 번으로 나누어 복용한다. 위장이 약한 경우는 배앓이, 설사가 날 수 있다.

중국의 진시황제가 영지버섯을 만병통치와 불로장생의 약초로 여겨 중국은 물론 한국, 일본까지 찾아 헤맸다고 전해질 만큼 귀중귀중한 영약으로 여겼다. 《본초강목》에는 「영지를 오래 복용하면 몸이 가벼워지고 불로장생하여 마침내 신선이 된다」고 했을 정도로 유명한 약초이다.

영지는 최근 유방암·갑상선암 등에 항암효과가 있다는 연구보고와 더불어 비교적 강한 면역인정효과가 있는 것으로 알려진 대표적인 약용버섯이다.

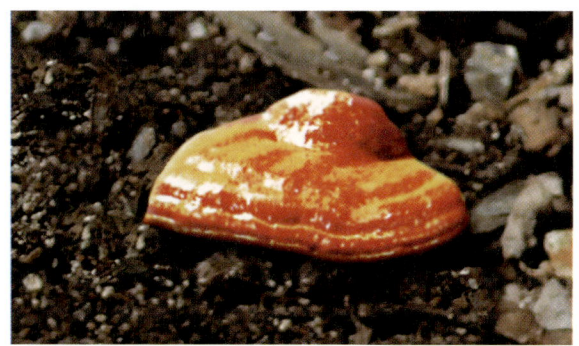
▲영지버섯

예덕나무

학명 *Mallotus japonicus*   갈잎큰키나무

꽃피는 시기 6~7월   꽃색 노란색

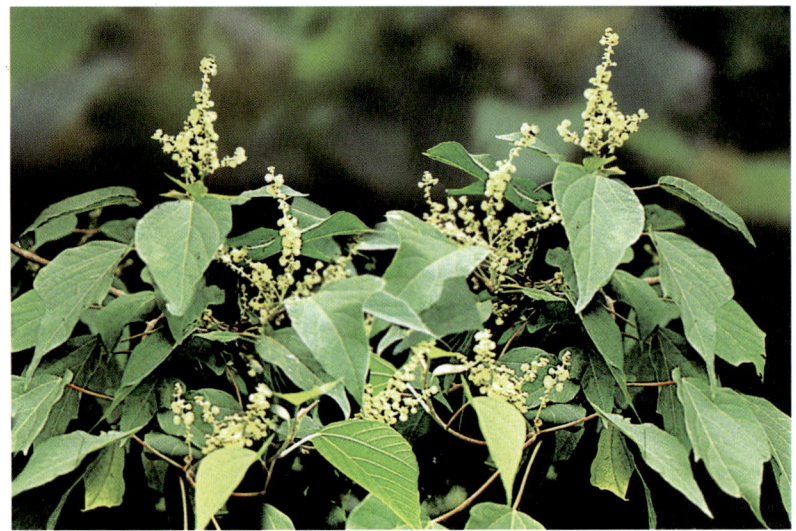

한약재 이름   야오동(野梧桐)

♣ 생태

갈잎큰키나무로 산지나 바닷가에서 자라는 약용 식물이다. 원산지는 우리나라로 우리나라를 비롯한 일본·중국·대만 등지에 분포한다. 키는 10m에 이르며 나무껍질은 회갈색이며 세로로 얕게 갈라진다.

잎은 어긋나며 끝이 뾰족한 달걀 모양으로 가장자리는 밋밋하거나 얕게 3개로 갈라진다. 잎자루는 길고 붉은색을 띤다. 암수딴그루로 6~7월에 가지 끝에서 노란색 꽃이 원뿔꽃차례로 모여 핀다. 수꽃은 여러 개가 모여 피며 50~80여개의 수술이 있다. 암꽃은 각 포에 한 개씩 달리는데 꽃받침은 3~5개로 갈라진다.

열매는 삭과로 10월에 갈색으로 여물며 2개로 갈라져 암갈색의 윤기가 나는 씨가 나온다. 위장병에 특효약으로 알려져 있다. 꽃말은 '예절과 덕성'이다.

♣ 약효
● 위궤양·십이지장궤양·간염·위암·요로결석

약용 부위는 나무껍질과 잎이다. 예덕나무는 약명으로 야오동(野梧桐)이라고 하며 잎은 여름, 나무껍질은 가을에 채취하여 햇볕에서 건조한다. 나무껍질은 위궤양·십이지장궤양에 좋고, 잎은 땀띠에 잘듣는다.

위궤양·십이지장궤양에는 나무껍질 5~10g을 600cc의 물에 넣고 30분 정도 끓인 다음 하루에 세 번으로 나누어 복용한다. 땀띠에는 건조한 잎을 100g 정도 넣어서 욕탕을 한다.

예덕나무는 위암 치료의 영약으로 알려져 있으며, 강력한 해독작용과 진통 소염작용이 있어서, 상처가 났을 때 잎을 비벼 발라주면 잘 낫는다. 일본과 중국에서는 이미 암치료제로 상품화되었고, 우리나라에서도 제주도에서 위장병 약제로 상품화하였다.

예덕나무는 위를 튼튼하게 하고 소화를 잘 되게 하며 간 기능을 개선해 준다. 또한 신장이나 방광의 결석을 녹이고, 치질·유선염·요로결석 등에 쓰인다. 장의 노폐물을 흡수해 대변을 편하게 해주며 속이 편안해지고 속쓰림과 더부룩함이 많이 완화된다. 열매는 채취가 어려우나 달여 마시거나 술을 담가 마시면 좋다.

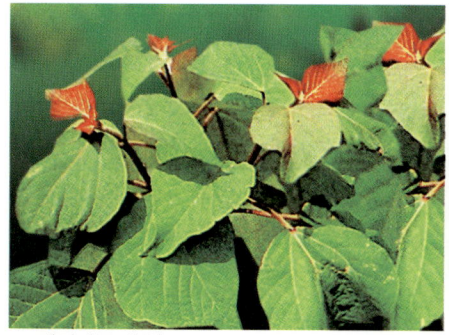
▲예덕나무의 잎

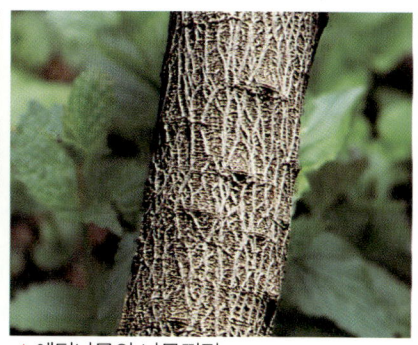
▲예덕나무의 나무껍질

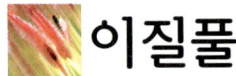 # 이질풀

학명 *Geranium thunbergii* 쥐손이풀과

꽃피는 시기 6~8월 · 꽃색 분홍색 · 흰색

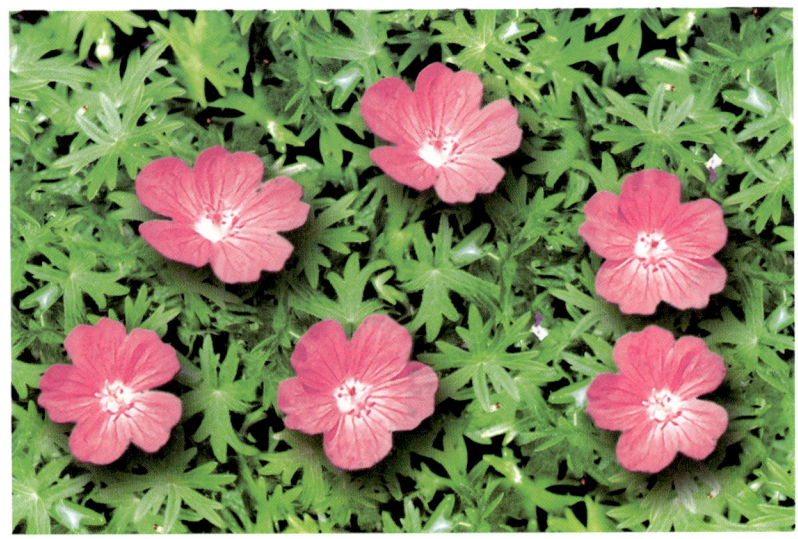

한약재 이름 현초(玄草) 혹은 노관초(老鸛草)

♣ 생태

쥐손이풀과에 딸린 여러해살이풀로 산과 들에서 자라며 키는 50cm~1m 가량이고, 뿌리는 여러 개로 갈라진다. 잎은 마주나며 손바닥 모양인데 3~5개로 갈라지며 나비 3~7cm이고 흔히 검은 무늬가 있다. 갈래조각은 달걀모양으로 끝이 둔하고 얕게 3개로 갈라지며 윗부분에는 불규칙한 톱니가 있다.

어린잎에는 붉은빛 얼룩점이 있으며, 6~8월에 잎겨드랑이에서 꽃줄기가 나와 지름 1~1.5cm의 붉은자줏빛 또는 흰빛의 다섯잎꽃이 1~2송이씩 달린다.

열매는 삭과로 길이 1~1.2cm이고 익으면 5개로 갈라져서 5개의 씨를 흩뿌린다. 우리나라 각지와 일본 · 대만 등지에서 자라며, 이질 · 위궤양 등의 한약재로 쓰인다. 이질을 고치는 약으로 쓰이는 풀이라 하여 이질풀이라고 한다.

♣ **약효**
● 설사 · 변비 · 신경통 · 항균 · 해독 · 동맥경화

약용 부위는 전초이며, 한방에서는 현초(玄草) 또는 노관초(老鶴草)라고 한다. 여름에 꽃이 피었을 때 밑동을 잘라서 채집하여, 깨끗이 씻어 2~3일간 햇볕에 말린 후 적당히 잘라서 종이 봉투에 보관한다.

설사 · 식중독에는 전초 말린 것 10~20g을 600cc의 물에 넣고 40분 정도 끓인 후에 하루에 세 번으로 나누어 마신다. 변비에는 하루 5~10g으로 줄여 약 20분 동안 끓여서 복용한다. 동맥경화증의 예방에는 한 줌을 넣고 따뜻한 물을 부어서 차 대신에 마신다. 습진 · 피부염에는 달인 액을 차게 하여 헝겊 등에 적셔 환부에 냉습포한다. 편도선염 · 구내염 · 인후염 · 치통 등에는 이질풀 5~10g을 컵 1잔의 물에 넣고 반 정도의 양이 될 때까지 달여서 식힌 다음 하루 4~5회 입안을 가셔내면 효과가 있다.

동맥경화증의 예방에는 잎줄기 한 줌에 뜨거운 물을 붓고 30분 가량 끓인 후 따뜻하게 하여 차 대신에 마시면 모세혈관벽을 튼튼하게 해주는 효과가 있다. 이 경우에는 장복해도 좋으며, 변비에도 효과가 있다. 거친 피부에는 건조한 이질풀 잎줄기를 헝겊 주머니에 넣어 목욕제로 사용하여 욕탕을 하면 좋다.

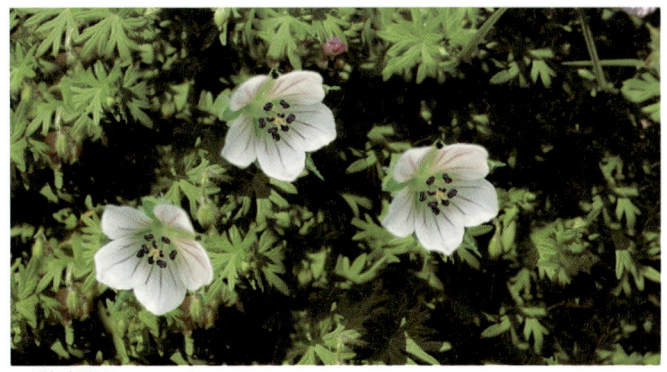

▲ 흰이질풀

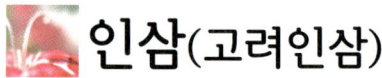 # 인삼(고려인삼)

학명 *Panax ginseng* C.A.Meyer **두릅나무과**
꽃피는 시기 5~6월 **꽃색** 황록색

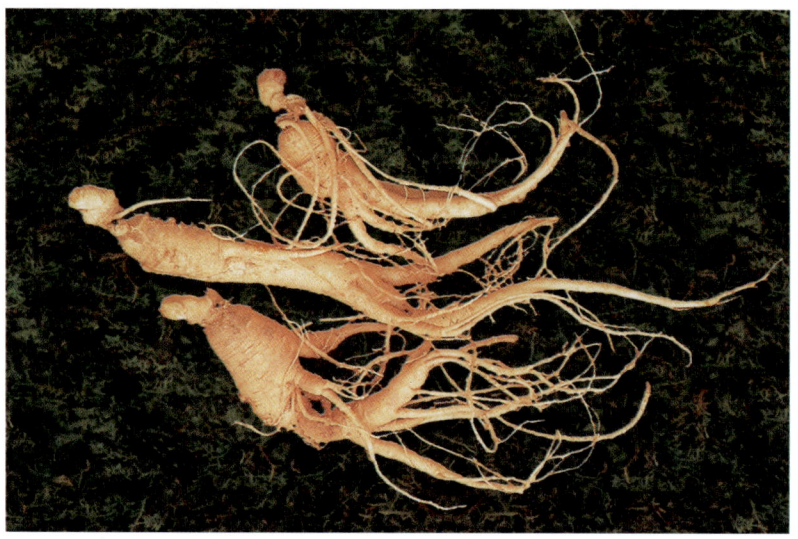

한약재 이름 인삼(人蔘)

♣ 생태

본래 깊은 산의 숲속에서 자라는 두릅나무과의 여러해살이풀인데 밭에서 재배하여 건강식품 또는 약용으로 쓴다. 키는 60cm 정도로 자라고, 줄기는 해마다 1개가 곧게 자라며 줄기 끝에 서너 개의 잎이 돌려나며, 다섯 개의 작은 잎으로 이루어진 겹잎이다.

5~6월에 꽃자루가 나와서 그 끝에 4~40개의 연한 노란빛을 띤 녹색의 작은 꽃이 우산 모양의 꽃차례에 핀다. 열매는 핵과로 붉게 익으며 가운데에 두 개의 반원형 핵이 들어있다.

흰색의 곧은 뿌리가 가지를 쳐서 흔히 '사람 인(人)'자 모양을 하고 있어 인삼(人蔘)이라고 부른다.

♣ 약효
● 식욕부진·구토·피로·설사

약용 부위는 뿌리이다. 한국의 인삼(고려인삼)은 세계적으로 널리 알려져 있고, 그 효능도 다른 나라의 인삼보다 약 30여 배나 되는 것으로 알려져 있다. 일본에서도 고려인삼을 권장하고 있다.

《신농본초경》에서는「인삼은 주로 오장을 보하고 정신을 안정시키며 갑자기 심장이 뛰는 것을 멈추게 하고 눈을 밝게 하며 머리를 지혜롭게 하고 장복하면 수명을 연장한다」고 말한다. 또한 《명의별록》이나 《본초강목》에서도 인삼의 효능을 기록하고 있다. 대체로 2~6년근을 약재로 쓰고 있으나 6년근을 가장 좋은 제품으로 여긴다.

5~6월에 꽃이 피었을 때 잎을 따서 햇볕에 건조한다. 3g을 400cc의 물에 넣고 30분 정도 끓인 다음 하루에 세 번으로 나누어 복용한다. 건조한 인삼 100g을 35도의 백주 1ℓ에 넣고 1개월 동안 밀봉하여 두었다가 하루에 약 20cc씩 복용한다. 만성적인 식욕부진·피로·설사를 자주 하여 몸이 냉한 사람에게 좋다.

혈압이 높고 상기된 얼굴을 한 사람이나 위장에 열이 있는 사람은 복용하지 않는 것이 좋다.

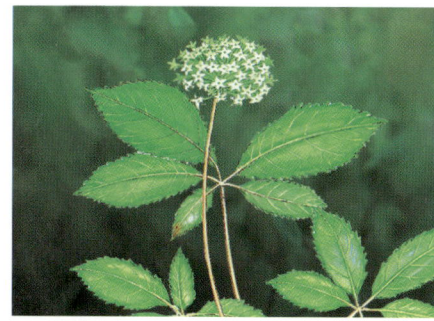
▲인삼의 꽃

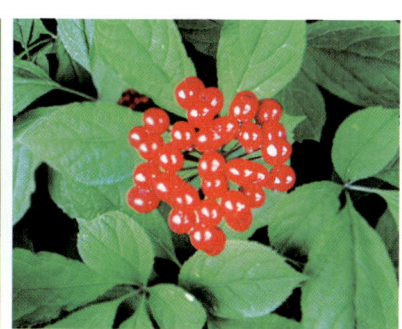
▲인삼의 열매

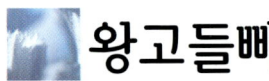 # 왕고들빼기

학명 *Lactuca indica var. laciniata* 국화과
꽃피는 시기 7~10월 꽃색 노란색

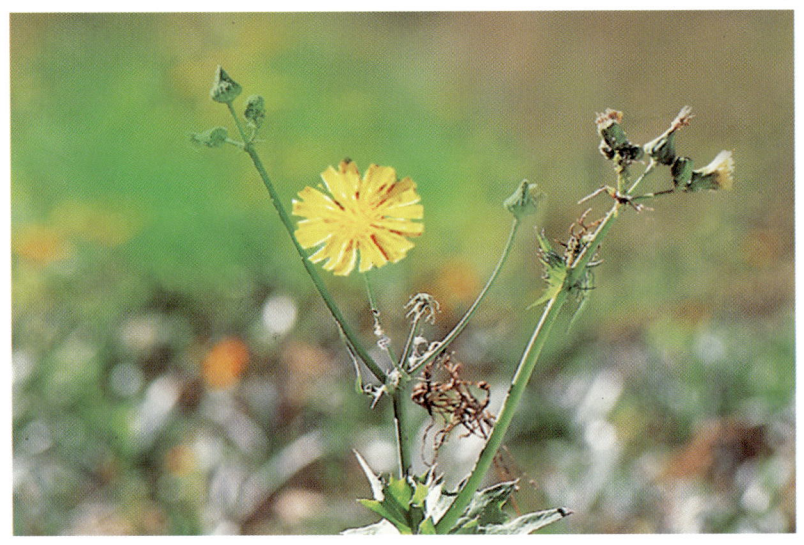

한약재 이름 고채(苦菜)

♣ 생태

국화과에 딸린 한해 또는 두해살이풀로 들에서 흔히 자라며 원산지는 한국이다. 키는 1~2m이고 곧게 자라며 위쪽에서 가지가 갈라진다.

뿌리에서 나온 잎은 꽃이 필 때 시들어 없어지며, 줄기잎은 어긋나고 끝이 뾰족한 긴 타원형으로 길이 10~30cm이다. 앞면은 녹색이고 뒷면은 분백색으로 깃 모양으로 깊게 갈라지고 가장자리에 톱니가 있다. 가지를 자르면 흰 유액(乳液)이 나온다.

7~10월에 줄기가 갈라져 그 끝에 지름 2cm 정도의 노란색 또는 노란빛이 도는 흰색 꽃이 가지 끝에 핀다. 열매는 수과(瘦果)로 9월에 검게 익으며 흰 갓털이 있다. 한국·일본·대만·러시아 등지에 분포한다.

♣ 약효
● 항암 · 건위소화 · 노화방지 · 성인병 예방 · 시력보호

약용 부위는 꽃을 제외한 전초이다. 잎은 나물로 먹을 수 있고, 깨끗이 씻어 생으로 먹기도 한다. 김치를 담가 먹기도 하는데 그 맛이 일품이다. 하루 권장 사용량은 15~30g이다. 씀바귀와 모양이나 효능이 비슷하다.

왕고들빼기의 쓴맛을 내는 성분은 인체의 면역력을 높여 주며, 암을 치료하는 효과가 있다. 비타민E를 함유하고 있어 노화를 방지하고 심신을 안정시켜 주어 봄에 영양이 부족했을 때 생기기 쉬운 춘곤증을 없애 주는 역할을 한다. 또한 소화 기능을 활발하게 하여 위를 튼튼하게 해주는 특징이 있는데, 옛 어른들은 이른 봄에 씀바귀 나물을 먹으면 그해 여름은 더위를 타지 않는다고 하였다. 왕고들빼기는 인체에 해로운 박테리아 등을 살균하는 작용도 한다. 콜레스톨의 수치를 낮추어 고혈압이나 성인병을 예방해준다. 왕고들빼기에 함유된 비타민A와 칼슘 성분은 시력을 보호해주며, 그밖에도 인후염 · 편도선염 · 유선염 · 자궁염 · 종기 등을 치료한다. 해열 · 양혈 효과도 있다.

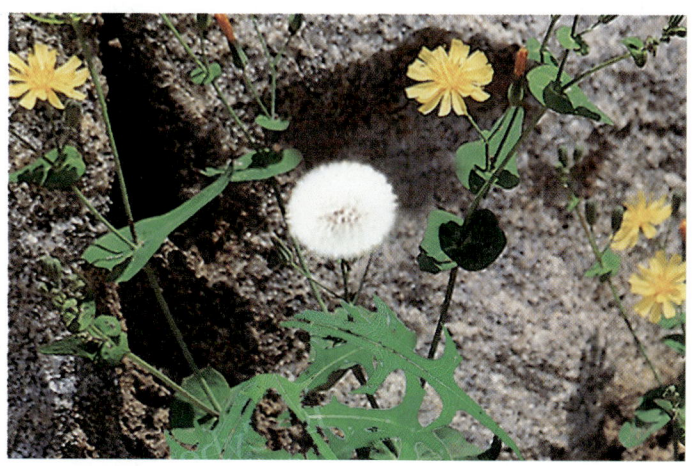

▲왕고들빼기의 씨

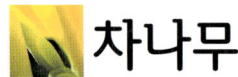 차나무

학명 *Thea sinensis* 차나무과

꽃피는 시기 10~11월 꽃색 흰색·연분홍색

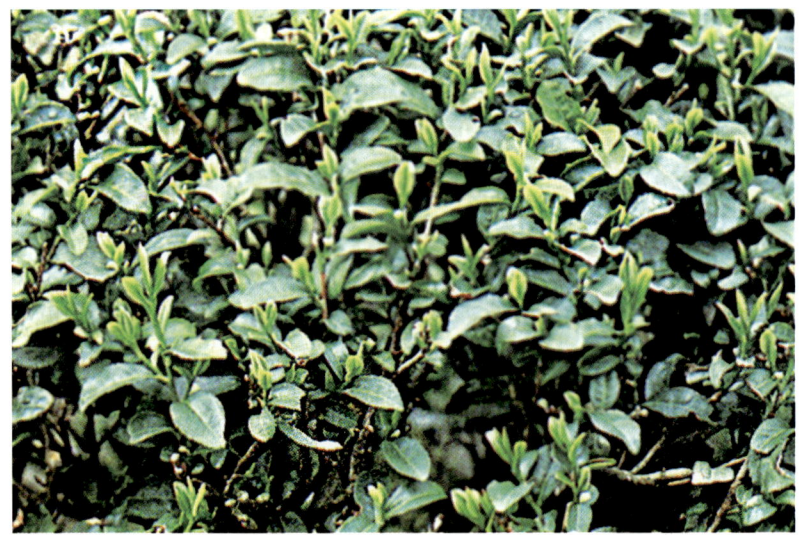

한약재 이름 다(茶), 다엽(茶葉, 잎)

♣ 생태

차나무과에 딸린 늘푸른작은키나무 또는 큰키나무로 원산지는 티베트와 중국 쓰촨성 경계의 산악 지대이다. 차나무는 더욱 좋은 것을 만들기 위해 많은 사람들이 육종(育種)하여 그 종류도 많다.

키는 2~15m이고, 뿌리는 곧게 뻗어 2~4m로 길고 두꺼우며 가는 뿌리가 많다. 잎은 어긋나는데 두껍고 단단하며 길이 6~20cm로 표면에는 윤기가 있다. 빛깔도 녹색·갈색·노란색·자주색 등 여러 가지이다.

10~11월에 잎겨드랑이나 가지 끝에 흰색 또는 연분홍색 꽃이 1~3송이씩 달린다. 꽃과 열매를 같은 시기에 볼 수 있으며, 열매가 익으면 터져서 갈색의 씨가 나온다.

♣ 약효

● 두통 · 설사 · 과식 · 갈증

약용 부위는 어린잎과 씨이며, 봄에 돋아나는 잎이 가장 좋다.
잎을 따면 단시간 쪄서 발효를 중지시키고 열을 통과시키면서 손으로 비벼서 고른다. 그리고 다시 가열하여 차의 약재를 만든다. 가볍게 발효시킨 것이 우롱차, 완전히 발효시킨 것이 홍차이다.
마실 때는 도자기 주전자에 끓인 물을 붓고 찻잎을 넣어 마신다. 씨는 건조하여 분말로 만들어 0.5g씩 1일 2회 복용한다. 우리는 항상 녹차를 마시기 때문에 차나무가 약초라는 것을 느끼지 못한다. 그러나 우롱차 · 홍차는 참으로 귀중한 약초이다.
영국은 1630년대에 중국에서 차를 들여왔고, 홍차는 동양의 신비의 약으로 고령에 이르도록 건강을 유지하게 해준다고 믿었다. 중국 사람들이 기름기 많은 음식을 먹으면서도 고혈압 · 동맥경화 등의 성인병 환자가 적은 이유도 녹차를 마시는 습관 때문이다. 녹차에는 이뇨와 각성 작용의 약효가 있다는 것이 증명되고 있다.
또한 악성 콜레스테롤을 낮추어 주며 다이어트의 효과가 뛰어나고 항균작용 · 소화촉진 작용을 하며 위를 따뜻하게 하고 갈증해소 · 숙취제거에도 큰 효과가 있다. 게다가 구강암 · 결장암 등 여러 종류의 암과 심장질환의 발생을 억제하는 효과도 있다. 다만 열을 식혀 주는 약초이므로 위장이 냉한 사람은 많이 복용하지 않는 것이 좋다. 몸이 차고 위장이 냉한 사람은 몸이 야윌 수 있다.

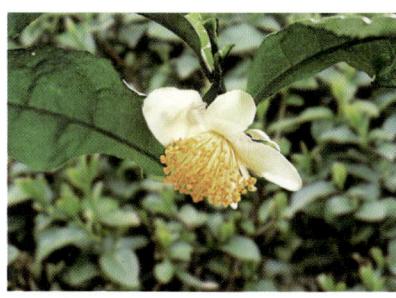
▲차나무의 꽃

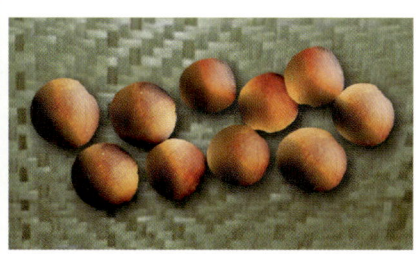
▲차나무의 열매

참마

학명 *Dioscorea japonica* 마과

꽃피는 시기 6~7월 꽃색 흰색

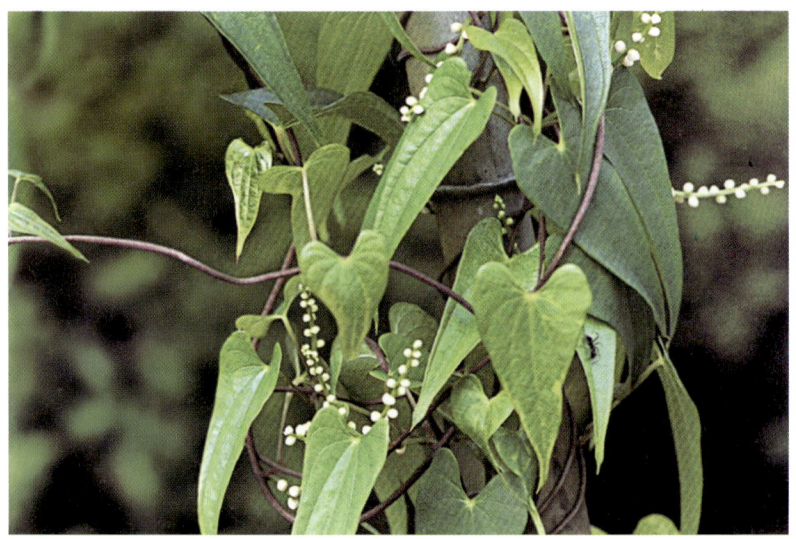

한약재 이름 산약(山藥)

♣ 생태

마과에 딸린 덩굴성 여러해살이풀로 한국·일본 등지에 분포한다.

주로 산지에서 자라며 뿌리에서 줄기가 나와 다른 물체나 나무를 감아 올라간다. 잎은 마주나거나 어긋나고 잎자루가 길며 끝이 뾰족한 타원형 또는 긴 삼각형이다.

6~7월경 긴 꽃줄기 끝에 흰색 꽃이 꽃자루가 없는 여러 개의 꽃이 이삭과 같은 모양으로 아래에서 위로 피어 올라간다. 수꽃에는 6개의 수술과 1개의 암술이 있고, 암꽃에는 6개의 화피 조각과 1개의 암술이 있다.

열매는 삭과로 3개의 날개가 있고 씨에도 얇은 막질의 날개가 있다. 뿌리줄기는 먹을 수 있으며 강장제 및 지사제로 쓰인다.

♣ 약효
● 식욕부진 · 설사 · 기침 · 천식 · 요통 · 빈뇨

약재 부위는 뿌리줄기이다. 가을에 뿌리줄기를 캐내어 뿌리의 머리 부분을 잘라서 껍질을 벗기고 햇볕에서 건조한다. 위장을 튼튼하게 하는 효과가 아주 크다.

6~7월경 꽃이 피었을 때 잎을 따서 햇볕에 건조한다. 3~5g을 400cc의 물에 넣고 30분 정도 끓인 다음 하루에 세 번으로 나누어 복용한다. 생으로 먹어도 좋다.

자주 피로해지는 사람, 빨리 피곤해지는 사람, 피곤이 악화되는 사람에게 효과가 있다. 기침 · 천식에는 가래를 동반한 기침을 하는 사람에게 좋다.

참마는 허약체질을 개선해주고, 어린이들의 두뇌발달에 뛰어난 효과가 있다. 매일 차 대신 참마를 갈아 마시면 건망증이 있는 사람이나 당뇨병 환자에게도 좋다. 또한 정력 강화에도 효과가 있고, 신경쇠약 등을 치료해주는데, 산수유와 숙지황을 추가하여 달여 마시면 상승 효과가 있다. 고혈압에도 참마의 효능이 있다. 고혈압 환자들이 참마를 장복하면 혈압 조절 기능의 효과가 있다.

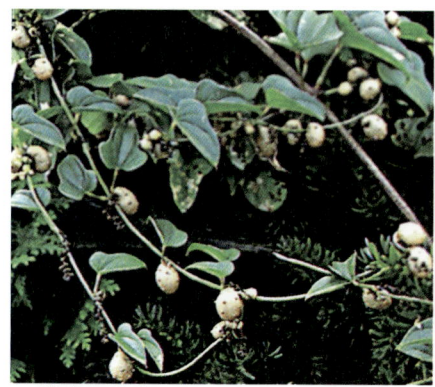
▲ 참마의 열매

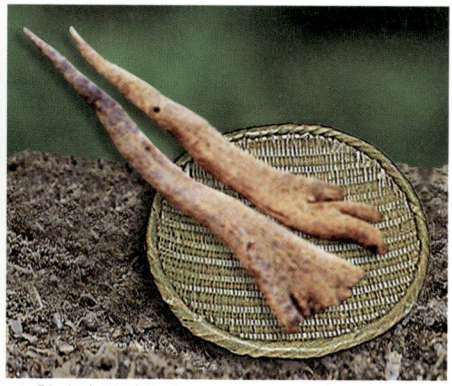
▲ 참마의 뿌리줄기

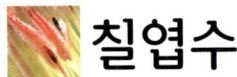 칠엽수

학명 *Aesculus turbinata*　칠엽수과

꽃피는 시기 6월　꽃색 흰색

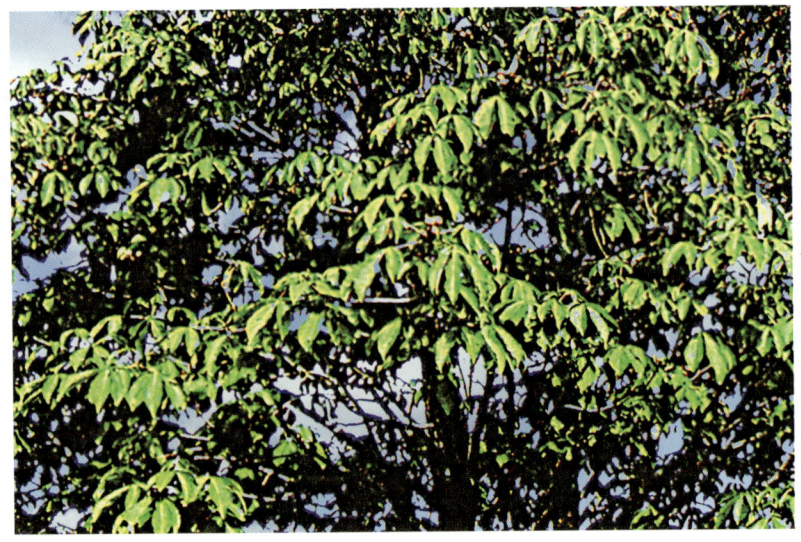

한약재 이름　사라자(娑羅子, 과실 또는 종자)

♣ 생태

　칠엽수과의 갈잎큰키나무로 원산지는 일본이다. 키는 30m에 이르고 굵은 가지가 사방으로 퍼진다. 칠엽수와 같은 종류인 유럽산 마로니에(Marronnier)는 프랑스 파리의 가로수로 유명하다. 잎은 마주나고 손바닥 모양으로 갈라진 겹잎이다. 작은 잎은 5~7개이고 끝이 뾰족한 긴 타원형으로 가장자리에 잔 톱니가 있고 뒷면에는 갈색 털이 있다.

　6월에 가지 끝에 분홍색 반점이 있는 흰색 꽃이 원뿔 모양의 꽃차례를 이루어 많은 수가 빽빽이 달린다. 꽃차례는 길이가 15~25cm이고 짧은 털이 있다. 꽃의 지름은 1.5cm 정도이다. 열매는 삭과이고 거꾸로 선 원뿔 모양이며 지름이 4~5cm이고 3개로 갈라지며 10월에 익는다.

♣ 약효
● 암·관절염·동맥경화·신경계질환·타박상·편도염

약재 부위는 씨와 나무껍질이다. 가을에 열매를 따서 씨를 받고, 6~7월에 나무껍질을 채취하여 각각 햇볕에서 말린다.

설사에는 나무껍질 10g을 600cc의 물에 넣고 30분 정도 끓인 다음 하루에 세 번으로 나누어 복용한다.

칠엽수는 암을 예방하고 치료하며, 류머티스성 관절염·동맥경화·중추신경계의 질환·피부노화·각막이식 거부·안과염증 등에 널리 사용된다. 또한 알츠하이머 질환·신경계 질환·간경변·염증성 장질환 치료에도 효과가 있다.

편도염에는 뜨거운 물에 우려내어 입에 물고 입을 가셔낸다. 무좀·백선에는 분말로 만들어 끓여서 바른다. 타박상·삔데에는 35도의 백주(白酒)에 반 정도의 분량을 넣고 1개월가량 숙성한 액을 밀가루로 반죽하여 찜질을 한다.

칠엽수 추출물은 울퉁불퉁하게 튀어나온 정맥혈관으로 쉽게 구분할 수 있는 하지정맥류를 치료한다. 하지정맥류는 혈관벽을 악화시키며 혈관 팽창의 주원인이 되기도 한다.

마로니에(Marronnier)라고 불리는 칠엽수씨 추출물은 유럽에서 만성정맥부전증에 널리 사용되고 있으며, 다리가 부풀어 오르거나 정맥이 확장되며 통증과 피부궤양을 동반하는 경우에도 좋다.

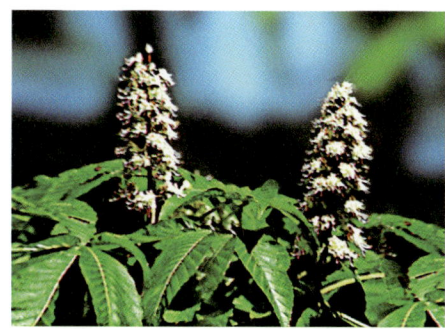
▲칠엽수의 꽃

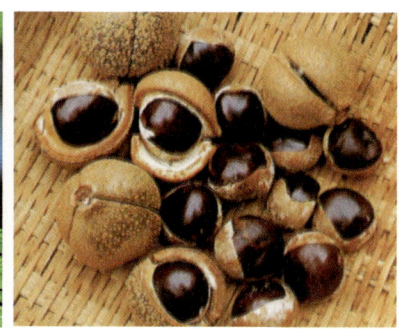
▲칠엽수의 열매

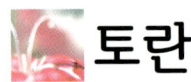 # 토란

학명 *Colocasia antiquorum var. esculenta* 천남성과

꽃피는 시기 8~9월 꽃색 노란색

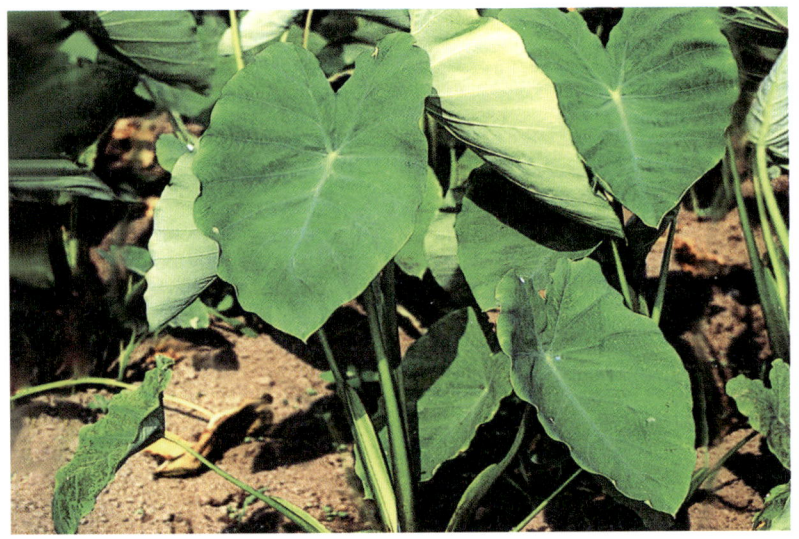

한약재 이름 우자(芋子) 혹은 토우(土芋)

♣ 생태

　천남성과에 딸린 여러해살이풀로 키는 80cm~1.2m이고, 땅속에 살이 많은 덩이줄기가 있다.
　잎은 뿌리에서 돋아나고 높이 1m 정도까지 자라며, 넓은 타원형이고 길이는 30~50cm로 코끼리 귀 같으며, 가장자리가 잔물결 모양이다.
　8~9월에 붓 모양의 꽃이삭 윗부분에 암꽃이, 아랫부분에 수꽃이 피고, 열매를 맺지 않는다. 열대 아시아 원산으로, 4월에 줄기를 심어 7~9월에 수확한다. 우리가 먹는 것은 뿌리줄기인데, 이것을 토란이라고 한다. 토란에는 당질·인·염분·칼슘 등이 많으며, 잎자루도 함께 먹는다. 우리나라에서는 가을의 명절 추석에 토란국을 끓여 먹는 풍습이 있다.

♣ 약효
● 기관지염 · 유선염 · 개위진식(開胃進食) · 불면증

약재 부위는 덩이줄기이다. 여름부터 가을에 수확한다.

토란은 간장과 신장을 튼튼히 해주고 노화방지에도 좋다. 또한 열을 없애고 염증을 가라앉히는 작용을 하므로 타박상 · 어깨결림, 뼈가 삐었을 때 토란을 갈아서 밀가루에 섞어 환부에 바르면 잘 듣는다. 토란은 기관지염 · 인후염 · 동창 · 신경통 등의 치료약으로도 사용되고 있다.

유선염 · 편도염에는 껍질을 벗긴 토란에 생강을 넣고 으깨어 밀가루와 참기름을 섞어 하루에 2~3회 습포한다. 피부가 거칠어지기 쉬우므로 주의한다. 간혹 알레르기 반응이 나타날 수 있으니 주의한다.

허준이 지은 《동의보감》에서는 토란에 개위진식(위를 열어주고 음식이 잘 넘어가게 하는 효능)이 있다고 기록되어 있다. 토란은 약간의 독이 있으나 껍질을 벗긴 후 물에 불려 국을 끓이거나 간장에 졸여 먹으므로 독을 걱정할 필요는 없다.

특이사항은 토란에 불면증과 피로감을 없애주는 천연 멜라토닌을 함유하고 있다는 점이다. 미국과 유럽에서는 이것을 건강보조식품으로 개발하여 판매하고 있다. 하지만 이미 조선시대부터 우리 조상들은 토란을 불면증 치료약으로 사용하고 있었던 것이다.

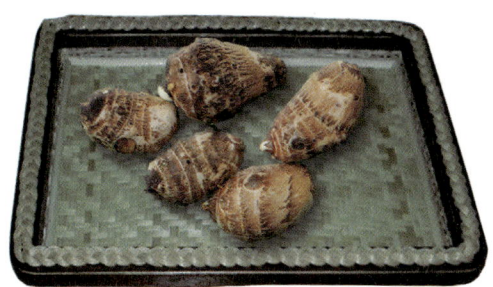

▲ 토란의 덩이줄기

팽나무버섯

학명 *Flammulina velutipes* Singer   송이과

꽃피는 시기   꽃색

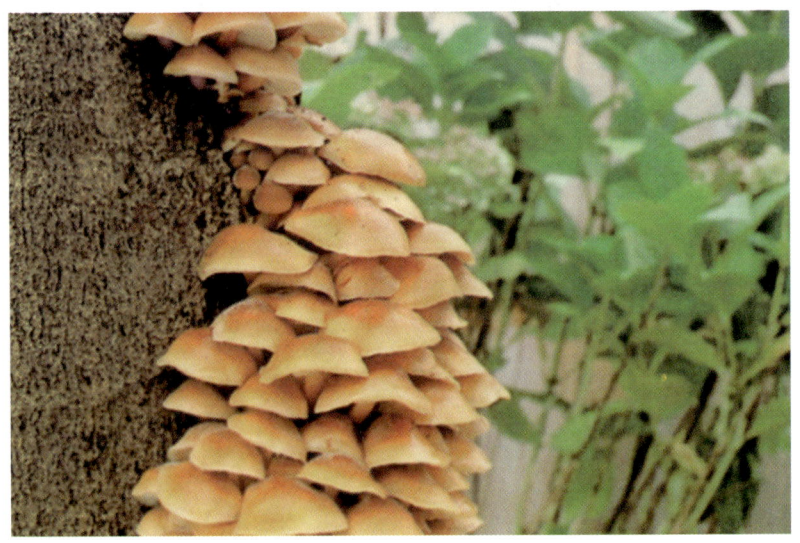

한약재 이름   금침고(金針菇)

♣ 생태

담자균류 주름버섯목 송이과의 버섯으로 늦가을부터 이른봄에 걸쳐 팽나무 등 잎이 넓은 나무인 활엽수의 죽은 줄기 또는 그루터기에서 자생한다. 한국·일본·중국·유럽·북아메리카·오스트레일리아 등 세계의 많은 지역에 분포한다.

버섯갓은 지름 2~8cm이며 처음에 공을 반으로 자른 모양이다가 나중에 편평해진다. 갓 표면은 노란색 또는 누런 갈색이며 가장자리로 갈수록 연한 색으로 되며, 살은 흰색 또는 노란색이다.

홀씨는 길이가 5~7cm이고 타원 모양이다. 겨울에 쌓인 눈 속에서도 자라는 저온성 버섯이며 식용하거나 약용으로 사용된다. 한국·일본·중국·유럽·북아메리카·오스트레일리아 등 세계의 많은 지역에 분포한다.

♣ 약효
● 간장병·항암·키와 체중 증가·위와 장의 궤양

약용 부위는 다른 버섯과 마찬가지로 자실체(子實體)이다. 자실체란 균류의 포자 형성체를 말한다. 팽나무버섯은 팽버섯 혹은 팽이버섯이라고 하는데, 팽나무버섯이 원래 이름이다. 한겨울에 생겨나기 때문에 겨울버섯이라고도 한다.

자연산은 버섯의 갓이 2~8cm로 끈적거림이 있고 건조하면 광택이 나고 황갈색 또는 담황색이 된다. 자연산·재배품 모두 햇볕에서 건조하여 보관한다. 그리고 생으로 조리하여 약용으로 쓴다.

건조한 버섯은 3~5g을 600cc의 물에 넣고 30분 정도 끓인 다음 하루에 세 번으로 나누어 복용한다. 생버섯은 하루에 10~20g을 조리하여 먹는다.

그밖에 항암 작용을 하고, 어린이의 성장과 발육을 촉진시키는 효과가 있다. 특히 대장암에 효과가 좋다. 역학조사에 따르면 팽나무버섯 등을 재배하는 농가의 암발생율이 현저히 낮다고 한다. 팽나무버섯은 비타민B와 칼륨·아연·구리가 풍부하면서 열량이 낮아 비만을 예방하고 당뇨병이나 고지혈증과 같은 생활습관병의 예방에 효과가 크다.

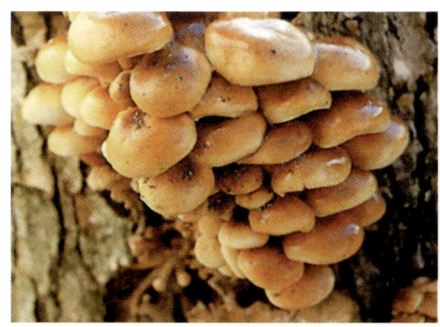
▲팽나무버섯

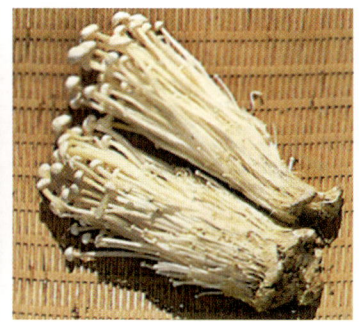
▲팽나무버섯 재배품

포도나무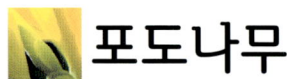

학명 *Vitis vinifera L.* 포도과
꽃피는 시기 5~6월 꽃색 녹색

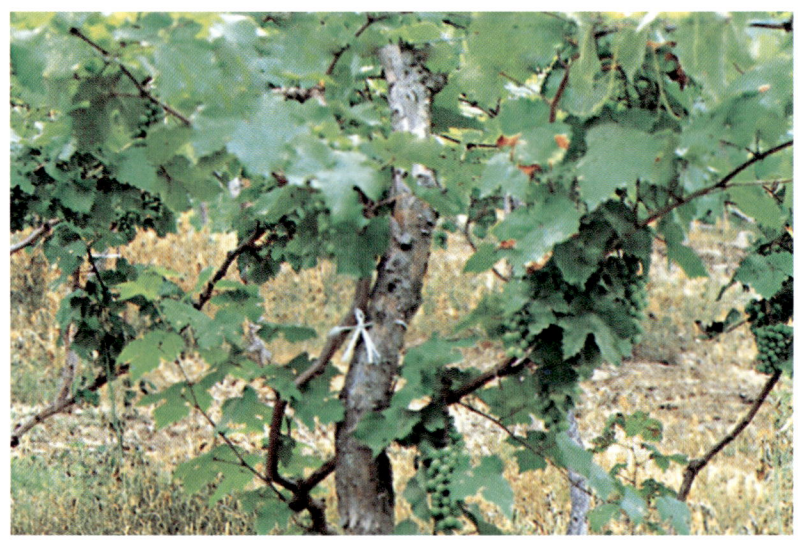

한약재 이름 포도(葡萄)

♣ 생태

포도과에 딸린 갈잎덩굴나무로 줄기는 넌출지고 덩굴손으로 다른 물체를 감아 올라가며, 길이는 3m가량이다. 잎은 어긋나고 손바닥 모양으로 깊게 갈라졌으며 쭈글쭈글하다.

5~6월에 노란빛을 띤 녹색의 잔꽃이 원뿔 모양의 꽃차례로 모여 피며, 꽃이 진 자리에서 구슬 모양의 열매가 다닥다닥 붙어 송이를 이룬다. 열매는 껍질이 다육질로 즙이 많은 액과(液果)로 품종에 따라 검은자주색·녹색·홍색빛을 띤 붉은색·노란빛을 띤 녹색·보라색 등으로 다양하며 8~10월에 익어 간다.

과실의 모양도 공 모양, 타원 모양, 양 끝이 뾰족한 원기둥 모양 등이 있다. 꽃말은 '은혜'이다.

♣ **약효**
● 피로회복 · 해독 · 허약체질 · 동맥경화 · 폐암

약용 부위는 과실과 뿌리이다. 채취 시기는 늦여름부터 초가을까지이며 과실이 익으면 채취하여 그늘에서 말린다.

포도는 피로회복과 해독 작용에 특효가 있다. 또한 피를 맑게 하며 열을 내리게 하고 이뇨작용을 한다. 포도를 물로 달여서 복용하거나 찧어서 즙을 복용한다. 혹은 술에 담가 복용한다.

허준의 《동의보감》에는 「성질이 평하고 맛은 달고 시고 독이 없다. 관절이 붓고 저린 증상을 치료하고 소변을 잘 나오게 하며 기를 돕고 의지를 강하게 하며 살찌게 하고 건강하게 한다」고 기록되어 있다.

포도나무 뿌리를 달여 마시면 구역과 딸꾹질이 멎는다. 그리고 임신한 후 태기가 명치를 치밀 때에 마시면 곧 내려간다. 또한 동맥경화 · 스트레스 해소 · 폐암 · 산후 젖부족 · 간염 · 황달 · 만성기관지염 등 여러가지 병에 효험이 있는 귀중한 과일이다. 포도의 씨와 껍질에는 항산화성분이 있어서 활성산소를 제거하는데 효과가 있다. 참고로 과육(육질)에는 항산화성분이 거의 없다.

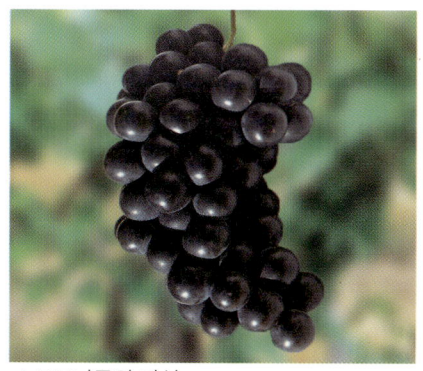
▲포도나무의 과실

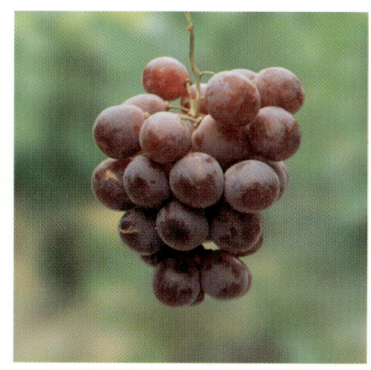
▲연보랏빛의 포도

표고버섯

학명 *Lentinus edodes*   느타리과

꽃피는 시기   꽃색

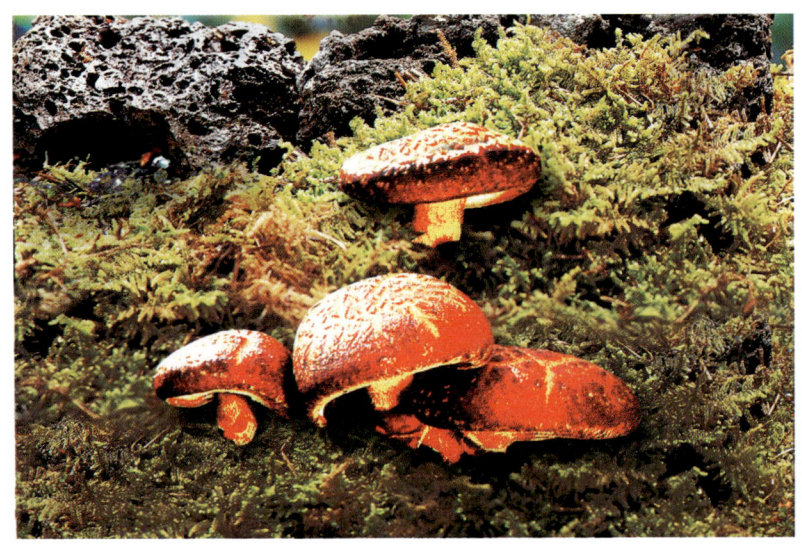

♣ 생태

담자균류 주름버섯목 느타리과의 버섯으로 봄과 가을, 2회에 걸쳐 참나무·밤나무·서어나무 등 잎이 넓은 활엽수의 마른 나무에 난다.

갓지름은 6~10cm이고 표면은 다갈색이며 처음에는 공을 반으로 자른 모양이지만 차츰 편평해진다. 갓 표면은 다갈색이고 흑갈색의 가는 솜털처럼 생긴 비늘조각으로 덮여 있으며 때로는 표피가 균열되어 흰 살이 보이기도 한다.

버섯대는 길이가 3~6cm이고 버섯대 표면은 위쪽이 흰색, 아래쪽이 갈색이고 섬유처럼 질기다. 농가에서 원목을 잘라 배열하고 인공 재배를 하며 한국·일본·중국에서는 생표고 또는 건표고를 버섯 중에서 으뜸가는 식품으로 여긴다. 한국·일본·중국·대만 등지에 분포한다.

♣ 약효
● 염증·암·에이즈·고혈압·콜레스테롤·산후조리

버섯은 우리나라 전역의 산과 들에 여러 가지 빛깔과 모양으로 잠시 나타났다가 금세 사라진다. 따라서 옛날 사람들은 땅을 비옥하게 하는 '대지의 음식물'로 생각하였으며 수많은 민속학적 전설이 남아 있다. 또한 버섯은 그 독특한 향과 맛으로 널리 식용되거나 약용으로 쓰였지만, 때로는 목숨을 앗아가는 독버섯 때문에 두려움의 대상이 되기도 하였다. 고대 그리스와 로마인들은 버섯을 '신의 식품(the food of the gods)'이라고 불렀으며, 중국인들은 불로장수의 영약으로 여겼다.

버섯은 농약이나 비료를 쓰지 않아도 되는 무공해 식품이다. 그리고 동물과 식물의 특성을 동시에 지니고 있다. 육류의 특징인 단백질과 채소류가 가진 비타민이 풍부하면서도 열량이 낮아 비만과 성인병의 예방과 치료에 유익한 농산물이다.

버섯 중에서 가장 중하게 여기는 표고버섯은 염증·암·에이즈 등에 강력한 항균 작용을 하며, 혈압과 혈당, 콜레스테롤을 조절하고, 면역 작용을 하는 것으로 보고된 바 있다.

표고버섯은 성질이 차고 맛이 달며 독이 없으며, 식욕부진이나 소화불량에 도움이 된다. 산후에 젖이 부족하거나 몸이 피곤할 때도 효험이 있다. 이런 놀라운 효능으로 표고버섯은 부작용이 없는 암 치료 약재로도 각광을 받고 있다.

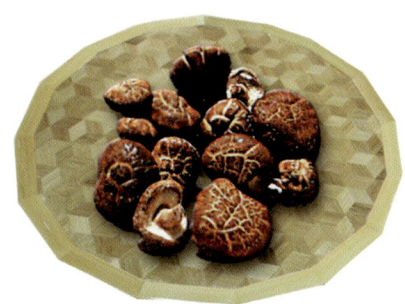
▲말린 표고버섯

♣ 만일 가정요법 중에 부작용이 생기거나 증상이 악화되는 경우에는 즉시 복용을 중단하고 반드시 전문 한의사와 상의하시기 바랍니다.

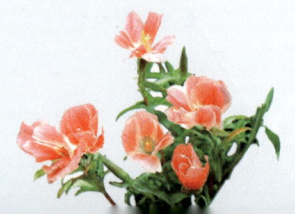

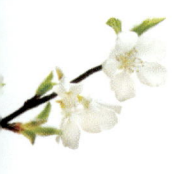

제6장

감기에 잘듣는 약초

금귤(금감) 194
도라지 196
둥굴레 198
모과나무 200
산나리 202
살구나무 204
석류나무 206
맥문동 208
원추리 210
은행나무 212
인동 214
참나리 216

칡 218
황매화 220
개미취 222
겨자 224
당근 226
털머위 228
다래나무 230
파 232
차조기 234
더덕 236
박하 238

금귤(금감)

학명 *Fortunella crassifolia*   운향과
꽃피는 시기 6~8월   꽃색 흰색

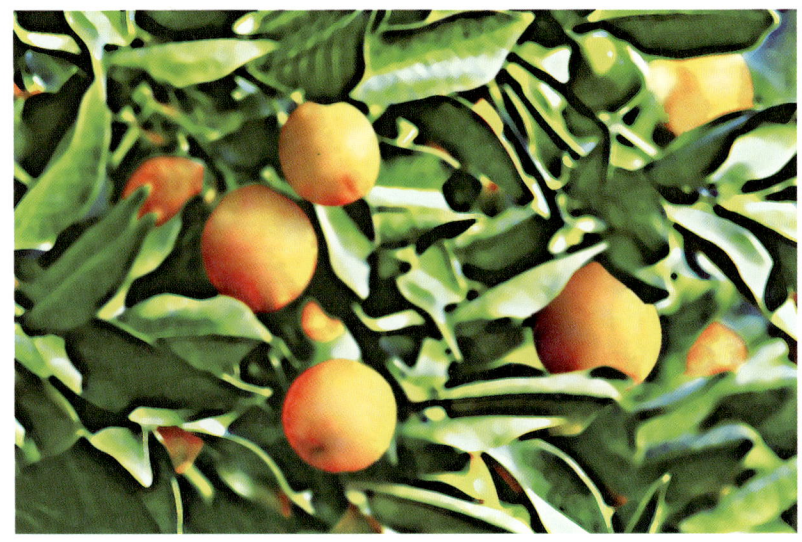

♣ 생태

운향과에 딸린 늘푸른작은키나무로 원산지는 중국이다. 우리나라에서는 남부 지방에서 과수로 심으며 주로 제주도에서 많이 난다.

키는 4m에 이르며 가지와 잎이 무성하고 가시는 없다. 잎은 어긋나고 넓은 칼 모양이며 길이는 4~9cm이다. 잎 표면은 녹색이고 뒷면은 백록색이며 톱니는 없거나 끝에 뚜렷하지 않은 것이 조금 있다. 잎자루에는 좁은 날개가 있다.

6~8월에 잎겨드랑이에서 흰색 꽃이 1~2송이씩 피는데 꽃잎과 꽃받침잎은 5개씩이다. 많은 수술과 1개의 암술이 있고 씨방은 4~5실이다.

열매는 길이 2.5~3cm이고 오렌지색으로 익는다. 처음에는 관상용으로 심었으나 현재는 농가에서 식용으로 재배한다.

♣ 약효
● 기침·감기·과식

익은 금귤을 설탕에 재거나 설탕을 넣고 끓여서 하루에 2~3개 정도를 먹는다. 금귤은 몸을 따뜻하게 하는 과일로 몸이 냉한 사람에게 매우 큰 효과가 있다. 특히 오한과 함께 오는 감기에 걸렸을 때나 날씨가 추워져 기침이 자주 나올 때는 금귤 1/2 크기의 생강과 금귤 2개를 넣고 끓여서 따뜻하게 마시면 효과가 있다.

생과실을 35도의 백주에 1개월 동안 재었다가 꺼내어 작은 잔으로 한 잔씩 마시는 것도 건강에 좋다. 과실의 양은 용기에 반 정도를 넣으면 된다. 다만 손과 발이 뜨거운 사람은 오래 복용하면 안 된다. 산후에 아랫배가 아플 때에도 금귤 뿌리 20g을 홍주(紅酒)와 섞어 약한 불에 장시간 고아 복용한다.

금귤은 열매보다 잎에 비타민C가 많이 함유되어 있다. 맛은 맵고 쓰며 성질은 조금 차고 독성이 없다. 기능이 뭉쳐 있는 간의 기운을 풀어 주고, 식도암의 치료에 도움을 준다.

금귤에는 활성산소를 제거하는 카로티노이드 색소가 많아 항산화에 도움이 되는데, 많이 먹으면 손바닥이 노랗게 착색이 된다. 그렇다고 해서 특별히 문제가 되는 것은 아니다.

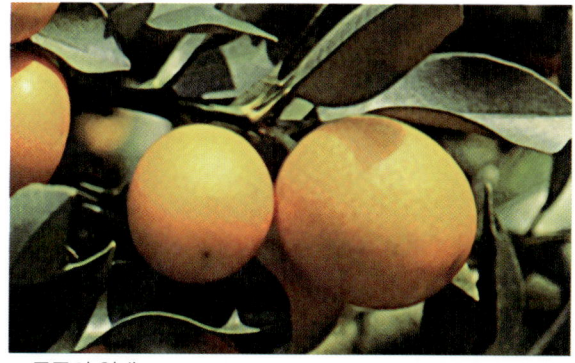
▲금귤의 열매

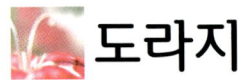

도라지

학명 *Platycodon grandiflorum*　**초롱꽃과**

꽃피는 시기 7~9월　**꽃색** 흰색·보라색

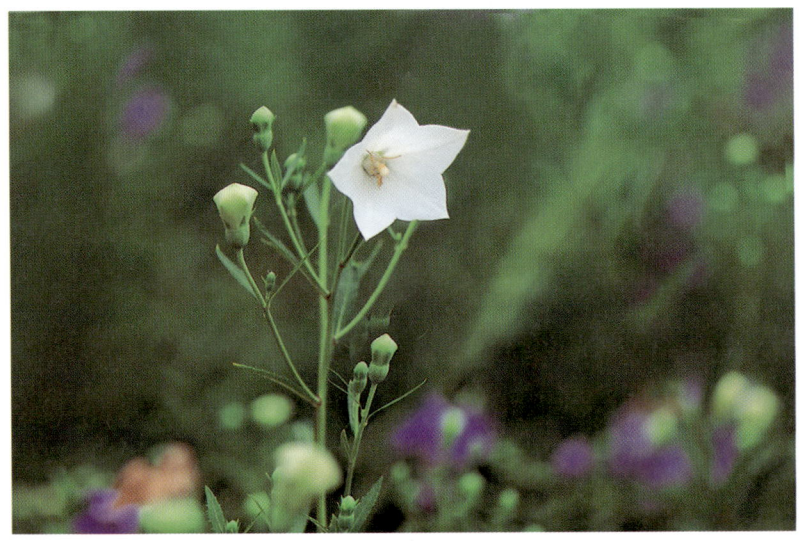

한약재 이름 길경(桔梗)

♣ 생태

　초롱꽃과에 딸린 여러해살이풀로 산이나 들에서 자생하는데, 밭에 심어 가꾸기도 한다. 키는 60cm~1m 가량이고, 잎은 어긋나며 끝이 뾰족한 타원형이다. 7~9월에 끝이 다섯 쪽으로 갈라진 종 모양의 보라색이나 흰색 꽃이 줄기 끝이나 가지 끝에 한 송이씩 핀다.

　겹꽃이 피는 것을 '겹도라지'라 하고, 흰 꽃이 피는 것을 '백도라지', 흰 겹꽃이 피는 것을 '흰겹도라지'라고 한다.

　열매는 달걀 모양이며, 익으면 5개로 벌어져 씨가 땅으로 떨어진다. 뿌리는 나물로 먹기도 하고, 기침약으로 쓰기도 한다.

　꽃말은 '영원한 사랑·미소'이다.

♣ 약효
● 기침 · 목의 통증 · 편도염 · 축농증 · 화농증

약용 부위는 뿌리이며, 가을에 뿌리를 캐서 수염뿌리를 제거한 다음 가늘게 쪼개어 햇볕에서 말린다.

평소 인후염이나 잦은 편도선염을 앓거나, 가래가 많고 가슴이 답답한 증상이 있는 경우에는 도라지 말린 것 8~12g을 400cc의 물에 넣고 30분 정도 끓인 다음 하루에 세 번으로 나누어 복용한다. 상기 증상을 치료하는 처방에는 도라지가 가장 중요한 약재로 사용된다. 몸에 열이 있는 사람이나 냉한 사람이나 체질에 관계없이 복용해도 된다.

간혹 도라지를 먹고서 가래가 더 많아졌다는 사람들이 있는데 이것은 기관지 안의 가래 배출을 원활하게 하는 것으로 가래를 더 많아지게 하는 것이 아니니 걱정하지 않아도 된다.

도라지에는 인삼과 마찬가지로 사포닌 성분이 많다. 특히 껍질 부위에 많기 때문에 도라지를 손질할 때 흙은 물로 잘 씻어내고, 껍질은 제거하지 않는 것이 좋다.

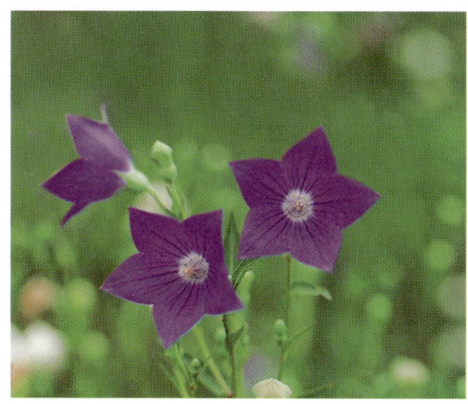
▲보랏빛의 도라지꽃

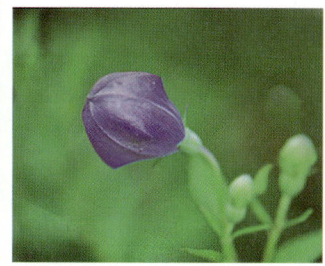
▲도라지꽃의 꽃봉오리

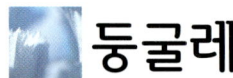 둥굴레

학명 *Polygonatum odoratum var. pluriflorum* 백합과
꽃피는 시기 6~7월 꽃색 흰색

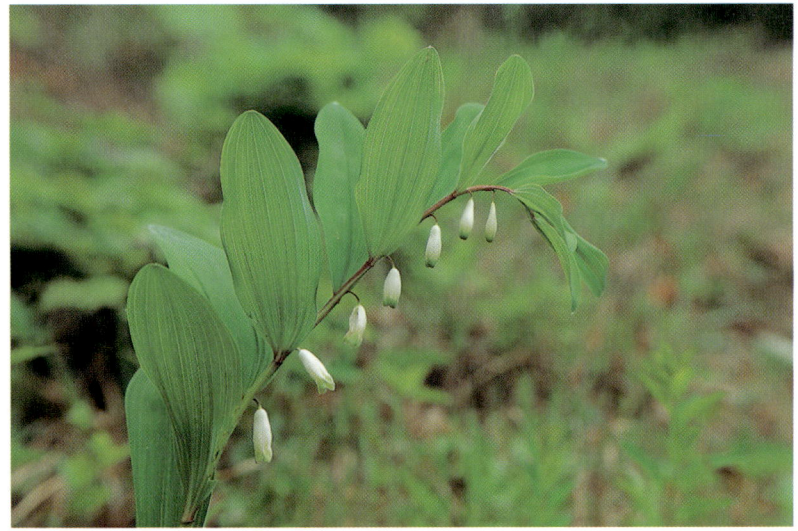

한약재 이름 황정(黃精) 혹은 옥죽(玉竹)

♣ 생태

백합과의 여러해살이풀로 산과 들에서 자란다. 굵은 육질의 뿌리줄기는 옆으로 뻗고 줄기는 곧게 서며, 높이는 30~60cm인데 키가 커지면 위쪽은 활처럼 휘어진다.

잎은 어긋나는데 긴 타원형이거나 끝이 뾰족한 칼 모양이며 길이 5~10cm, 나비 2~5cm이다. 6~7월에 흰 꽃이 잎겨드랑이에서 피는데 끝부분은 녹색이다. 꽃잎은 원통 모양이고 6개로 갈라져 있다.

8~9월경에 구슬 모양의 작은 열매가 검게 익어 간다. 온실에서 재배하여 꽃밭이나 화분에 가꾸기도 하며, 꽃꽂이용으로도 쓰인다. 봄에 어린잎과 뿌리줄기를 식용한다.

♣ 약효
● 기침 · 피로 · 권태

둥굴레는 한약재로 황정(黃精)이나 옥죽(玉竹)이라고 부른다. 약용 부위는 뿌리줄기로 10~11월에 캐내어 수염뿌리를 제거하고 햇볕에서 말린다. 둥굴레의 뿌리는 영양이 풍부하고 맛이 좋아서 과거 신선들이 즐겨먹었던 약식 중에 하나로 전해진다.

둥굴레의 뿌리인 황정(黃精)은 몸에 진액을 생성시키고 갈증을 없애는 효능이 매우 커서 음적인 기운을 보해주는 대표적인 약재이다. 따라서 피부가 건조해서 갈라지거나 항상 입이 마르고 갈증이 심하거나 목이 건조하면서 가래가 없는 마른 기침이 나는 경우에 사용하면 효과적이다.

《동의보감》에는 둥굴레를 생약 중에서 첫 번째로 두었으며 주로 자양강장제로 쓰거나 당뇨 · 다한증 · 다뇨증 등에 처방한다. 둥굴레는 인삼에 들어 있는 사포닌을 함유하고 있어 종양 · 항암 · 피로 · 정신안정 · 염증 · 노화방지 등에도 효험이 있다.

둥굴레 뿌리줄기 5~10g을 600cc의 물에 넣고 30분 정도 끓인 다음 하루에 세 번으로 나누어 복용한다. 예로부터 산채로서도 널리 알려져 있어서 봄에 나오는 어린잎을 채집하여 깨끗이 씻은 다음 마요네즈를 얹어서 먹으면 감미로운 맛이 있다. 둥굴레차는 담백한 맛이 좋고 건강에도 좋다.

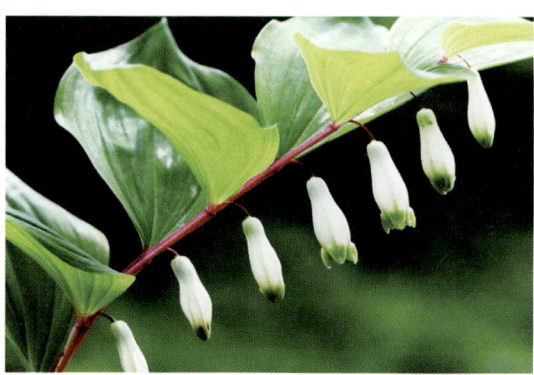

▲둥굴레의 잎과 꽃

모과나무

학명 *Chaenomeles sinensis* 장미과
꽃피는 시기 4~5월 꽃색 분홍색

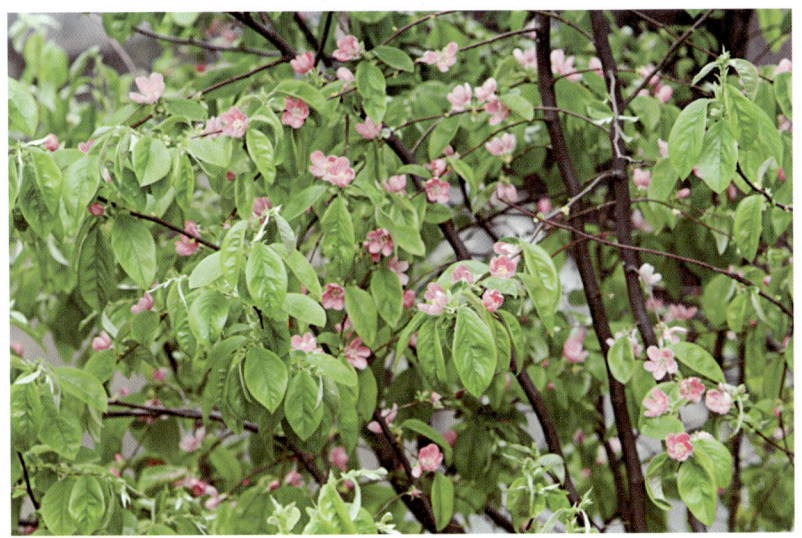

한약재 이름 목과(木瓜)

♣ 생태

    장미과의 갈잎큰키나무로 관상수·과수 또는 분재용으로 심는다. 중국이 원산지이며 키는 10m에 이른다. 자갈색의 나무껍질은 군데군데 벗겨져서 흰무늬처럼 보이며 어린 가지에는 털이 있고 두해살이 가지는 윤기가 있다.
    잎은 어긋나고 긴 타원 모양이며 가장자리에는 잔톱니가 있고 턱잎은 일찍 떨어진다.
    4~5월에 가지 끝에서 지름 2.5~3cm의 분홍빛 다섯잎꽃이 한 송이씩 핀다. 열매인 모과는 타원 모양이고 지름 8~15cm로서 9월에 노란색으로 익어 간다. 모과는 향기가 좋으나 살이 단단하고 신맛이 강하다. 식용·약용·관상용·향료로 쓰인다.

♣ 약효
● 기침 · 구토 · 신트림

약용 부위는 열매인 모과이다. 가을에 모과를 채취하여 둥근 모양으로 잘라 햇볕에서 말린다. 3~5g을 400cc의 물에 넣고 30분 정도 끓인 다음 하루에 세 번으로 나누어 복용한다. 또한 생모과를 깨끗이 씻은 다음 둥글게 잘라 꿀에 넣고, 하루에 2~3회 작은 스푼으로 더운물에 타서 마신다.

약주용 소주 2ℓ에 적당한 크기의 모과 2~3개를 잘게 썰어서 한 달 정도 놓아두면 모과주가 된다. 모과주는 인삼잔으로 하루에 1~2잔 마시면 효과가 있다. 평소에 쥐가 잘 나거나 어깨뭉침이 심한 경우에도 모과를 차로 만들어 수시로 복용하면 기혈소통이 좋아지고 근육뭉침과 근육통을 예방할 수 있다.

모과는 식욕을 증진시키고, 억균작용과 부패를 막는 작용을 한다. 민간약으로도 널리 쓰여 각기병 · 급체 · 기관지염 · 토사 · 폐결핵은 물론 특히 가래가 섞인 기침이 나올 때 효과가 있다. 모과는 체질에 상관없이 잘 들으며, 향기가 좋아 환제로 만들어 실내에 걸어 두기도 한다.

임신했을 때의 입덧은 자궁이 위를 자극하여 위장장애를 일으키기 때문인데 모과차를 마시면 위장장애를 완화시켜주는 효능이 있다. 모과에 들어있는 비타민C는 탄력있는 피부를 유지시켜준다.

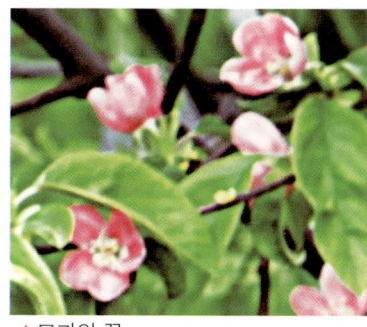
▲모과의 꽃

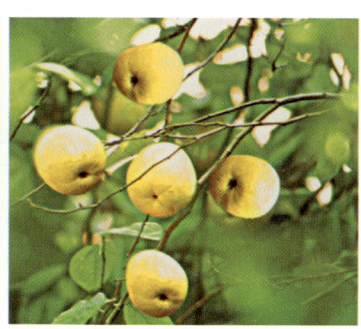
▲모과의 열매

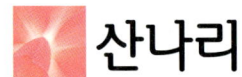 # 산나리

학명 *Lilium auratum* 백합과

꽃피는 시기 6~7월   꽃색 흰색

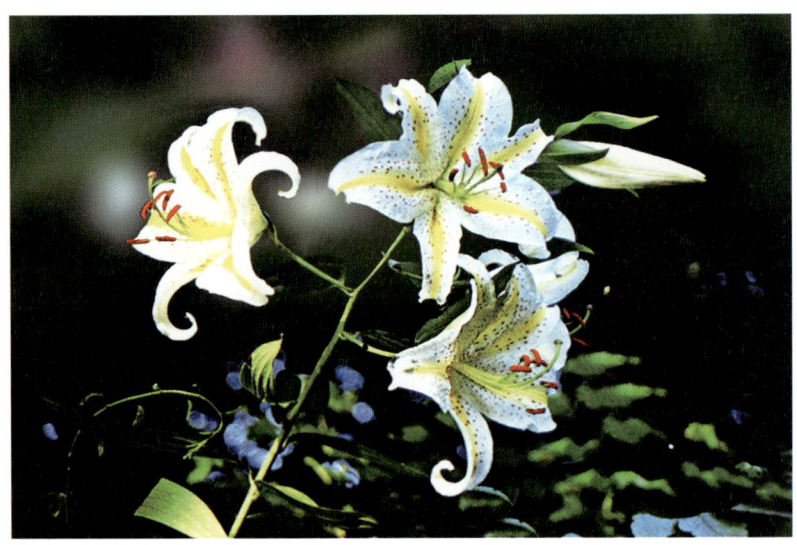

한약재 이름   금백합(金白合), 산백합(山白合)

♣ 생태

　백합과의 여러해살이풀로 일본이 원산지이다. 키는 1~1.5m로 곧게 서며 지름은 약 10cm이다. 알뿌리는 납작한 공 모양으로 노란빛을 띤 흰색이다.
　잎은 버들잎처럼 길고 가늘며, 연한 녹색 점이 있고 나비 1.5~3.5cm로 5개의 잎맥을 가지고 있다.
　6~7월에 원줄기 끝에 1~20개, 때로는 40개 정도의 꽃이 달리는데 지름이 15~25cm로서 크다. 꽃 빛깔은 흰색 바탕에 5개의 노란 줄무늬가 있고 붉은 갈색 반점이 있으며 향기가 강하다.
　꽃덮개는 비스듬히 퍼지고 끝부분이 뒤로 말린다. 꽃말은 '깨끗한 마음'이다. 주로 산지에서 자라며 전국 각지에 분포한다.

♣ 약효
● 기침·불면증·종기

산나리는 아담과 이브가 에덴동산에서 쫓겨날 때 이브가 흘린 눈물이 땅에 떨어져 핀 꽃이라고 한다. 옛날 한 마을의 아리따운 처녀가 수절을 지키고 죽은 후 그 자리에 피어난 꽃이라는 전설도 있다.

가을에 알뿌리를 캐내어 뜨거운 물에 살짝 데친 후 햇볕에서 건조한다. 알뿌리 5g을 400cc의 물에 넣고 30분 정도 끓인 다음 하루에 세 번으로 나누어 복용한다.

알뿌리는 폐기관지를 보호하는 작용이 있어서 만성이 된 마른기침, 가래 섞인 기침을 하는 사람에게 효과가 있다. 몸이 더워지면 기침이 나오고 또한 가래와 피가 섞인 기침이 나오는 사람에게도 좋다. 백합과의 모든 알뿌리는 폐음을 보하는 작용이 있어 기관지에 좋다. 미열이 있고 꿈을 많이 꾸고 심장이 크게 뛰며 잠이 잘 오지 않는 불면증에도 특효약이다.

종기에는 산나리의 알뿌리를 말려서 식초와 반죽하여 환부에 붙이고 하루에 두세 번씩 갈아준다.

날씨가 춥거나 몸이 냉하여 나오는 기침에는 사용하지 않는다.

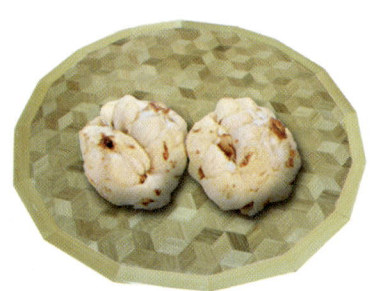

▲ 산나리의 알뿌리

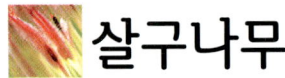 # 살구나무

학명 *Prunus armeniaca var. ansu Maxim.* 장미과

꽃피는 시기 4월 꽃색 연분홍색

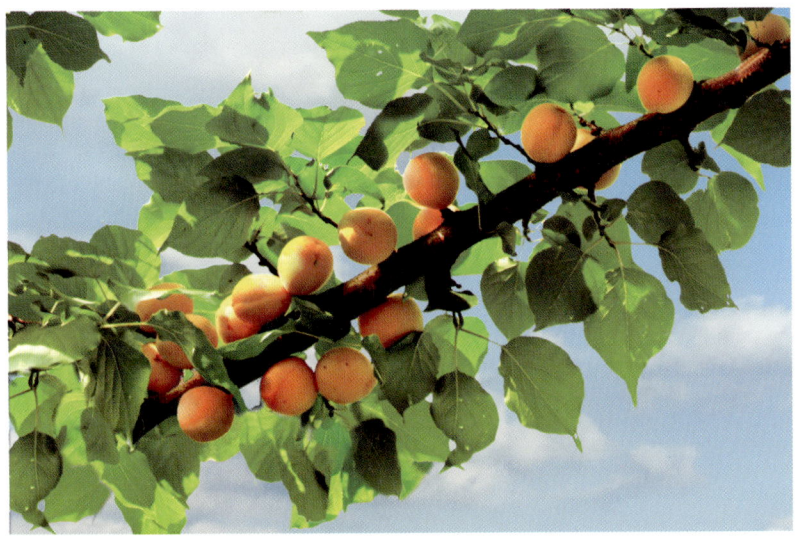

한약재 이름 행인(杏仁, 씨앗)

♣ 생태

　장미과에 딸린 갈잎큰키나무로 중국이 원산지이며 키는 5~7m 가량이고, 농가에서 과수로 널리 재배한다. 나무 껍질은 붉은빛이 돌고 어린 가지는 갈색을 띤 자주색이다.

　잎은 어긋나고 끝이 뾰족한 타원 모양이며 가장자리에는 잔톱니가 있다. 4월에 연분홍빛의 꽃이 한두 송이씩 잎보다 먼저 핀다. 열매인 살구는 둥근 공 모양이고, 6월에 붉은빛을 띤 노란색으로 익어 가는데, 날로 먹거나 통조림을 만드는 데 쓰인다. 열매에는 비타민A와 천연 당류가 많이 들어있다.

　씨는 '행인'이라 하여 한약재로 사용한다. 꽃말은 '수줍음'이다. 한국·일본·중국·몽골·미국·유럽 등지에 분포한다.

♣ 약효
● 기침·천식·변비

약용 부위는 씨이며, 한방에서는 살구의 씨를 행인(杏仁), 열매를 행실(杏實)이라고 부른다. '행(杏)'자가 살구나무와 은행나무를 뜻하기 때문에 간혹 '행인'을 은행의 씨로 오해하는 경우가 있는데, 은행의 씨는 한약재로 '백과(白果)'라 부른다.

초여름 과실이 익을 무렵에 채집하여 핵을 빼 버리고 씨를 모아서 햇볕에서 건조한다. 과실은 생으로도 괜찮고, 햇볕에서 건조한 것도 좋다. 생으로 또는 건조한 과실은 하루에 1~2개씩 먹는다. 말린살구·살구잼·행인두부 등으로 만들어 먹기도 한다.

씨앗인 행인은 급만성 기침을 치료하는 효과가 매우 뛰어나다. 오미자차와 함께 보용하면 더욱 뚜렷한 효과를 볼 수 있다.

살구는 과실과 씨 모두 중독을 일으키는 경우가 있으므로 많이 먹지 말아야 한다. 특히 씨는 생으로 먹지 않는다. 중독 증상으로는 현기증·구토·세찬 심장박동·숨가쁨 등이 있다. 해독하는 데는 살구나무의 나무껍질을 끓여서 마시는 것이 좋다고 전해진다.

설사를 자주 하는 사람과 임산부는 먹지 않는다.

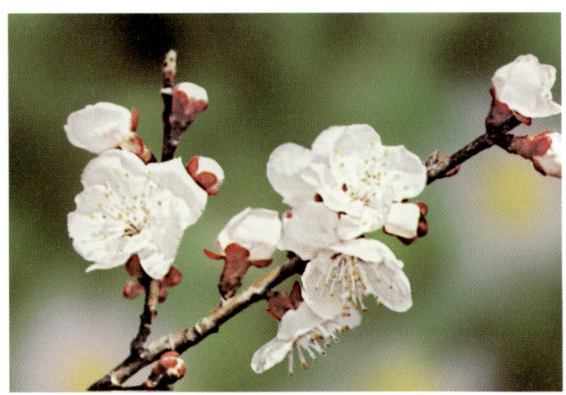
▲살구나무의 꽃

석류나무

학명 *Punica granatum* L.   석류나무과

꽃피는 시기 5~6월   꽃색 붉은색

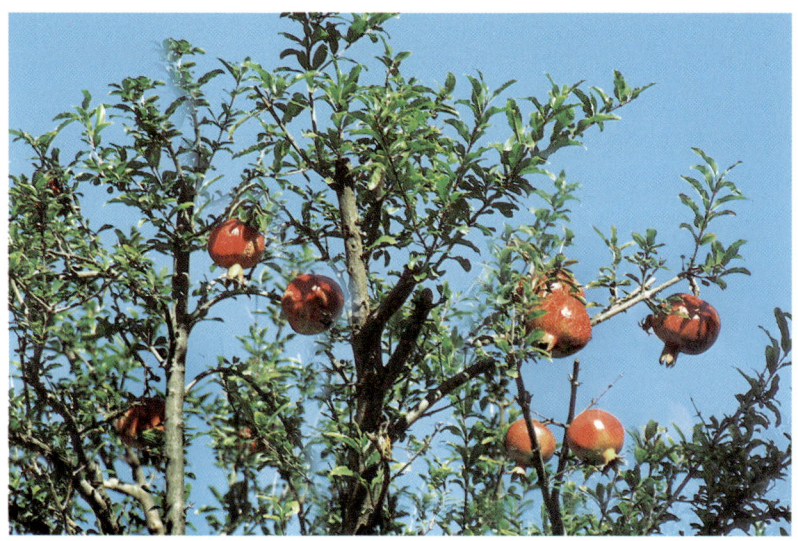

한약재 이름   석류(石榴)

♣ 생태

　석류나무과에 딸린 갈잎큰키나무로 키는 5~10m이다. 어린 가지는 네모지고 가시가 있다. 잎은 마주나며, 긴 타원 모양이고 윗면은 윤이 난다.

　5~6월에 종 모양의 붉은색 꽃이 가지 끝이나 잎겨드랑이에 1~5송이씩 피는데, 꽃잎은 여섯 개이고 꽃받침은 통 모양이다. 씨방은 꽃받침 아래쪽에 붙어 있고, 수술은 많으며 암술은 1개이다.

　열매는 석류라 하는데 9~10월에 빨갛게 익으면 불규칙하게 갈라져 분홍빛의 투명한 씨를 드러낸다. 씨는 남녀노소 모두가 즐겨 먹으며 특유의 신맛이 있다. 한방에서는 나무와 열매의 껍질·뿌리를 말려 구충제로 사용한다. 꽃말은 '자손 번영'이다.

♣ 약효

● 기침·설사·촌충구제·목의 통증

약용 부위는 열매껍질과 과실이다. 여름에 잘 익은 석류를 채집하여 햇볕에서 건조한다.

석류는 따뜻한 성질이 있고 신맛이 나기 때문에 갈증을 멎게 하고 장을 튼튼하게 하며 목이 건조하고 입이 마를 때 먹으면 좋다. 과실의 껍질은 기침·설사·구충제 등의 약재로 쓰인다.

과실은 목의 통증과 설사에 효과가 있다. 특히 오래된 설사와 이질을 그치게 하고 출혈을 멎게 한다. 석류껍질 3~5g, 과실은 10g을 400cc의 물에 넣고 30분 가량 끓인 다음 하루에 세 번으로 나누어 복용한다. 기침에는 감초 1g을 넣으면 좋다.

목의 통증에는 과실을 끓인 액체로 입안을 가셔낸다. 석류의 과실과 씨앗에는 식물성 에스트로겐(여성호르몬)이 다량 함유되어 있어서 여성 건강에 큰 도움이 되는 과실이다. 또한 과육에는 신맛을 내는 구연산과 비타민C가 다량 함유되어 있어서 피로회복에도 좋다. 더불어 신맛을 수렴하는 작용이 강해서 몸안에 물을 가두어 놓기 때문에 신진대사를 원활하게 하고 항산화작용을 통한 노화 방지에도 도움이 된다. 열이 있는 사람은 복용하지 않는다.

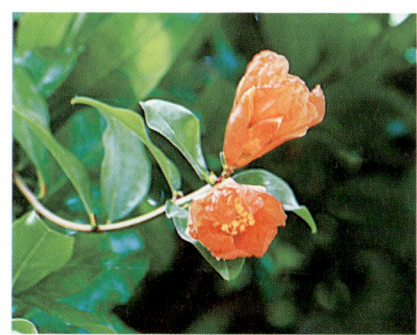

▲석류나무의 꽃

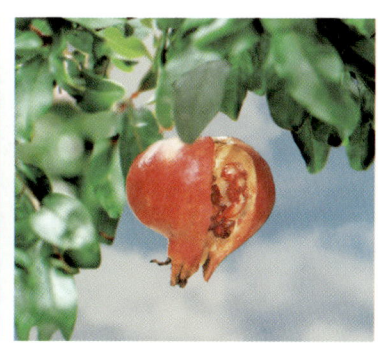

▲익어서 스스로 벌어진 석류

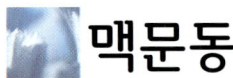

맥문동

학명 *Liriope platyphylla* Wang et Tang   백합과
꽃피는 시기 5~6월   꽃색 자주색

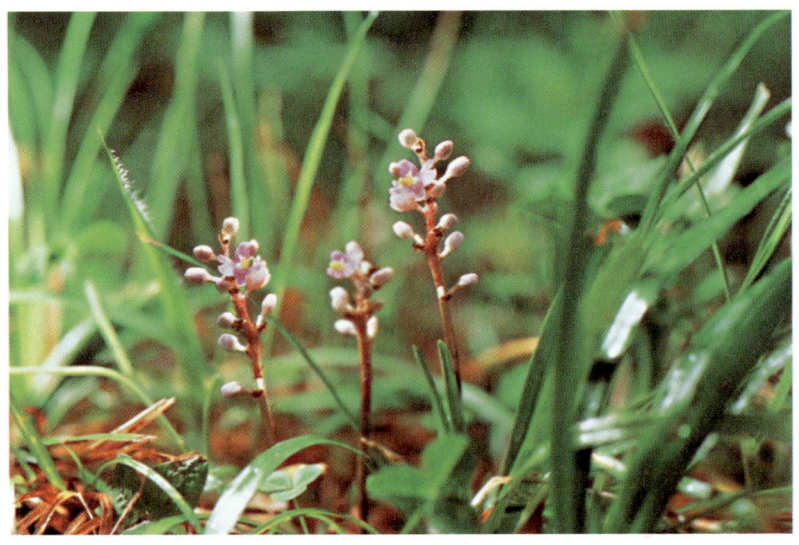

한약재 이름   맥문동(麥門冬)

♣ 생태

백합과의 늘푸른 여러해살이풀로 산과 들의 그늘진 곳에서 자란다.

짧고 굵은 뿌리줄기에서 잎이 모여 나와 포기를 형성하고, 흔히 뿌리 끝이 부풀어 땅콩 모양으로 된다.

줄기는 곧게 서며 높이 20~50cm이다. 잎은 짙은 녹색을 띠고 긴 칼 모양이며 길이 30~50cm, 나비 8~12mm이다. 5~6월에 긴 꽃줄기 끝의 마디에 자줏빛 꽃이 3~5개씩 달린다. 꽃이삭은 길이 8~12cm이며 아래에서 위로 피어 올라간다.

열매는 삭과로 둥글고 일찍 과피(果皮)가 벗겨지므로 종자가 노출되며 자흑색(紫黑色)이다. 한국·일본·중국·대만 등지에 분포한다.

♣ 약효
● 기침·위통·목과 비강(鼻腔)의 건조·변비

맥문동의 약용 부위는 덩이뿌리이다. 여름에 덩이뿌리를 캐어 햇볕에서 건조한다.

맥문동은 예로부터 폐를 보하고 안정시킨다고 하였다. 가래와 함께 마른기침을 하는 경우, 위가 쓰리고 아플 때, 목이 마르고 콧속이 건조할 때 맥문동의 약효가 그 위력을 발휘한다. 소엽맥문동도 약효는 같다. 덩이뿌리 5~10g을 600cc의 물에 넣고 30분쯤 끓인 다음 하루에 세 번으로 나누어 복용하면 된다.

맥문동은 피를 맑게 하여 혈액순환을 원활하게 하고 소변을 시원하게 보지 못하는 사람에게 효과가 있다. 또한 뼈를 보강하여 주므로 퇴행성 골다공증을 치료해주며, 몸이 허약한 사람에게는 체력을 보강해주는 기능이 있으므로 복용량만 잘 조절을 하면 어린이로부터 노인들에 이르기까지 보약을 먹는 역할을 한다.

여름철에 기력이 없고 갈증이 심한 경우에 인삼, 오미자와 함께 생맥산(生脈散)의 주된 약재로 사용된다.

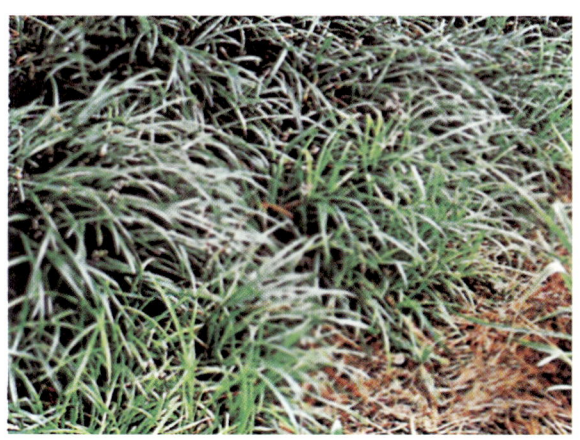

▲소엽맥문동

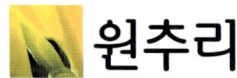 # 원추리

학명 *Hemerocallis fulva*　**백합과**
꽃피는 시기 6~8월　**꽃색** 노란색

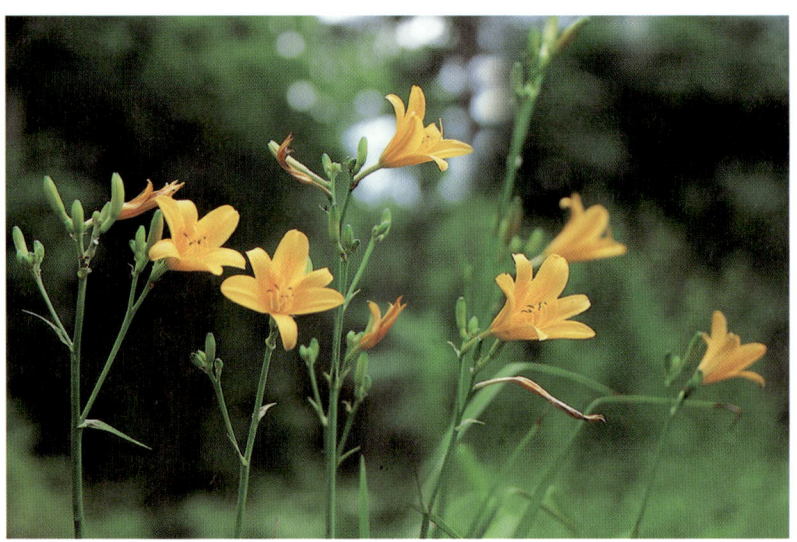

한약재 이름　훤초(萱草)

♣ 생태

　백합과의 여러해살이풀로 산이나 들에 절로 자라는 들꽃이다. 키는 50~70cm 가량이며, 칼 모양의 잎이 뿌리에서 모여나 활처럼 휘어진다.
　6~8월에 잎 사이에서 꽃줄기가 나와 2~5송이의 노란 꽃이 핀다. 하나의 꽃은 아침에 피었다가 저녁에 진다. 그러나 다른 꽃들이 계속 피어나기 때문에 꽃이 지지 않는 것처럼 보인다.
　우리나라에는 원추리·각시원추리·들원추리·아기원추리·왕원추리·골잎 원추리 등 많은 종류가 서식하고 있다. 원추리는 물오름이 좋아 온실에서 꽃꽂이 용으로도 재배하며, 씨를 심으면 1년 후에 싹이 트므로 대개 포기나누기로 번식한다. 왕원추리 이외에는 어린순을 나물로 먹으며, 꽃말은 '지성(至誠)'이다.

♣ 약효
● 부종·불면증·과식·황달

약용 부위는 뿌리와 어린잎, 그리고 꽃봉오리이다. 어린잎은 봄에 따고, 꽃봉오리는 6~7월에 채집하며, 뿌리는 가을에 캐낸다.
어린잎과 꽃봉오리는 열을 내리게 하고, 불면증과 감기·황달을 치료한다. 과식했을 때 먹어도 좋다. 뿌리는 부종을 낫게 한다. 원추리의 뿌리 3~5g을 600cc의 물에 넣고 30분 정도 끓인 다음 하루에 세 번으로 나누어 복용한다.

원추리의 맛은 달고 성질은 서늘하며, 왕원추리도 약효는 같다. 근심을 잊게 하고 마음의 안정을 찾게 하는 효능이 있어 망우초(忘憂草)라고 불린다. 요즘의 신경안정제와 같은 역할을 하는 것이다. 그러나 서양에서 들어온 약과는 달리 전혀 부작용이 없다는 것이 한국 약초의 장점이다.

원추리꽃에는 단백질·섬유소·당질·회분 등이 함유되어 있으며, 비타민A가 풍부하고 비타민B·C와 필수 영양소인 아미노산·칼슘·철 등을 다량 포함하고 있다. 또한 노화를 방지해 주는 카로틴(Carotene) 성분이 포함되어 있다. 다만, 몸이 냉한 사람은 먹지 말아야 한다.

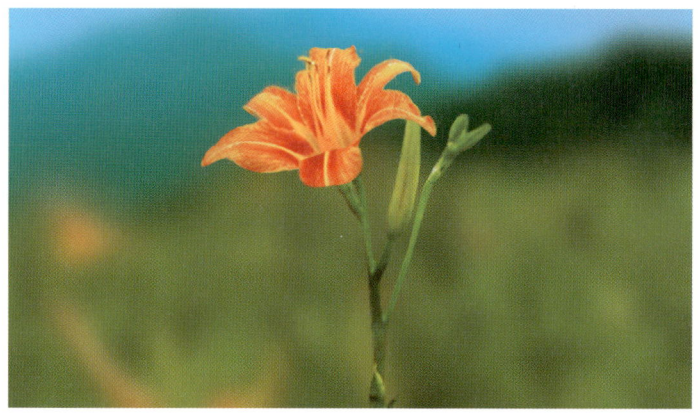

▲왕원추리

은행나무

학명 *Ginkgo biloba*   은행나무과
꽃피는 시기 5~6월   꽃색 연한 노란색

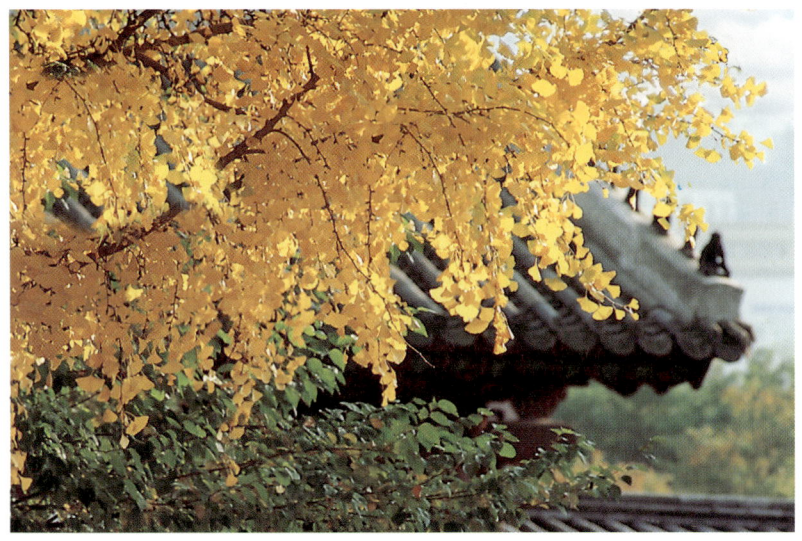

한약재 이름   은행(銀杏), 백과(白果, 열매)

♣ 생태

　은행나무과에 딸린 갈잎큰키나무로 키는 5~6m에 달하고 긴 가지를 친다. 잎은 한군데에서 여러 개가 돋아나며 부채 모양인데, 가운데가 갈라지고 평행맥이 있다. 나무는 암수딴그루이며, 5월에 수꽃은 이삭꽃차례로 피고, 암꽃은 꽃줄기 끝에 두 송이가 핀다. 열매는 '은행'이라 하며, 구슬 모양으로 10월에 여문다. 은행나무는 수명이 수천 년이나 되며, 약효가 뛰어나 '황금의 나무'라고 불리며, 공해에 강할 뿐 아니라 나뭇잎이 아름다워 가로수로 많이 심는다.

　은행은 기침에 특효가 있고, 뇌혈관을 맑게 해주며, 혈액 순환을 좋게 하여 폐를 튼튼하게 해준다. 그러나 은행에는 독성이 있어서 날로 먹거나 한꺼번에 많이 먹지 않도록 주의해야 한다. 꽃말은 '장수(長壽)'이다.

♣ 약효

● 만성기침 · 천식 · 빈뇨(頻尿) · 야뇨증 · 협심증 · 콜레스테롤

약용 부위는 종자인 은행과 은행잎이다. 종자는 가을에 노랗게 익었을 때 따서, 육질부(肉質部)를 물로 씻어 껍질을 벗긴다. 잎은 단풍이 들기 전의 녹색 잎을 채취하여 각각 햇볕에서 말린다.

은행은 만성기침과 천식에 좋고, 소변을 자주 보거나 밤에 소변을 보는 사람에게 효과가 있다. 잎은 협심증이 있는 사람이나 콜레스테롤 수치가 높은 사람에게 좋다. 참고로 행인(杏仁)은 살구씨를 말하며 둘은 다른 것이다.

하루에 건조한 종자 10g(약 10개)을 400cc의 물에 넣고 20분 정도 삶아서 따뜻할 때 복용한다. 또는 굽거나 삶아서 하루에 5~10개 정도를 먹어도 좋다. 많은 양을 먹었을 때는 구토나 위에 불쾌감 등을 일으킬 수 있으므로 주의해야 한다.

잎은 5g을 600cc의 물에 넣고 30분 정도 끓인 후에 하루에 세 번으로 나누어 복용한다. 땀이 많고 비만한 태음인에게 좋다.

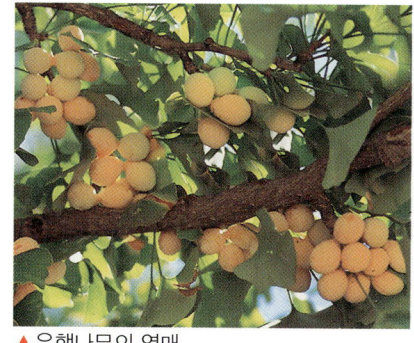
▲ 은행나무의 열매

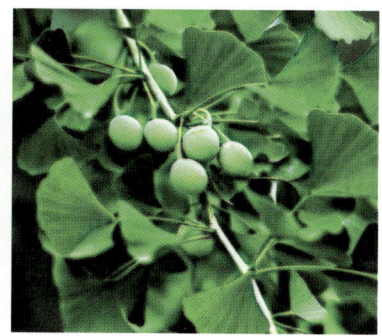
▲ 은행나무의 잎과 덜 익은 열매

인동(인동덩굴)

학명 *Lonicera japonica*   인동과

꽃피는 시기 5~6월   꽃색 흰색 → 노란색

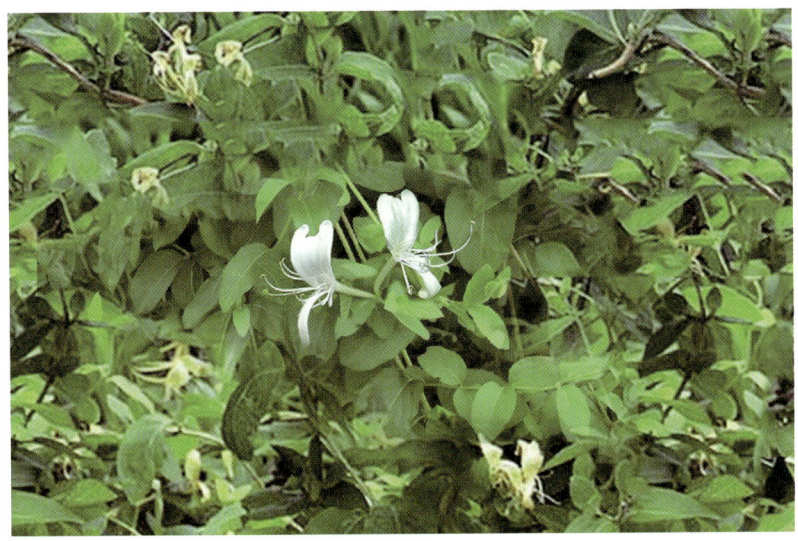

한약재 이름   인동초(忍冬草), 인동등(忍冬藤, 줄기) 금은화(金銀花, 꽃)

♣ 생태

인동덩굴이라고도 한다. 인동과에 딸린 여러해살이풀로 산과 들의 햇볕이 잘 드는 곳에서 자라며 길이는 약 5m이다. 겨울에도 많은 잎이 떨어지지 않기 때문에 겨울을 견디어낸다는 뜻으로 인동(忍冬)이라 부른다.

줄기는 오른쪽으로 길게 뻗어 다른 나무나 물체를 감으면서 올라간다. 가지는 붉은 갈색이고 속이 비어 있다. 잎은 마주나며 긴 타원 모양이고 길이는 3~8cm이다. 5~6월에 2개씩 잎겨드랑이에 흰색 꽃이 피는데 나중에 노란색으로 변하며 향기가 난다.

열매는 장과로 둥근 모양이고 10~11월에 검은색으로 익는다. 한국·일본·중국 등지에 분포한다.

♣ **약효**
● 신경통·요통·습진·땀띠·목의 통증·감기

약용 부위는 줄기와 꽃을 주로 이용한다. 줄기는 인동등(忍冬藤)이라 하고, 꽃은 금은화(金銀花)라 한다. 금은화의 유래는 처음 피는 꽃은 흰색이지만 차츰 노랗게 변해간다고 해서 붙은 이름이다. 꽃은 6월에, 줄기와 잎은 여름부터 초가을까지 채취하여 햇볕에서 건조한다.

줄기와 잎은 신경통·요통·습진·땀띠 등에 효과가 있고, 꽃은 목의 통증·감기에 좋다. 전초를 사용하면 면역안정효과를 낸다. 땀띠에는 경엽 50g을 헝겊주머니에 넣어 욕탕의 재료로 쓴다. 또 열감이 있는 관절통이나 편도염에 줄기와 이파리 3~5g을 600cc의 물에 넣고 30분 정도 끓인 후에 1일 3회에 나누어 복용한다.

인동은 해독 작용이 강하고 이뇨와 미용에 효과가 있으며, 차를 만들어 마시거나 술을 빚어 먹기도 한다. 흰 꽃을 채집하여 건조한 후 1.8ℓ의 술에 100g 정도를 넣고 1~2개월 숙성하여 식전에 한 잔씩 마시면 약이 된다. 협심증과 고혈압에 뛰어난 효과가 있고, 탈모를 개선시켜 주는 효과가 있다. 상처에는 경엽을 으깨어서 즙을 내어 환부에 바른다. 환부에 열이 없고 몸이 냉한 사람은 바르지 않는다.

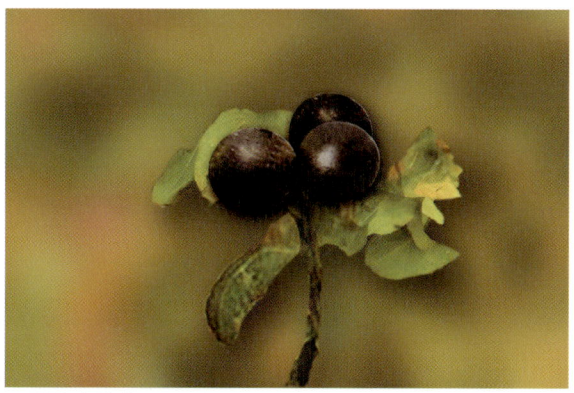

▲인동의 열매

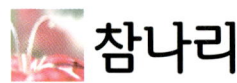 # 참나리

학명 *Lilium lancifolium Thunb.* 백합과
꽃피는 시기 7~8월 꽃색 주황색

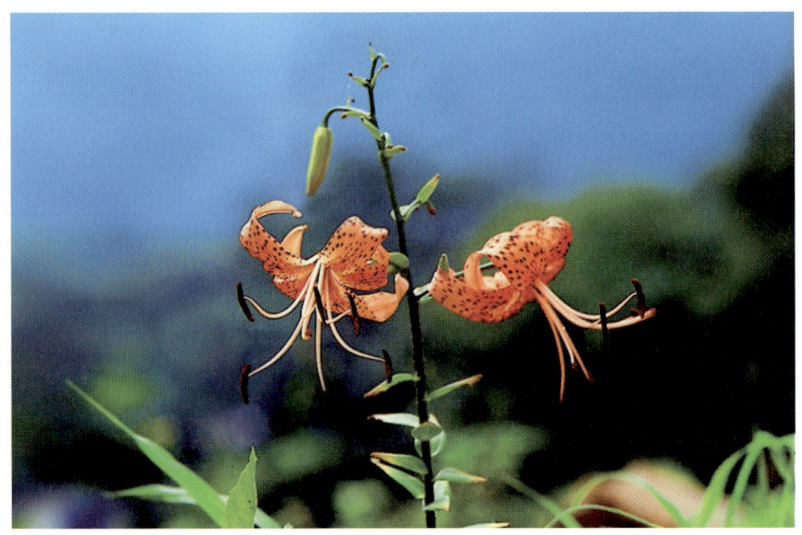

한약재 이름 백합(白合, 뿌리)

♣ 생태

　나리라고도 하며 산에서 절로 나는 백합과의 여러해살이풀로 키는 1~2m 가량이다. 어린줄기는 흰 털로 덮여 있고 땅속에 알뿌리를 가진다. 잎은 어긋나며, 가늘고 긴 칼 모양이다.
　7~8월경 줄기 위에서 작은 가지가 갈라지고 가지 끝과 원줄기 끝에 4~20개 정도 되는 짙은 주황색 여섯잎꽃이 아래쪽을 향해 핀다. 검은자줏빛 점이 있는 꽃잎은 뒤로 말린다.
　열매는 콩꼬투리 모양으로, 익으면 벌어져서 씨를 땅에 흩뿌린다. 어린잎과 알뿌리는 먹고, 약용으로도 쓰인다.
　한국·일본·중국·사할린 등지에 넓게 분포한다.

♣ 약효
● 위장·폐기능·통변·기침·심장

약재 부위는 비늘줄기와 뿌리이다.

참나리의 비늘줄기에는 비타민C·녹말·알칼로이드 등 우리 몸에 유익한 영양소가 많이 함유되어 있어 위장를 보하며, 심장과 함께 생명 활동에 직접적인 영향을 주는 호흡 기관을 활성화한다. 또한 기를 북돋아 주고 부은 몸을 가라앉히며 대소변이 잘 통하게 한다. 해수나 폐결핵으로 인한 만성적인 마른 기침과 심장 통증에도 효과가 있다.

뿌리는 가을에 캐내어 깨끗이 씻어 살짝 데친 다음 햇볕에서 건조한다. 약재로 쓰이는 것은 흰색이며, 두껍고 단단하며 쓴맛이 나는 것이 좋다. 참나리 뿌리 말린 것 약 4~8g을 물 400cc에 넣고 30분 정도 끓여서 차처럼 복용한다.

그 밖에도 부종·비만·두통·산모의 유즙불통 등을 치료한다. 눈물과 콧물을 멈추게 하고, 놀란 것을 진정시키며 두근거림을 멎게 한다.

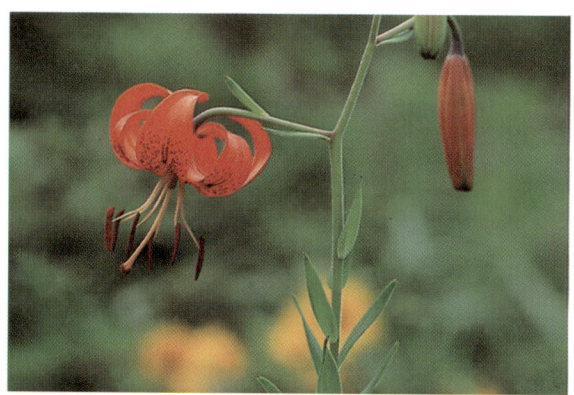

▲중나리

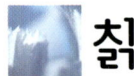 칡

학명 *Pueraria lobata* 콩과

꽃피는 시기 8월 꽃색 붉은자주색

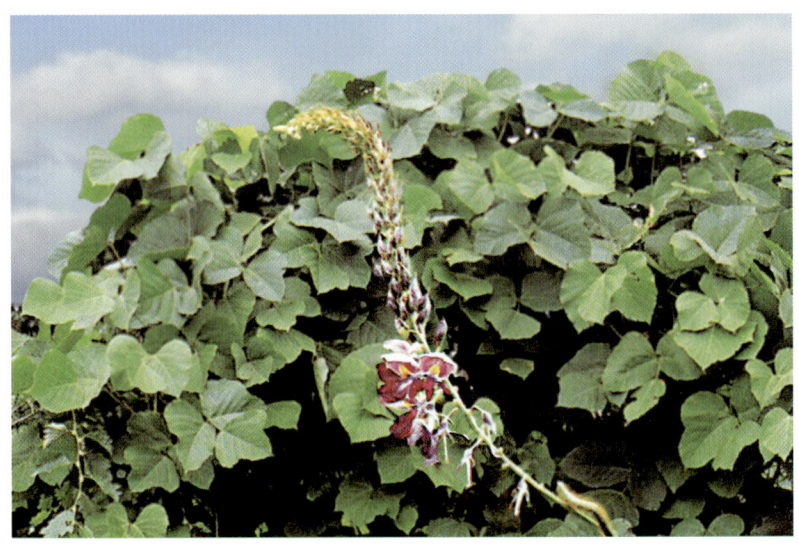

한약재 이름 갈근(葛根, 뿌리), 갈화(葛花, 꽃), 갈엽(葛葉, 잎)

♣ 생태

　콩과에 딸린 갈잎덩굴나무로 산기슭의 양지바른 곳에서 자라며, 겨울에도 얼어죽지 않고 거의 모든 줄기가 살아남는다.

　잎은 어긋나고 잎자루가 길며 세 개의 작은잎으로 이루어진 겹잎이다. 작은잎은 둥글고 끝이 뾰족한데 밋밋하거나 얕게 3개로 갈라진다.

　8월에 붉은색이 도는 자줏빛 꽃이 잎겨드랑이에서 이삭 모양의 꽃차례로 아래에서 위로 피어 올라간다. 열매는 10월에 콩과 같은 꼬투리로 익는데 편평하며 굵은 털이 있다.

　칡뿌리는 갈근이라고 하며 즙을 내어 먹고 또한 열을 내리게 하는 한약재로도 쓰인다.

♣ 약효
● 감기 · 어깨결림 · 설사 · 숙취 · 상처의 출혈

약용 부위는 뿌리와 꽃, 그리고 잎이다.

뿌리는 가을에 캐내어 껍질을 벗기고, 가늘게 쪼개어 햇볕에서 말린다. 꽃이삭은 여름에 채집하여 햇볕에서 말린다. 꽃은 곰팡이가 슬기 쉬우므로 날씨가 좋은 날을 택하여 채집하고 바로 말린다.

잎은 수시로 따서 생으로 사용한다. 뿌리는 감기를 치료하고, 뒷목과 어깨결림을 풀어 주며, 설사를 멎게 한다. 꽃은 숙취에, 잎은 상처의 출혈을 멎게 하는데 사용된다.

어린잎과 꽃봉오리는 열을 내리게 하고, 불면증과 감기, 황달을 치료한다. 과식했을 때 먹어도 좋다. 뿌리는 부종을 낫게 한다.

칡뿌리는 5g을 400cc의 물에 넣고 30분 정도 끓인 다음 하루에 세 번으로 나누어 복용한다.

꽃은 1~3g을 차주전자에 넣고 탕을 만들어 식은 다음에 복용한다. 칡의 뿌리인 갈근(葛根)은 예로부터 감기에 걸려 뒷목이 뻐근한 증상이 있을 때 처방하는 갈근탕(葛根湯)의 약재로 쓰여 왔다.

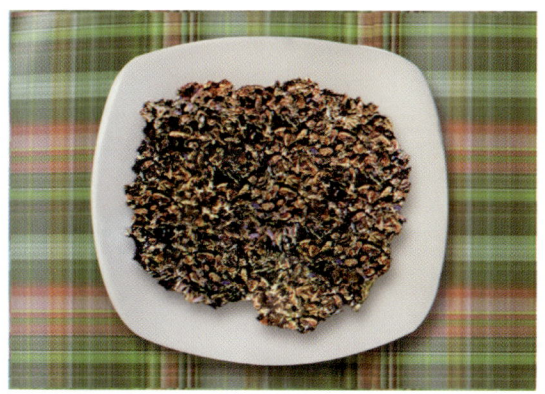
▲ 칡꽃을 말린 약재

황매화

학명 *Kerria japonica*   장미과

꽃피는 시기 5~7월   꽃색 노란색

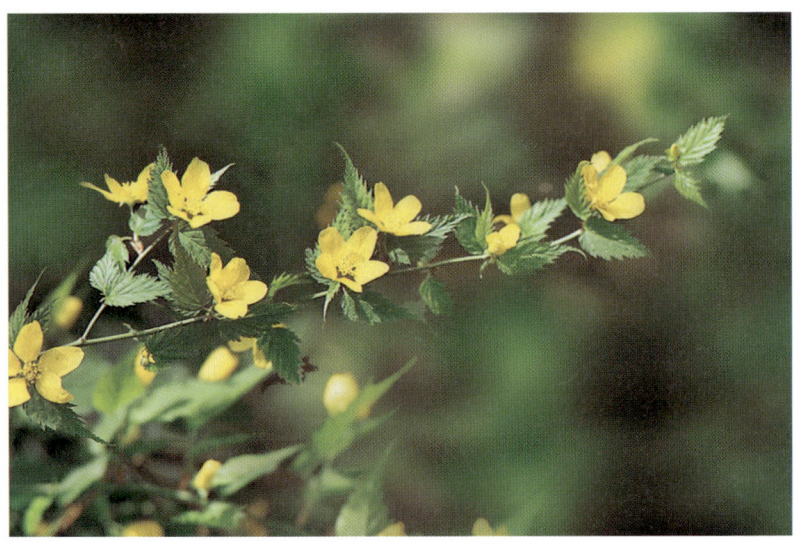

♣ 생태

    장미과에 딸린 갈잎떨기나무로 키는 약 2m 가량에 가지가 많이 갈라지며 곧게 서지 않고 구부러져 있다. 중국이 원산지이다. 잎은 어긋나며, 긴 타원 모양인데 길이는 3~7cm이고 가장자리에는 톱니가 있다.

    5~7월에 노란 다섯잎꽃이 잎과 함께 잎겨드랑이에서 나오는 짧은 가지 끝에 핀다. 겹황매화는 국화꽃과 비슷한 모양이며 가지 끝에 한 송이씩 핀다. 열매는 견과로 9월에 여물며 검은 갈색의 달걀 모양이다.

    우리나라 중부 이남과 일본·중국에 분포한다. 꽃말은 '기다림'이다.

♣ 약효

● 기침 · 관절염 · 부종

약용 부위는 줄기와 잎과 꽃이다. 꽃은 봄에, 줄기와 잎은 여름에 채집하여 햇볕에서 건조한다.

꽃 3g과 줄기와 잎 5g을 400cc의 물에 넣고 30분 정도 끓인 다음 하루에 세 번으로 나누어 복용한다. 만성이 된 마른기침, 부종에는 꽃을 사용한다.

열이 없는 관절의 부종과 통증에는 경엽을 사용한다. 우리나라에서는 예로부터 상처의 지혈에 건조한 황매화 꽃을 손으로 비벼서 붙였다.

● 황매화꽃차

봄에 꽃봉오리를 따서 그늘에서 잘 건조한 후 병에 넣고 밀폐하여 보관한다. 말린꽃 1~2개를 찻잔에 넣고 끓는 물을 부어 차 대신 마신다. 또는 꽃봉오리를 설탕이나 꿀에 재어 냉암소에 보관하였다가 1개월 정도 후에 꺼내어 마신다. 만성기침 · 소화불량 · 배뇨장애에 효과가 있다.

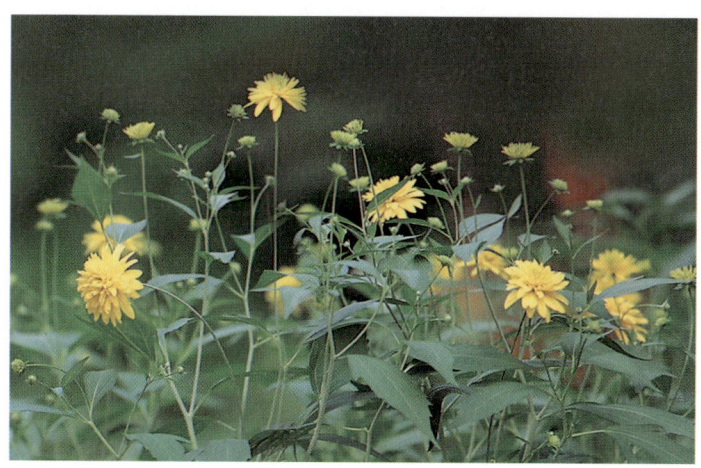

▲겹꽃인 황겹매화

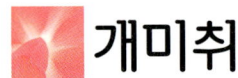 개미취

학명 *Aster tataricus* 국화과
꽃피는 시기 7~10월 **꽃색** 연보라색·연파랑색·붉은보라색

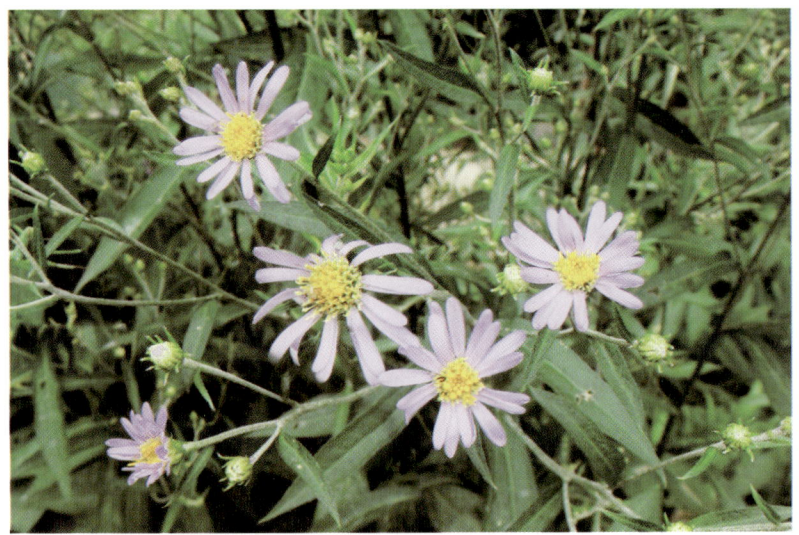

한약재 이름 자원(紫菀)

♣ 생태

국화과의 여러해살이풀로 깊은 산속 습지에서 자라며 재배하기도 한다.

키는 약 1.5~2m이고 줄기는 곧게 서며 뿌리줄기가 짧고, 위쪽에서 가지가 갈라진다. 뿌리에서 나오는 잎은 꽃이 필 무렵 없어지는데 길이는 6cm 정도이며 끝이 뾰족한 긴 타원형이다. 줄기에 달린 잎은 좁고 어긋나며 길이 20~30cm로 끝이 뾰족하고 가장자리에 날카로운 톱니가 있다.

7~10월에 가지와 원줄기 끝에 지름 2~3cm의 연보라색·연파랑색·붉은보라색으로 꽃이 핀다. 열매는 수과로 10~11월에 여물며 긴 털이 있다. 어린순은 나물로 먹고, 식물 전체를 약재로 쓴다.

한국·일본·중국 북부 및 북동부·몽골·시베리아 등지에 분포한다.

♣ **약효**
● 기침 · 거담 · 항균 · 폐결핵 · 각혈 · 당뇨

약용 부위는 뿌리이다. 가을에 뿌리를 캐내어 햇볕에서 건조한다. 개미취의 뿌리 3~5g을 400cc의 물에 넣고 30분 정도 끓인 다음 하루에 세 번으로 나누어 복용한다.

몸을 따뜻하게 해주는 약초로 몸이 냉해지면 기침이 심해지고 맑은 가래가 나오는 사람에게 좋다. 거담 작용과 항균작용이 뛰어나 폐를 부드럽게 해주며 천식 · 해수 기침에 잘 듣는다. 폐를 보하는 대표적인 한약재이다.

독성과 부작용이 없어서 어린이나 임산부의 기침약으로 쓸 수도 있다. 폐결핵과 폐렴으로 인한 혈담 · 토혈 · 각혈 · 인후통 · 급만성 호흡기 감염증 치료에도 효과가 있다.

잔뿌리를 말려 두었다가 달여서 차 대신 마시면 가래를 삭히고 얼굴과 피부가 고와진다. 갈증을 멎게 하는 효능도 있어 당뇨에도 좋다. 폐에 열이 있어 노란 가래가 나오고 목의 갈증 때문에 찬 것을 먹고 싶어 하는 사람은 먹지 말아야 한다.

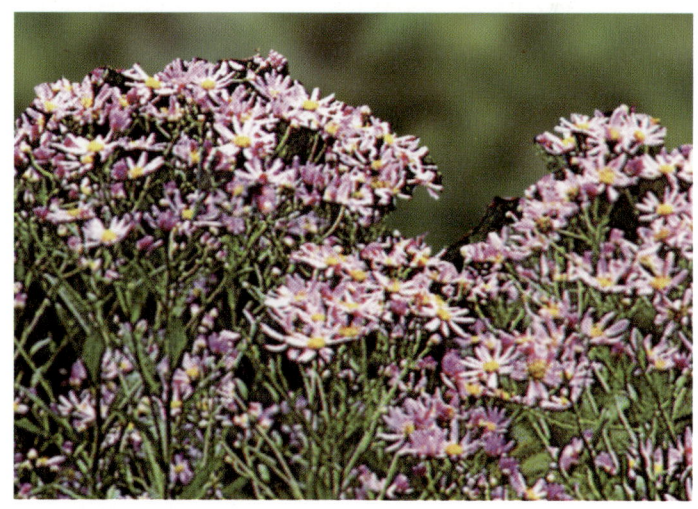

▲붉은보라색의 개미취

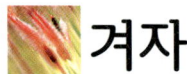 # 겨자

학명 *Brassica juncea* 겨자과
꽃피는 시기 4~5월 꽃색 노란색

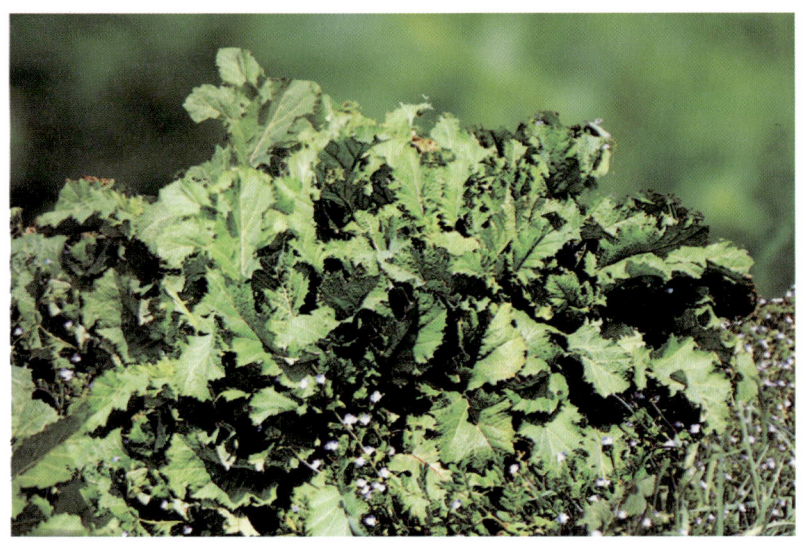

한약재 이름 개채(芥菜), 백개자(白芥子, 씨앗)

♣ 생태

겨자과의 한해살이 또는 두해살이풀로 주로 밭에서 재배한다. 키는 1~2m 로 원산지는 중앙아시아이고 전세계에 분포한다.

뿌리에서 나온 잎은 깃 모양으로 갈라졌고 톱니가 있으나 줄기잎은 톱니가 없다. 4~5월에 긴 꽃줄기 끝에 십자 모양의 노란 꽃이 아래에서 위로 피어 올라간다. 열매는 원기둥 모양의 꼬투리로 짧은 자루가 있고 안에 갈색을 띤 노란색 씨가 들어 있다.

겨자씨를 가루로 만든 것을 '겨자'라고 하며, 아주 매운맛이 있는데, 여름철에 즐겨 먹는 냉면과 겨자채, 생선회 등의 음식에 주로 쓰인다.

겨자의 종류에는 흑겨자 · 백겨자 · 인도겨자 등이 있다.

♣ 약효
● 기침·관절통

약용 부위는 줄기와 잎, 그리고 씨이다.
봄에 어린잎·어린줄기를 채취하여 깨끗이 씻은 다음 끓지 않을 정도로 빨리 삶아서 탕을 만들고 소금을 뿌려 먹으면 약간 쓰면서도 독특하고 향긋한 맛이 난다.
씨는 5~6월경에 채집하여 햇볕에서 말린다. 씨 1~3g을 400cc의 물에 넣고 30분 정도 끓인 다음 하루에 세 번으로 나누어 복용한다. 줄기와 잎은 생으로 사용하며, 살짝 데쳐서 나물로도 먹는다.
겨자는 따뜻한 성질을 지니고 있어 몸이 냉한 사람에게 좋은 약초이다. 폐기능을 강화시키고 가래를 삭여 편도선염·폐렴에 효과가 있다. 혈액순환을 촉진하여 감기몸살이 들었을 때 나타나는 담을 풀어주며 옆구리와 근육 사이의 순환 장애를 해소한다.
겨자 가루를 생강즙에 개어 환부에 찜질을 해주면 통증이 가라앉는다. 겨자 찜질은 신경통·류머티즘·동상에도 효과가 있다. 건조한 마른기침, 노란 가래가 나오는 기침, 피로감이 강할 때 나오는 기침에는 사용하지 않는다.
겨자의 씨를 한약재로 백개자(白芥子)라고 하는데, 《동의보감》에는 기운이 허할 때는 복용하지 않는다고 기록되어 있다.

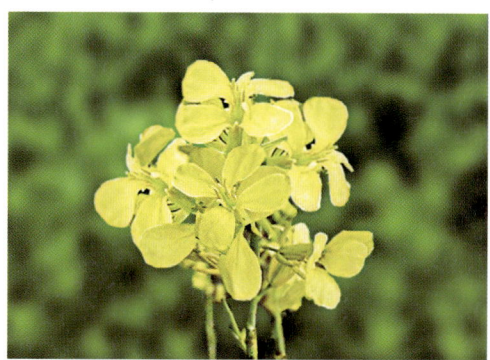
▲겨자꽃

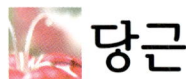 당근

학명 *Daucus carota var. sativa* 산형과

꽃피는 시기 7~8월 꽃색 흰색

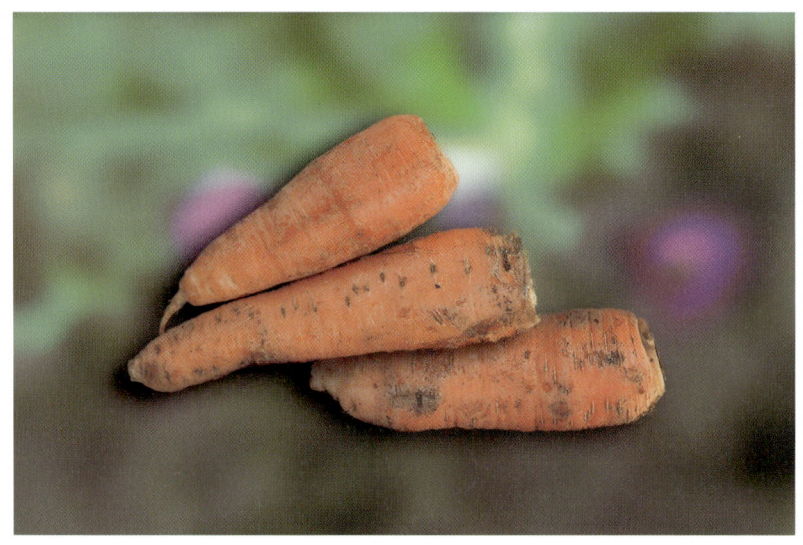

♣ 생태

산형과에 딸린 두해살이풀로 홍당무라고도 하며, 아프가니스탄 원산으로 키는 1m 가량이다. 뿌리는 긴 원뿔 모양이며 길이 20~30cm로 붉은색이며 맛이 달콤하고 향기가 있다.

잎은 3개로 갈라진 깃꼴겹잎이고 털이 있으며 뿌리잎은 잎자루가 길다. 7~8월에 줄기와 가지 끝에 흰색 꽃이 우산 모양의 꽃차례로 모여피는데 일주일 동안에 3,000~4,000 송이의 작은꽃이 핀다. 꽃받침잎·꽃잎 및 수술은 각각 5개이며 1개의 암술이 있다.

열매는 긴 타원 모양이고 가시 같은 털이 나 있다. 한국·유럽·북아프리카·아시아 등지에 분포한다.

♣ 약효
● 소화불량·설사·기침

약용 부위는 뿌리이다. 껍질을 벗기고 하루에 약 30g을 삶아서 먹는다. 생식을 하거나 주스를 만들어 마셔도 좋다. 그리고 체질에 상관없이 사용할 수 있는 약성이 순한 야채이다.

비타민A의 원료인 카로티노이드(Carotinoid)가 많이 포함되어 있고, 비타민B1·B2도 함유하고 있다. 특히 비타민A의 부족으로 인한 야맹증·각막건조증을 예방해준다. 그러나 피부가 예민한 사람은 가려움증이 생길 수 있으므로 주의해야 한다.

잎은 신경통·류머티즘·견통·요통·관절통에 효과가 있다. 당근에는 녹황색 채소의 색소인 카로티노이드가 많이 들어있는데, 카로티노이드라는 이름 자체가 당근의 영어 이름인 캐롯(Carrot)에서 유래된 것이다. 카로티노이드는 항산화·항암·항노화작용이 강한 식물성 영양소이다.

어린이의 설사에는 당근을 으깨어 그 즙을 마신다. 먹는 양은 변의 상태에 따라 조절한다. 만성 설사로 위장의 흡수력이 약하고 조금만 먹어도 배가 부르는 사람에게도 좋다.

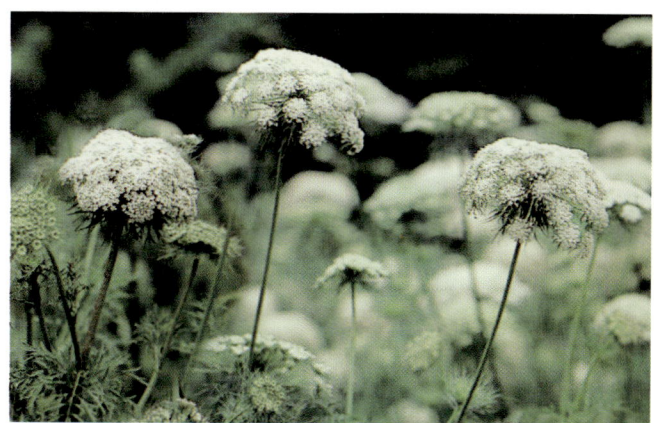
▲당근의 꽃

털머위

학명 *Farfugium japonicum* 국화과
꽃피는 시기 9~10월 꽃색 노란색

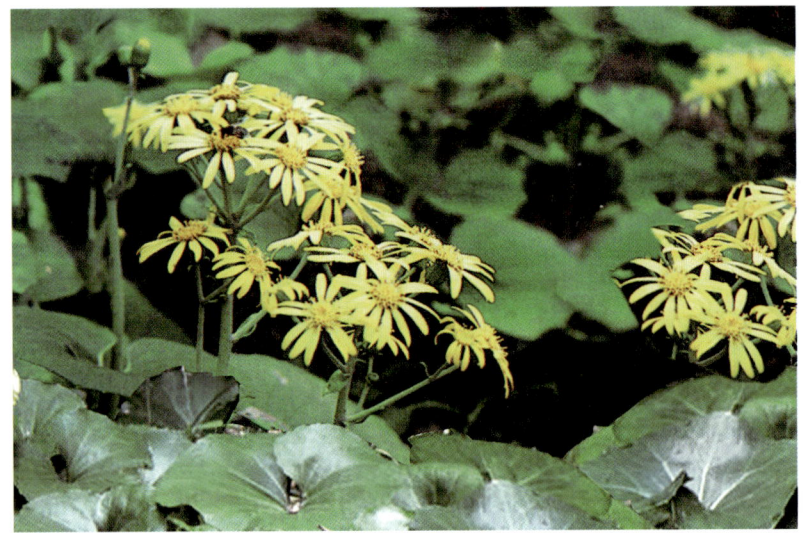

한약재 이름 연봉초(連蓬草)

♣ 생태

국화과의 여러해살이풀로 키는 35~75cm이며 바닷가 근처에서 자란다. 뿌리줄기는 굵고 끝에서 잎자루가 긴 잎이 무더기로 나와 비스듬히 선다.

잎은 두껍고 심장 모양이며, 길이 4~15cm, 너비 6~30cm이고 윤기가 있다. 뒷면에 잿빛을 띤 흰색 털이 난다. 잎자루길이는 10~38cm이다.

9~10월 가지 끝에 한 송이씩 달리는데 지름 5cm 정도이고, 아래의 꽃가지가 길어서 아래쪽에서 평평하고 가지런하게 피는 산방꽃차례를 이룬다. 열매는 수과(瘦果)로서 털이 빽빽이 나고 갈색의 관모가 있다. 관상용으로 뜰에 심기도 하고 어린 잎자루를 식용하기도 한다. 한국·일본이 원산지로 우리나라에서는 경남·전남·울릉도에서 자라고 일본·대만·중국 등지에 분포한다.

♣ 약효
● 목부종과 통증·종기·상처·화상

약용 부위는 줄기와 잎이다. 우리말로 말공취라고 한다.

털머위는 겨울에도 녹색의 잎을 그대로 유지하는 생명력이 강한 약초이다. 맛은 맵고 따뜻하다. 열을 내리고 독을 풀어주며, 혈액순환을 촉진하는 효능이 있고, 설사를 멎게 하고 부종을 내리는 효과가 있다. 목의 통증·기관지염·임파선염·설사·물고기를 먹고 체했을 때나 풍열로 인한 감기에 효과가 있으며, 종기나 타박상에는 생으로 으깨어 환부에 바른다.

줄기와 잎을 8~9월에 채취하여 햇볕에서 건조한다. 목의 부종과 통증에는 3~5g을 600cc의 물에 넣고 30분 정도 끓인 다음 하루에 세 번으로 나누어 복용한다.

4~6월에 연한 잎줄기를 뜯어 살짝 데쳐서 종기와 상처, 화상에는 생잎을 불로 약간 구워서 잎이 연해지면 환부에 붙인다. 목이 붓고 아플 때 복용하면 좋은데, 약성이 따뜻하기 때문에 증상이 가벼워지면 바로 복용을 멈춘다.

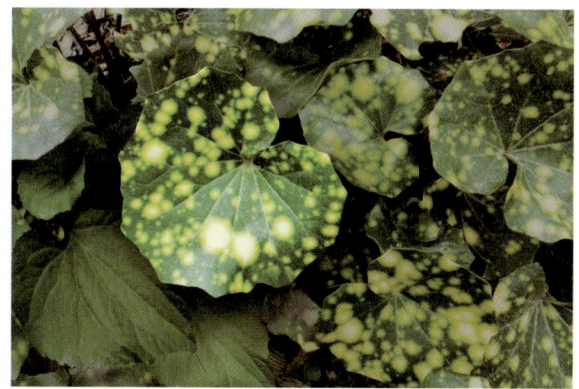
▲털머위의 잎은 반점을 가진 것도 있다.

다래나무

학명 *Actinidia arguta*　다래나무과

꽃피는 시기 5~6월　꽃색 흰색

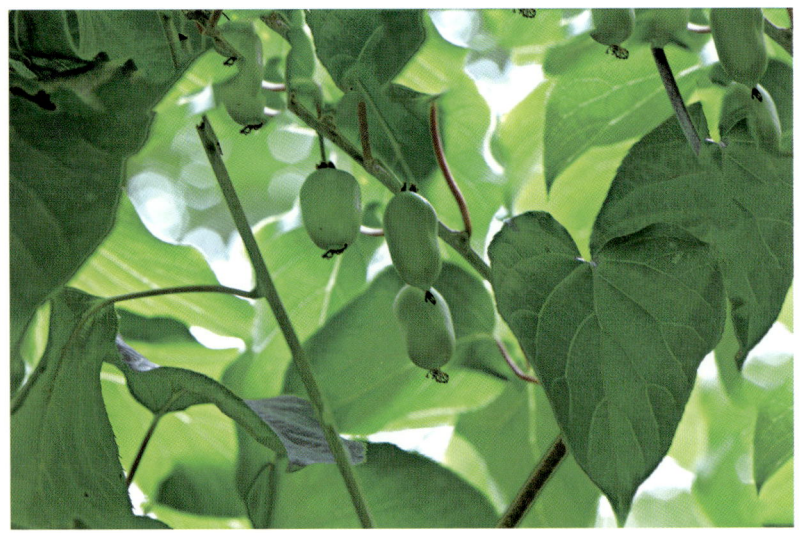

한약재 이름　미후도(獼猴桃, 열매) 혹은 연조자(軟棗子, 열매), 미후리(獼猴梨, 잎)

♣ 생태

　　다래나무과에 딸린 갈잎덩굴식물로 깊은 산 숲속에서 자란다. 키는 7m에 이르고, 줄기속은 갈색이며 어린 가지에는 잔털이 있다.
　　잎은 어긋나고 길이가 6~12cm, 끝이 급하게 뾰족하게 된 타원 모양이다. 잎 가장자리에는 가는 톱니가 있다.
　　꽃은 암수딴그루이며, 5월에 잎겨드랑이에서 다섯잎 흰색 꽃이 3~10개가 달린다. 열매는 과육과 즙이 많으며 속에 씨가 들어 있는 장과(漿果)이며 길이는 2~3cm의 달걀 모양이며 10월에 황록색으로 익는다.
　　어린 잎은 나물로 하고, 열매는 생으로 먹거나 과즙·과실주·잼 등을 만들어 먹는다.

♣ 약효
● 당뇨병 · 간염 · 갈증 · 과식 · 설사

약용 부위는 열매와 잎이다.

한방에서는 열매를 미후도(獼猴桃) 또는 연조자(軟棗子)라 하고, 잎을 미후리(獼猴梨)라고 부른다.

다래나무의 과실은 예로부터 당뇨병에 잘듣는다고 알려져 있다. 또한 가슴이 답답하고 목에 열이 나며 갈증이 생길 때 효과가 있다. 급성간염을 치료하기도 한다. 식욕부진과 소화불량에 건조시킨 미후리를 물에 넣고 달여서 복용한다.

잎은 과식하여 속이 거북할 때, 설사를 자주 할 때, 식욕부진과 소화불량에 사용한다. 과실은 하루에 5g, 잎은 5~10g을 6ℓ의 물에 넣고 30분 가량 끓인 후에 하루에 세 번으로 나누어 복용한다.

잎은 과실은 생으로 먹어도 좋다. 열매와 잎 모두 환부의 열을 내려 주는 약초이다.

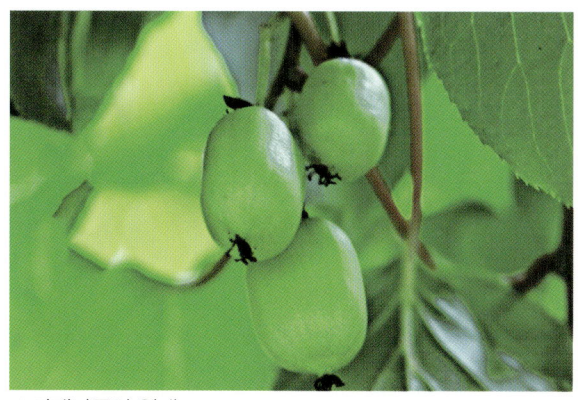
▲다래나무의 열매

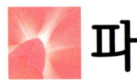 # 파

학명 *Allium fistulosum* 백합과

꽃피는 시기 6~7월 꽃색 흰색

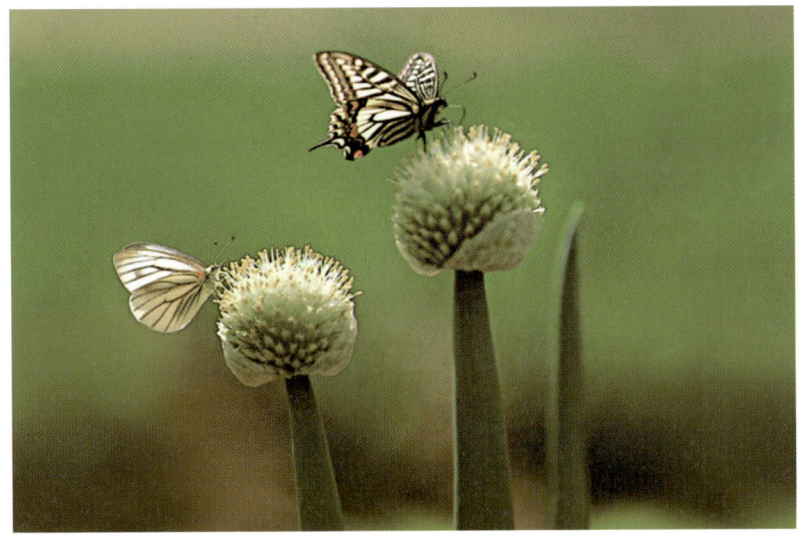

한약재 이름 총(葱), 총백(葱白, 흰뿌리)

♣ 생태

백합과에 딸린 여러해살이풀로 키는 30~60cm이고 비늘 줄기는 굵지 않고 수염뿌리가 밑에서 사방으로 퍼지며 땅위 15cm 정도 되는 곳에서 5~6개의 잎이 두줄로 자란다. 잎은 끝이 뾰족한 원통 모양이고 밑부분이 서로 감싸며, 조금 흰빛이 도는 녹색이다.

6~7월에 잎 사이에서 나온 꽃줄기 끝에서 흰 꽃이 우산 모양의 꽃차례로 많이 모여 피어 둥근 공 모양을 이룬다. 수술은 6개이고 길게 밖으로 나온다.

열매는 익으면 저절로 벌어져 씨가 밖으로 나오는데 3개의 모가 난 검은색 씨가 들어 있다. 칼슘·염분·비타민 등이 많이 들어 있고 특이한 냄새와 맛이 있어 조미료로널리 쓰이며, 날로 먹기도 한다.

♣ 약효
● 감기·목의 부종과 통증

약용 부위는 흰줄기이고, 흰줄기를 썰어서 햇볕에 건조하거나 생으로 사용한다.

오한이 따르는 감기에는 생파를 잘게 썰어 하루에 10g을 큰 찻사발에 넣고 열탕을 만들어 하루에 세 번으로 나누어 복용한다. 생강과 된장을 넣고 마셔도 좋다. 정신적인 피로나 고민으로 신경의 흥분이 가라앉지 않을때, 불면증이 있을때는 파의 흰뿌리를 약한 불로 달여서 파뿌리차를 만들어 마신다.

파는 기침·고혈압·동맥경화·두통·유선염·소화불량에 효과가 있고, 눈과 얼굴이 부을 때, 토하면서 설사할 때, 소변이 잘 나오지 않을 때, 여성병인 대하증 등에도 좋다. 또한 류머티즘·신경통·불면증·저혈압 등에도 효과가 있으며, 최근에는 성인병과 암을 예방하는 효과가 있는 것으로 알려지면서 더욱더 큰 인기를 모으고 있다.

파의 하얀 밑동은 '총백'이라 하여 체내의 독을 없애고 소변이 잘 나오게 해 주는 역할을 한다. 목의 종양과 통증에는 흰 부분을 세로로 잘라서 거즈로 싸서 목에 감아 둔다. 어린아이들이 감기로 열이 날때 총백 4~5개를 참기름에 볶아서 물을 넣고 끓여서 먹이면 땀이 나면서 열이 떨어진다.

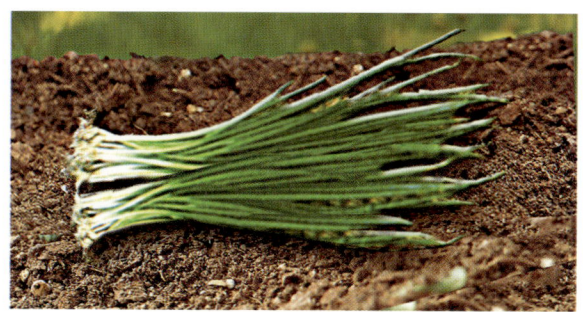

▲파

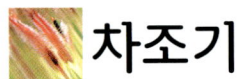 차조기

학명 *Perilla frutescens var. crispa* **꿀풀과**
꽃피는 시기 8~9월 **꽃색** 자주색

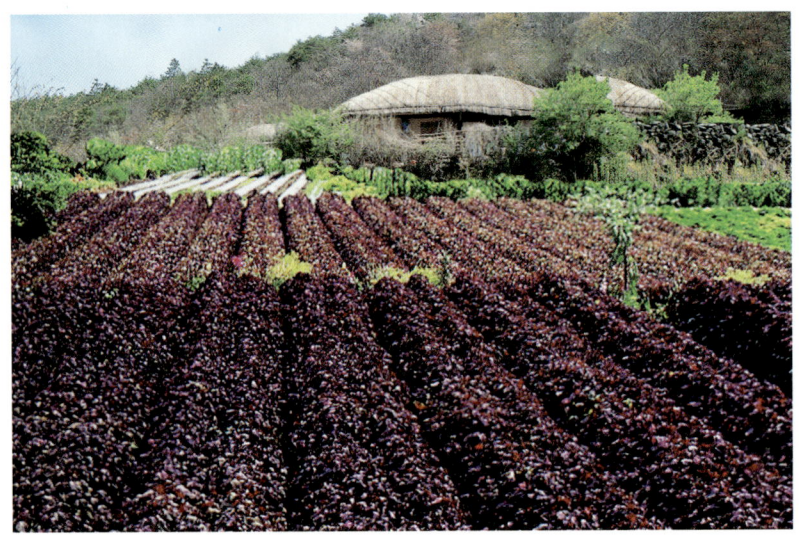

한약재 이름 자소(紫蘇), 소경(蘇梗, 줄기), 소엽(蘇葉, 잎), 소자(蘇子, 씨앗)

♣ 생태

꿀풀과의 한해살이풀로 키는 20~80cm이며 단면이 사각형이고 줄기는 곧게 서는데 자줏빛이 돌며 향기가 있다. 차조기라고도 한다.

잎은 마주나고 끝이 뾰족한 달걀 모양으로 밑부분이 둥글며 가장자리에 톱니가 있다. 잎 양면에 털이 있고, 뒷면 맥 위에는 긴 털이 있으며, 잎자루가 길다.

8~9월에 가지 끝에 연한 자줏빛 꽃이 이삭 모양을 이루어 아래에서 위로 피어 올라간다. 수술은 4개인데, 그 중에 2개가 길다. 열매는 둥글며 지름이 1.5mm이고 꽃받침 안에 들어 있다.

한방에서는 잎을 소엽, 종자를 소자(蘇子)라고 하여 발한·진해·건위·이뇨·진정 및 진통제로 사용한다. 중국이 원산지이다.

♣ 약효
● 감기 · 오심 · 구토 · 안태(安胎) · 두통 · 이질

약용 부위는 잎과 가지 · 줄기 · 씨이다. 줄기와 가지는 6~9월, 씨는 10월경에 채집하여 햇볕에서 건조한다.

잎과 줄기는 감기 · 오심 · 복부팽창 · 물고기와 게의 중독 · 딸꾹질에 효험이 있다. 씨는 기침 · 천식 · 변비에 잘듣는다. 씨앗은 매핵기(梅核氣)에 좋다.

매핵기란 목이 막힌 것처럼 답답하게 되는 병을 말하는데, 두통이 생기고 권태감과 짜증이 나며 후각 및 미각의 장애를 일으키기도 한다. 스트레스가 원인이다.

잎 · 줄기 · 씨 모두 5~3g을 600cc의 물에 넣고 30분 정도 끓인 다음 하루에 세 번으로 나누어 복용한다. 소금에 절인 매실을 말렸다가 차조기 잎을 섞어 담근 장아찌를 이용해도 좋다.

차조기는 위장을 따뜻하게 하는 작용을 하므로, 날씨가 추워지면 증상이 악화될 때 사용하면 효과가 있다.

오랫동안 딸꾹질이 그치지 않아 고생을 하고 있는 사람이 있다면, 끓인 물에 차조기장아찌를 넣어 탕을 만들어 마시면 도움이 된다.

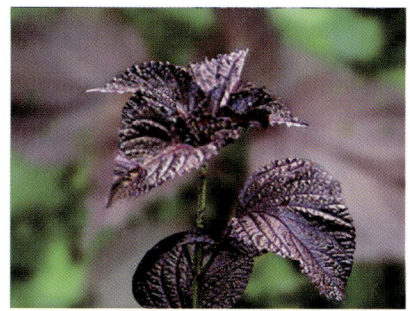
▲차조기의 잎

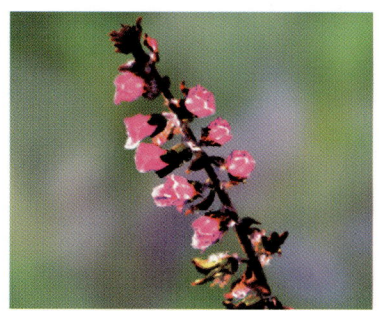
▲차조기의 꽃

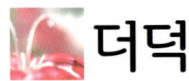 # 더덕

학명 *Codonopsis lanceolata*. 초롱꽃과

꽃피는 시기 8~9월 꽃색 흰색

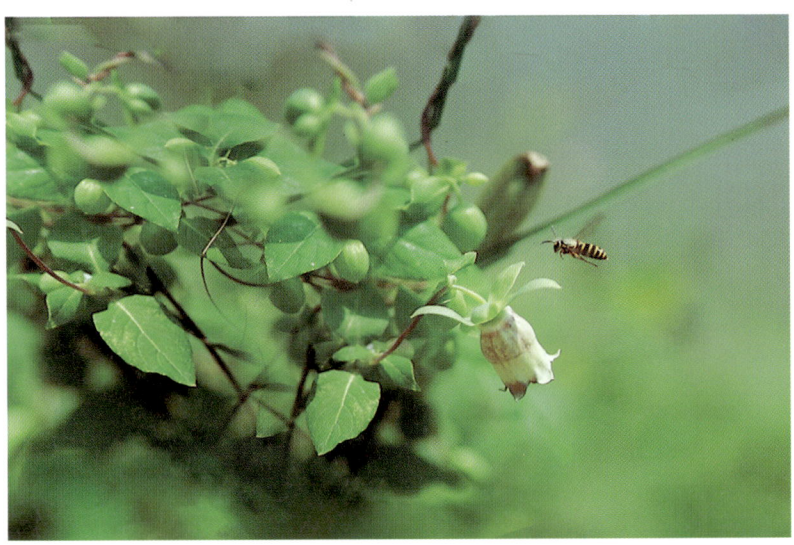

한약재 이름 양유근(羊乳根) 혹은 산해라(山海螺)

♣ 생태

초롱꽃과의 여러해살이 덩굴식물로 깊은 산 숲속에서 자란다.

뿌리는 살이 많으며, 줄기는 덩굴져서 다른 나무를 감아 올라간다. 줄기의 길이는 2m 이상이고, 잎은 어긋나며 짧은 가지 끝에서는 서너 개가 가까이 붙어 있어서 모여나는 것처럼 보인다.

8~9월에 종 모양의 흰색 꽃이 아래쪽을 향해 피는데, 꽃잎 안쪽은 자줏빛이다.

9월에 열매가 익으며, 봄에는 어린잎을 나물로 먹고, 가을에는 뿌리를 먹는다. 뿌리는 향긋한 냄새가 나며, 더덕구이를 해먹으면 맛이 좋다. 뿌리는 폐장과 위장을 보호하는 한약재로 쓰인다.

♣ 약효
● 피로권태 · 기침 · 가래

일반적으로 더덕을 사삼(沙蔘)이라고 알고 있지만, 서로 기원이 다르다. 사삼은 잔대(제니)의 뿌리로 더덕과 서로 구분해야 한다.

중국 한나라 때의 본초학서인 《명의별록》에서는 「인삼(人蔘) · 현삼(玄蔘) · 단삼(丹蔘) · 고삼(苦蔘) · 사삼(沙蔘)을 오삼(五蔘)이라 하는데 모양이 비슷하고 약효도 비슷하다」라고 할 만큼 약효가 뛰어나다.

약용 부위는 뿌리이며, 한방에서는 뿌리를 양유근(羊乳根) 또는 산해라(山海螺) 또는 사엽삼(四葉蔘)이라고 부른다. 8~9월에 뿌리를 캐어 적당한 크기로 썰어 햇볕에서 말린다.

더덕은 몸의 진액을 보충해주면서 열을 다스리고, 폐의 열을 내리게 하며, 가래를 제거해준다. 몸이 허약해 피로와 권태를 빨리 느끼는 사람에게 효과가 있다. 5g을 400cc의 물에 넣고 30분 정도 끓인 다음 하루에 세 번으로 나누어 복용한다. 또는 35도의 백주에 용기의 반 정도를 넣고 1개월가량 냉암소에 보관하였다가 하루에 한 잔씩 마신다.

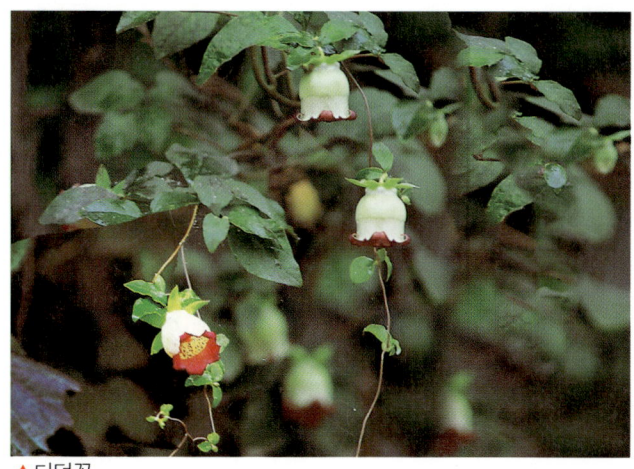

▲더덕꽃

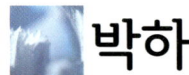 # 박하

학명 *Mentha arvensis* L.　꿀풀과
꽃피는 시기 7~9월　꽃색 연자주색

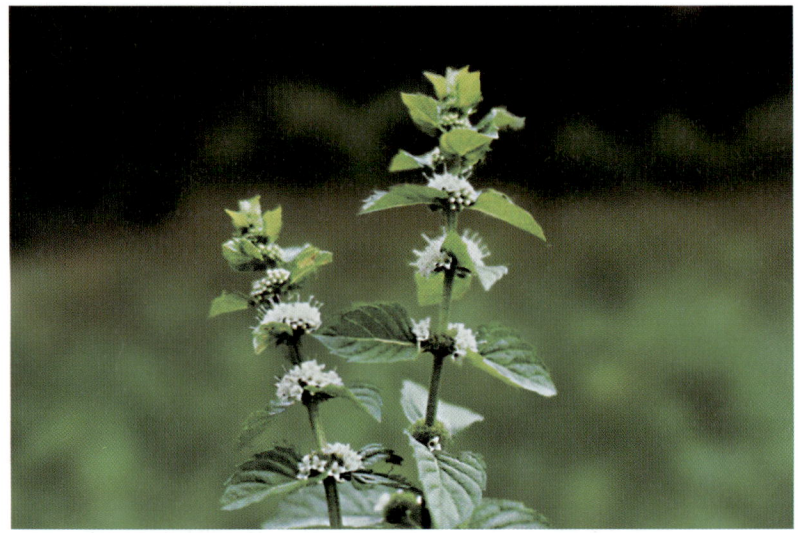

한약재 이름　박하(薄荷)

♣ 생태

　꿀풀과에 딸린 여러해살이풀로 묵은 뿌리에서 해마다 움이 다시 돋는 숙근초이며, 키는 40~60cm 가량이다. 땅속줄기가 뻗어 뿌리를 내리고 그 곳에서 줄기가 나와 곧게 서며 줄기는 모가 진다.
　잎은 마주나고, 긴 타원형으로 끝이 뾰족하다. 잎 양면에는 털이 약간 있으며 가장자리에는 톱니가 있다.
　7~9월에 잎겨드랑이에서 연한 자줏빛 꽃이 여러 층으로 모여핀다.
　한방에서는 잎을 '박하'라 하며 통증을 멎게 하는 약이나 위장약으로 쓰이고, 향기가 좋아 음료·사탕 등을 만드는 데 향료로 쓰인다.
　전세계적으로 넓게 분포한다.

♣ 약효
● 감기·목의 부종과 통증·갱년기장애

약용 부위는 줄기와 잎이다.

밭에 심는데 생으로 먹을 수 있다. 또는 김치를 만들어 먹는다. 여름과 가을에 줄기와 잎을 따서 햇볕에 말려서 쓴다. 하루에 2~3회, 1회에 0.5~1g을 찻사발에 넣고 열탕을 만들어 차 대신 마신다.

스트레스를 받으면 몹시 분노하고, 매우 흥분하여 몸에 열이 오르는 등의 갱년기 장애에 좋다. 목이 벌겋게 되고 열이 강한 감기에도 잘듣는다.

박하는 기운이 매운 가벼운 약재로 절대 많이 복용하는 약이 아니다. 주로 목, 눈, 코, 머리 부분의 증상을 치료하는 효과가 있는데 이 경우는 아주 소량(1g 정도)만 복용해야 한다. 위장이 약한 경우에 박하를 한꺼번에 많은 양을 차로 복용하면 위경련이 일어날 수 있다. 두통을 치료하는 약재이지만 많은 양을 복용하면 오히려 두통이 나타날 수 있으므로 주의한다.

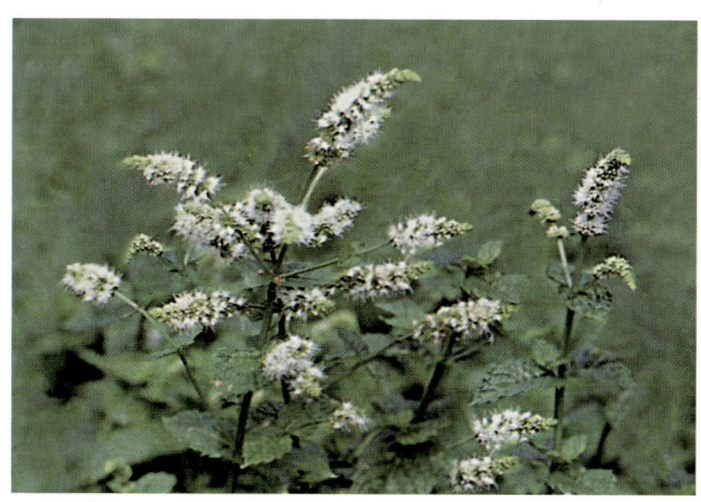

▲서양박하

♣ 만일 가정요법 중에 부작용이 생기거나 증상이 악화되는 경우에는 즉시 복용을 중단하고 반드시 전문 한의사와 상의하시기 바랍니다.

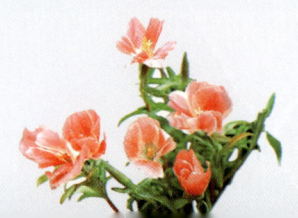

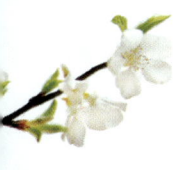

제7장

심장병에 잘듣는 약초

개오동나무 242
물옥잠 244
부추 246
산수유 248
꽃무릇(석산) 250
쑥 252
옥수수 254
으름덩굴 256
질경이 258
소나무 260
수박 262
팥 264

개오동나무

학명 *Catalpa ovata*   능소화과
꽃피는 시기 6~7월   **꽃색** 연노란색

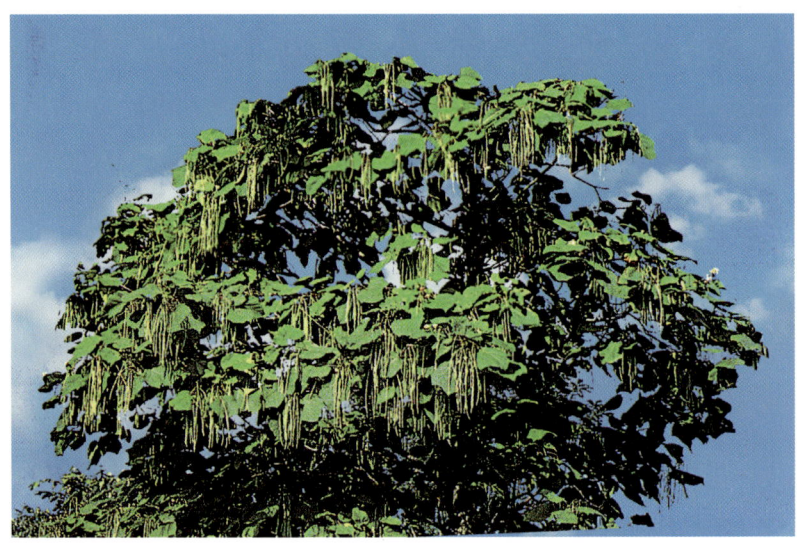

한약재 이름   재백피(梓白皮)

　능소화과에 딸린 갈잎큰키나무로 키는 10~20m이며, 마을 부근이나 정원에 심는다. 나무껍질은 잿빛을 띤 갈색이며 가지가 퍼지고 작은 가지에 잔털이 나거나 없다.
　잎은 마주나거나 돌려나고 넓은 달걀 모양으로 길이 10~25cm이며, 밑동에서 3~5갈래로 갈라지고 갈라진 조각은 너비가 넓으며 끝이 뾰족하다. 잎자루는 길이 6~14cm로 자줏빛이다. 6~7월에 가지 끝에 연노란색 꽃이 원뿔 모양의 꽃차례로 달리며 털이 없다. 꽃잎은 입술 모양인데 양면에 노란 줄과 자줏빛 점이 있다. 열매는 삭과로 10월에 여물며 씨는 갈색이고 양쪽에 털이 난다.
　원산지는 중국으로 우리나라에서는 강원·경기·평남·평북에서 자라고, 일본·중국 등지에 분포한다.

♣ **약효**
● 신경통 · 두통 · 감기 · 위궤양 · 위암

약용 부위는 나무껍질과 열매이다.

말린 껍질 15~30g을 700cc의 물에 넣고 30분 정도 끓인 다음 1일 3회에 나누어 복용한다.

신경통 · 두통 · 감기에 탁월한 효능을 가지고 있다. 위궤양과 위암에 효과가 있으며, 체했을 때도 잘듣는다. 이뇨제로도 사용되며, 신장염을 치료하는 효과가 있다. 또한 부종이나 혈압 조정에 이용된다.

간암 · 간경화 · 백혈병 등에도 효과가 있고, 무좀을 치료한다. 몸의 열을 내리는 작용이 있어 열이 날 때나 어린이에게 열이 있을 때 해열 효과가 있고, 피부궤양, 옴과 같은 가려움증에는 달인 물로 환부를 씻어어 준다. 타박상에는 생으로 으깨어 환부에 바른다.

개오동나무는 독성이 있으므로 사용할 때 주의해야 한다

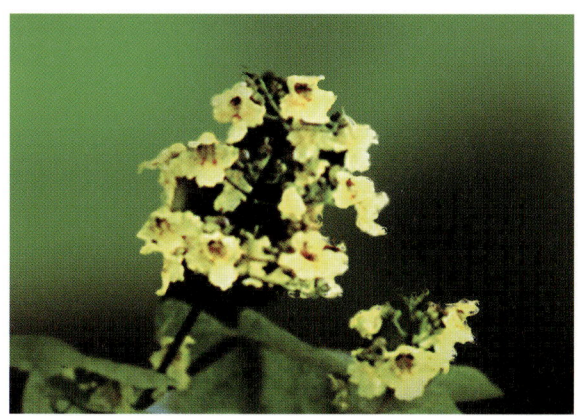
▲개오동나무의 꽃

물옥잠

학명 *Monochoria korsakowi* 물옥잠과

꽃피는 시기 9월 꽃색 보라색

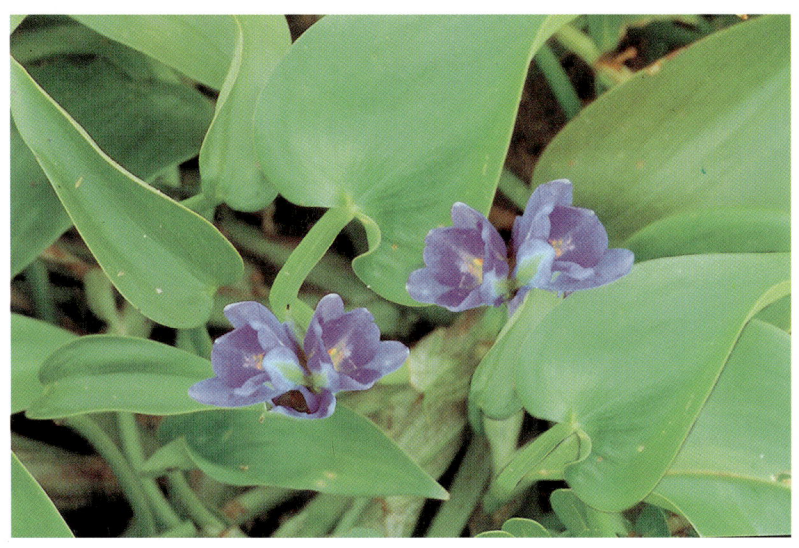

한약재 이름 우구(雨韭)

♣ 생태

물옥잠과에 딸린 한해살이풀로 키는 30~40cm이고, 아래쪽의 잎은 잎자루가 길고 위로 올라갈수록 짧아지며 줄기와 더불어 스펀지처럼 구멍이 많고 밑부분이 넓어져서 줄기를 감싼다.

잎은 심장 모양으로 가장자리가 밋밋하며 끝이 뾰족하다.

9월에 줄기 끝에서 지름 2.5~3cm의 보랏빛 꽃이 원뿔 모양의 꽃차례로 모여핀다.

수술은 6개로서 5개는 작고 노란빛이지만 1개는 크고 자줏빛이며 수술대에는 갈고리 같은 돌기가 있다. 달걀 모양의 열매는 길이 1cm 정도로 익으면 저절로 벌어져 씨를 밖으로 내보낸다.

♣ **약효**

● 청열 · 해독 · 고열 · 해수

잎이 옥잠화를 닮았고, 물에 산다고 해서 물옥잠이라고 한다. 한방에서는 우구(雨韭)라고 한다. 줄기와 잎을 포함해서 약으로 쓴다. 가을에 채취하여 깨끗이 씻은 다음 햇볕에서 건조한다. 약의 기운은 간과 폐로 간다.

몸의 열을 내리게 하여 청열(淸熱) 작용을 하고, 기침을 멎게 하고, 치질을 치료하고, 해독의 효능이 있다.

갑자기 오한과 고열이 나며 피부에 통증이 오면서 붉은 반점이 생기는 단독(丹毒)을 비롯하여, 부스럼이 나면서 부어오르고 심한 통증이 오는 피부 헌 곳이나 종기에도 좋고, 소변에 피가 섞여 나올 때, 눈에 안질이 생겼을 때도 사용된다.

6~9g을 600cc의 물에 넣고 30분 정도 달인 후 하루에 세 번으로 나누어 복용한다. 어린이의 고열이나, 기침의 치료에는 꽃 8g을 달여서 1일 2회 복용한다. 상처 등에 사용할 때는 생잎을 짓찧어 환부에 바르거나, 말린 것을 가루로 만들어 환부에 뿌려준다.

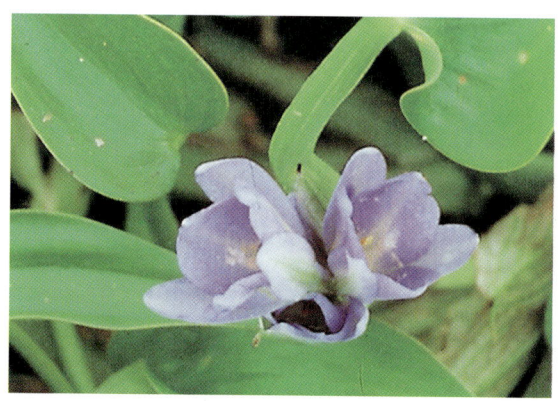

▲물옥잠의 꽃

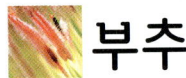 부추

학명 *Allium tuberosum* 백합과

꽃피는 시기 7~8월 꽃색 흰색

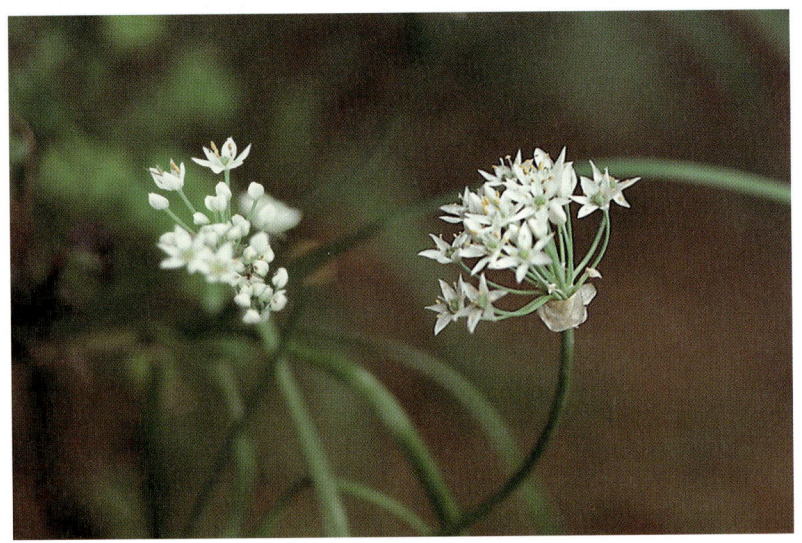

한약재 이름 구채(韮菜), 구채자(韮菜子)

♣ 생태

　백합과의 여러해살이풀로 키는 30~40cm이다. 비늘줄기 아래쪽에 짧은 뿌리줄기가 있고 겉에 검은노란색의 섬유가 있다. 녹색의 잎은 뿌리줄기에서 나오며, 칼 모양으로 길고 좁으며 연약하다.

　7~8월에 꽃줄기 끝에 흰빛의 작은 여섯잎꽃이 우산 모양의 꽃차례로 핀다. 꽃의 지름은 6~7mm로 수술은 6개씩이고 꽃밥은 노란색이다. 열매는 삭과로 심장 모양이고 포배(胞背)로 터져서 6개의 검은색 씨가 나온다.

　잎을 먹는데 염분·칼슘이 많이 들어 있고 마늘과 같은 강하고 특이한 냄새가 난다. 비늘줄기는 위장약으로 쓰이며, 불에 데었을 때 바르는 약으로 사용되기도 한다.

♣ 약효
● 잦은 소변 · 통증 · 발기부전 · 기관지염 · 두통

약용 부위는 씨와 잎이다. 씨는 가을에 채집하여 햇볕에서 말린다. 잎은 생으로 사용한다. 씨는 소변을 자주 보는 증상, 야뇨증, 무릎과 허리 통증, 남성성기능장애(발기부전), 딸꾹질에 잘듣는다. 특히 찬물을 먹고 나는 딸꾹질에 효험이 크다.

3~5g을 400cc의 물에 넣고 30분 정도 끓인 다음 하루에 세 번으로 나누어 복용한다. 다리와 허리를 따뜻하게 해주므로 잦은 소변 · 야뇨증에 효용이 있다.

잎은 흉통 · 구토 · 갈증 · 타박상 · 심신이 쇠약하여 잠자는 사이에 저절로 나는 식은땀 등에 좋다. 잦은 코피에도 좋고, 숙취를 푸는 효능도 크다. 몸을 따뜻하게 해주므로 냉한 체질의 사람에게 좋다. 그러나 손과 발이 더운 사람, 얼굴이 상기되는 사람은 복용하지 않는 것이 좋다. 그리고 너무 많이 먹어서도 안 된다.

♣ 두메부추의 효능

두메부추는 동맥경화 · 심장질환, 장기능 강화에 효험이 있다. 기침 · 폐결핵 · 위장의 통증에도 좋다. 또한 간에 쌓인 독을 풀어 주고 혈액순환을 원활하게 하며, 여성의 생리불순에도 효과가 있다.

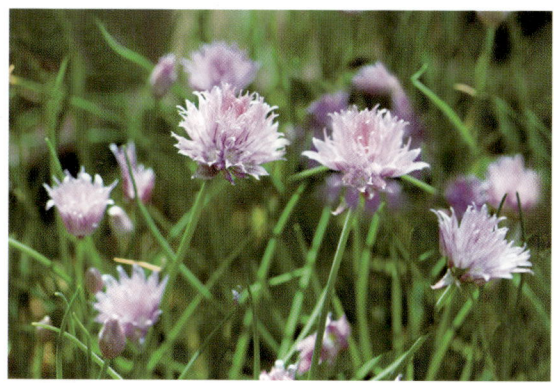
▲두메부추

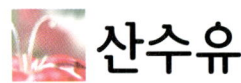# 산수유

학명 *Cornus officinalis* 층층나무과

꽃피는 시기 3~4월 꽃색 노란색

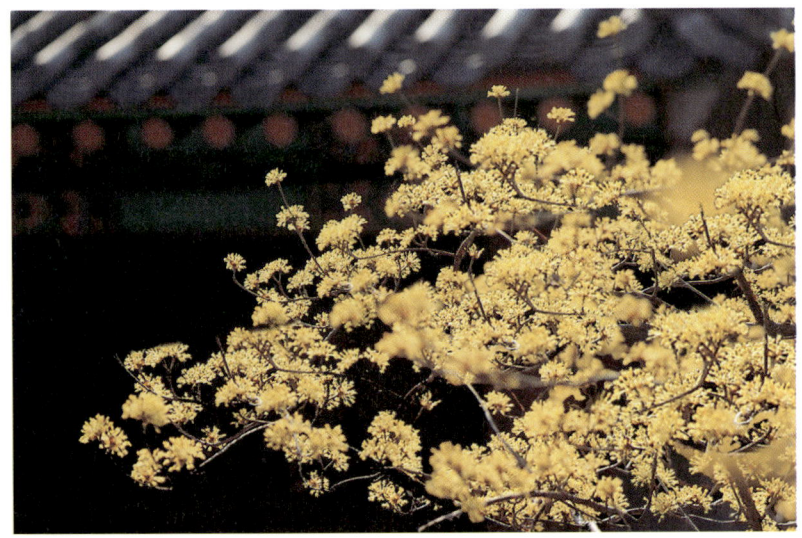

한약재 이름 산수유(山茱萸)

♣ 생태

층층나무과의 갈잎큰키나무로 산지나 인가 부근에서 자라며 키는 4~7m 가량이고 나무껍질은 연한 갈색이다.

잎은 마주나며, 끝이 뾰족한 타원 모양이고 길이 4~12cm이다.

3~4월에 20~30개의 노란꽃이 모여 우산 모양의 꽃차례로 잎보다 먼저 피는데, 꽃잎은 4개이고 긴 타원 모양이다. 가장 먼저 봄을 알리는 꽃 중의 하나다. 열매는 핵과로서 타원형이고 1.5cm 가량이며 8~10월에 빨갛게 익어 간다.

처음에는 약용 작물로 심었으나 차츰 관상용으로도 가꾸게 되었다.

열매 또는 씨를 말린 것을 '산수유'라 하며 몸의 건강을 위한 보약이나 신경쇠약 등의 한약재로 쓰인다.

♣ 약효
● 무릎과 허리 · 빈뇨증(頻尿症) · 요실금(尿失禁) · 정력

약용 부위는 열매이다. 가을에 빨갛게 익은 열매를 채집하여 뜨거운 물에 잠시 담가 씨를 제거하고, 과육을 햇볕에서 건조한다.
3~5g을 400cc의 물에 넣고 30분 정도 끓인 다음 하루에 세 번으로 나누어 복용한다. 차로 술을 담가 장기간 복용하면 음적인 기운을 보하는 작용이 강해진다.
산수유는 맛이 시고 성질이 약간 따뜻하며, 간(肝)과 신(腎)을 보하고, 땀을 멎게 한다. 또한 몸이 허약하여, 성행위를 하지 않았는데도 무의식중에 정액이 나오는 유정(遺精)을 낫게 한다.
하루의 배뇨량에는 거의 변화가 없으나 배뇨 횟수가 많아지는 빈뇨증, 소변이 뜻하지 않게 저절로 나오는 증상인 요실금에 좋다. 그리고 남자의 정력 강화와 줄어든 백혈구를 증식시키는 데 특효가 있으며, 고혈압 · 항암 · 억균 · 중풍 · 생리불순 · 이명증 · 난청 · 현기증 등에도 잘 듣는다. 그밖에 두통, 이명, 기침을 치료하는 효과가 있으며 해열작용도 한다. 남성의 성기능에 도움이 되는 대표적인 약재이다.

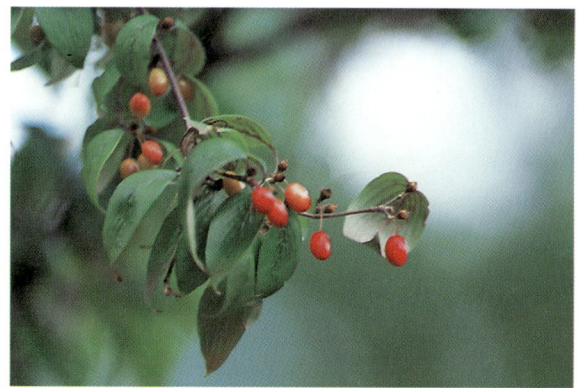

▲산수유 열매

꽃무릇(석산)

학명 *Lycoris radiata*   수선화과
꽃피는 시기 9~10월   꽃색 빨간색

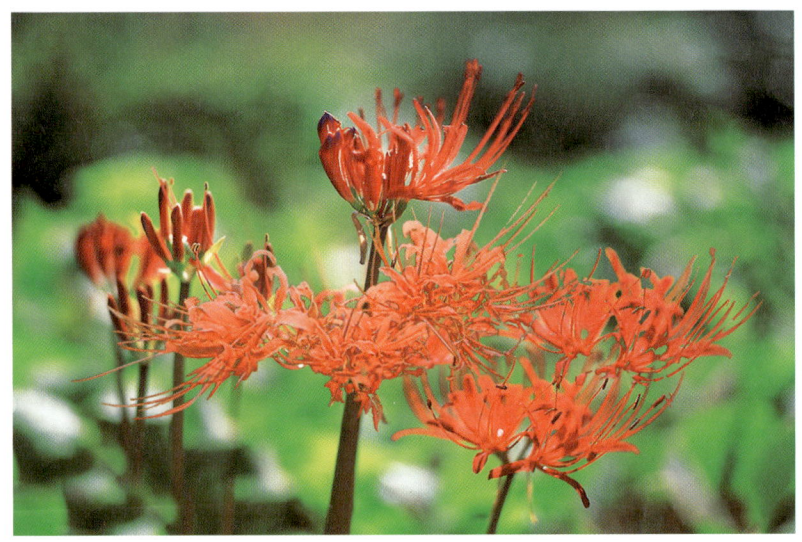

한약재 이름   석산(石蒜)

♣ 생태

석산(石蒜)이라고도 한다. 수선화과의 여러해살이 알뿌리식물로 산기슭이나 연못가에서 절로 자라며, 키는 30~40cm이고 독성이 있다. 원산지는 중국 양쯔강 유역이며 일본에서 들여왔다. 중국의 꽃무릇은 염색체가 2n을 갖는 2배체로 결실이 잘 되지만, 한국이나 일본의 것은 3배체로 열매를 맺지 못한다.

9~10월에 알뿌리에서 나온 꽃줄기 끝에 화려한 빨간꽃이 피는데, 꽃이 진 뒤에 칼 모양의 많은 잎이 나온다. 화피 조각은 6개이고 침형이며 뒤로 말리고 가장자리에 물결 모양의 주름이 있다. 수술은 6개이며 꽃 밖으로 길게 나온다.

전북 고창의 선운사 꽃무릇이 유명하며 9월에 빨간 꽃이 융단처럼 깔려 있어 장관을 이룬다. 꽃말은 '슬픈 추억'이다.

♣ 약효
● 거담·항암·기침·임파선염·유선염·부종

약용 부위는 비늘줄기이며 한약명이 석산(石蒜)이다.
꽃이 진 뒤 늦가을에 채취하여 깨끗이 씻어 햇볕에서 말린다. 생으로 사용하기도 한다. 비늘줄기 5g에 물 700cc를 넣고 닳인 액을 반으로 나누어 아침과 저녁에 마신다. 혈액순환을 원활하게 하고 해독 작용을 하며, 부종을 내리고 통증을 멈추게 한다.
부종에는 석산을 믹서기로 갈아 밀가루에 개어 자기 전에 양쪽 발바닥 중심에 붙이면 놀랄 만한 효과를 본다. 유선염에는 믹서기로 간 석산으로 냉습포(冷濕布)를 한다. 피부가 약한 사람은 참기름을 바른 후에 붙인다. 늑막염·복막염·신장염 등 물이 괴는 병에도 효험이 있다.
꽃무릇은 절 주위에 많이 있는데, 방부효과가 있어 절 내의 책에 좀이 슬지 않는다고 하며, 특히 탱화를 그릴 때 짓찧어 바르면 탱화를 좀으로부터 보호해서 오랫동안 보관할 수 있다고 한다.
비늘줄기에는 알카로이드 성분이 있어 구토를 일으키는데, 짓찧어 물로 여러번 씻어주면 독성이 빠진다. 과거에 먹을 것이 없을 때는 식량으로도 쓰였다. 최근에는 이 알카로이드 성분을 이용해 항암제로 만드는 중이다.

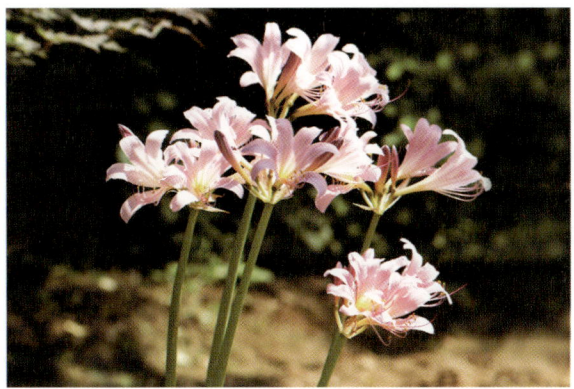

▲같은 수선화과에 속하고 생태도 비슷한 상사화

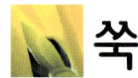 # 쑥

학명 *Artemisia princeps var. orientalis*　국화과
꽃피는 시기 7~10월　꽃색 분홍색

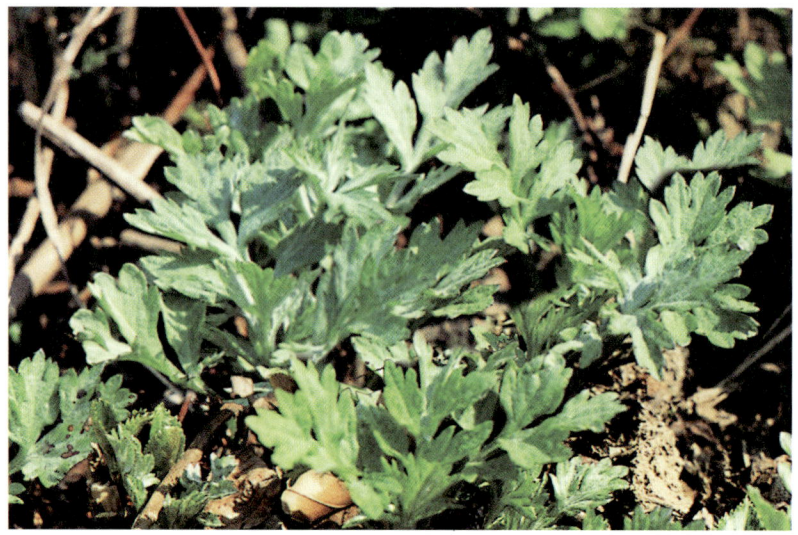

한약재 이름　애엽(艾葉)

♣ 생태

　국화과에 딸린 여러해살이풀로 양지바른 풀밭에서 자라며, 뿌리줄기가 옆으로 뻗으면서 군데군데에서 싹이 나와 한데 모여 무성하게 된다.
　키는 60~90cm 가량으로, 잎은 어긋나고 진한 향기가 있으며 긴 타원형인데 1~2회 깃 모양으로 갈라지고 뒷면에는 흰 잔털이 있다. 뜸에 사용하는 종은 참쑥인데 잎 표면에 흰 털이 나 있다. 7~10월에 잎 사이에서 꽃줄기가 나와 분홍빛 꽃이 한쪽으로 치우쳐서 달린다.
　어린잎은 국을 끓이거나 떡에 넣어 먹고 나물로 먹는다. 줄기·잎자루는 두통이나 피를 멎게 하는 약으로 쓰이고, 흰 털은 인주의 재료로 사용한다.
　한국·중국·일본 등지에 분포한다.

♣ 약효
● 간장병·담의 염증·황달

약용 부위는 어린잎과 꽃이삭이다. 꽃이삭은 대용품으로 사용된다. 어린잎은 5~6월에, 꽃이삭은 8~9월에 따서 햇볕에서 말린다. 간장병에 좋고, 담의 염증을 다스린다. 황달에도 효과가 있다.

쑥은 여성병의 특효약이다. 몸안의 냉증과 습기를 내보내고, 몸을 따뜻하게 해주어 여러 가지 여성병에 효과가 있다. 또한 산성화된 체질을 알칼리성으로 변화시키고, 생리기능을 강화시켜 병의 근원을 치료하는 효과가 있다. 혈액 속의 백혈구를 늘려, 면역 기능과 함께 살균 효과를 가진다. 특히 아랫배가 찬 여성들에게 좋은데, 먹어도 좋지만 배꼽 아래 위치한 기해혈에 뜸을 해주면 하복부가 따뜻해지고 자궁도 건강해진다.

고혈압과 동맥경화 등의 성인병을 예방하고, 콜레스테롤 수치를 낮추어 주고, 간의 해독과 간 기능의 회복을 돕는다. 쑥은 사람에게는 약이지만 해충에게는 독이 되기 때문에 구충제로도 쓰인다.

3~5g을 600cc의 물에 넣고 30분 정도 끓인 다음 하루에 세 번으로 나누어 복용한다. 쑥은 주로 차로 마시거나, 쑥뜸을 뜨거나, 쑥떡을 만들어 먹을 때 많이 쓰지만, 잎이 비슷한 쑥갓은 주로 반찬으로 만들어 먹는다.

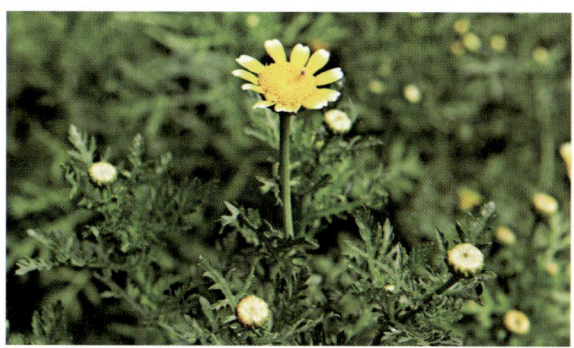
▲쑥과 비슷한 쑥갓

옥수수

학명 *Zea mays* 벼과

꽃피는 시기 7~8월   꽃색 노란색

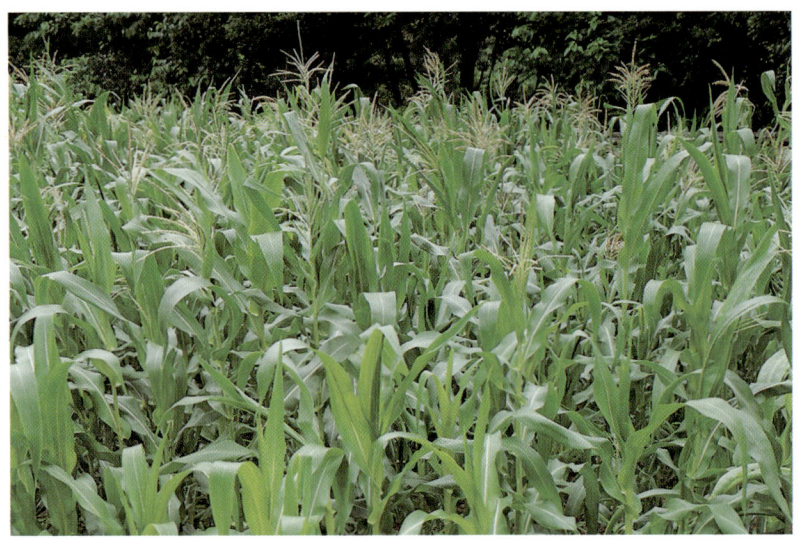

한약재 이름 옥촉서(玉蜀黍), 옥발(玉髮, 옥수수 수염)

♣ 생태

벼과에 딸린 한해살이풀로 멕시코 원산이며 밭에서 재배하는 주요 농작물의 하나이다. 키는 2~3m 가량이고 줄기는 한 대로 곧게 자란다.

잎은 어긋나며 길이가 1m에 이르고, 윗면에는 털이 있으며 활처럼 휘어지고 밑부분이 줄기를 감싼다.

암수한그루로서 7~8월에 암꽃과 수꽃이 따로 피는데 수꽃은 줄기 끝에 달리며 큰 원뿔 모양의 꽃차례로 핀다. 암꽃이삭은 윗부분의 잎겨드랑이에 달리고 1개의 씨방을 가지고 있다.

열매는 옥수수라 하여 쪄서 먹거나 사료로 쓰이며, 마른 암술대를 이뇨제로 사용한다.

♣ 약효
● 부종 · 위장 · 피부 · 암 · 체력증강 · 잇몸

약용 부위는 열매와 수염이다. 한방에서는 옥수수를 옥촉서(玉蜀黍)라고 부르고, 옥수수 수염을 옥발(玉髮)이라고 한다.

옥수수는 껍질과 털을 제거해서 삶아서 먹기도 하고 말린 옥수수를 가루로 내어 죽을 쑤어 먹기도 한다. 옥수수 열매는 기운이 평이하면서 위장의 기운을 열어주고 소변이 잘 나오지 않을때나 비뇨기 쪽에 문제가 있을 때 효과가 크다.

옥수수의 뿌리와 잎도 약으로 사용하지만, 특히 옥수수 수염은 간을 편하게 해주고 담즙의 분비를 촉진시켜 지방대사를 돕는 작용을 하며, 이뇨작용이 강해서 부종 등에 많이 활용된다. 그러나 심각한 신장질환이 있을 때는 옥수수 수염에 있는 칼륨 성분 때문에 복용을 금한다.

옥수수 수염은 5~10g을 물 600cc에 넣고 30분 정도 끓인 후 하루에 세 번 복용한다.

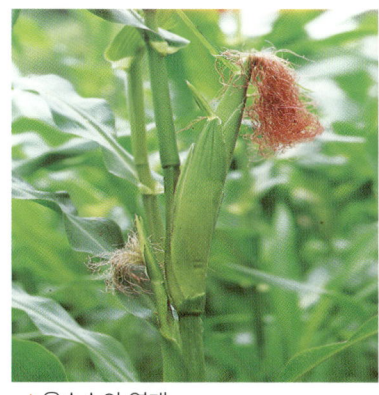
▲옥수수의 열매

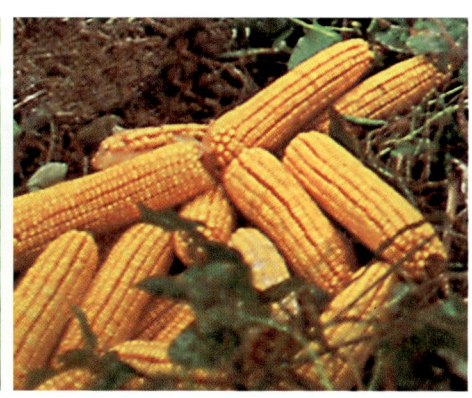
▲껍질을 벗긴 옥수수

으름덩굴

학명 *Akebia quinata* 으름덩굴과
꽃피는 시기 4~5월 꽃색 노란색

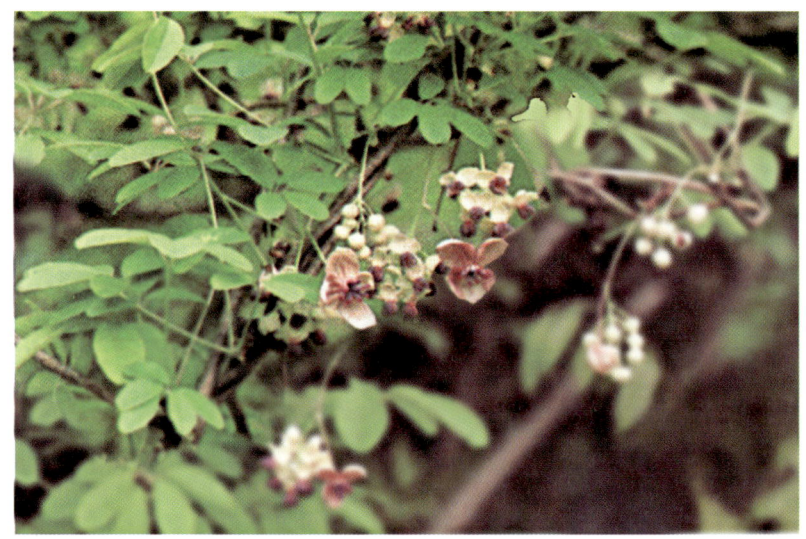

한약재 이름 목통(木通)

♣ 생태

으름덩굴과에 딸린 갈잎덩굴나무로 으름이라고도 하며, 황해도 이남 지방의 산과 들에서 길이 5m 정도 자란다. 가지는 털이 없고 갈색이다.

잎은 묵은 가지에서는 무리지어 나고, 새 가지에서는 어긋나며 손바닥 모양으로 갈라진 겹잎이다. 작은잎은 5개이고 타원형이며 가장자리가 밋밋하고 끝이 약간 오목하다. 꽃은 암수한그루이고 자줏빛을 띤 갈색으로 피며, 잎겨드랑이에 여러 송이가 모여달린다. 꽃잎은 없고 꽃받침 조각 3개가 꽃잎처럼 보인다.

열매는 장과이고 긴 타원형이며 10월에 자줏빛을 띤 갈색으로 여문다. 관상용으로 심으며, 열매를 먹고 뿌리와 가지는 약재로 쓴다. 덩굴은 바구니를 만드는 재료로 쓴다.

♣ 약효
● 소염·이뇨·통경·혈액순환·번열

약용 부위는 뿌리와 줄기이다. 한약재 이름은 목통(木通)이다. 이름에 '통(通)'자가 들어 있는 것은 막힌 것을 뚫고 통하게 하는 효능이 있기 때문이다. 따라서 체한 것을 풀어 편하게 하며, 소장의 열로 인해 소변이 나오지 않을 때와 생리가 막혔을 때 통하게 하는 효능이 있다. 본초서에는 목통의 수액대사를 조절하는 능력은 그 어떤 약초보다 강하다고 했다.

중국에서는 췌장암·구강암·임파선 종양 등에 으름덩굴과 질경이 씨·반묘·활석 등으로 만든 알약을 복용하고 효험을 본 사례가 보고된 바 있다.

그리고 방광암으로 피오줌을 눌 때에는 으름덩굴·쇠무릎지기·생지황·천문동·맥문동·오미자·황백·감초를 각각 3g씩 달여서 복용하면 효과가 있다고 했다.

으름덩굴 열매를 으름이라고 하는데, 잘 익으면 저절로 벌어지며 맛이 달고 담백하다. 소염 작용이 뛰어나서 장복하면 염증을 완화하는데 도움이 된다. 하지만 으름은 임신 중인 태아를 유산시킬 수도 있으며, 또 많은 양을 복용할 경우 생리를 그치게 하여 임신을 할 수 없게 만들기도 하므로 주의해야 한다.

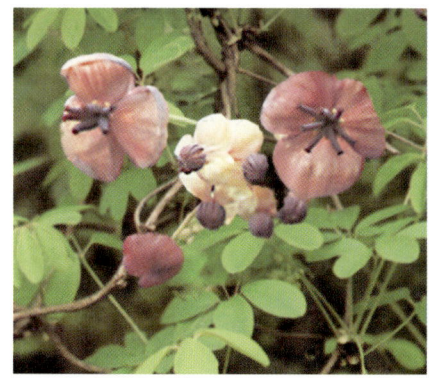
▲으름덩굴의 꽃

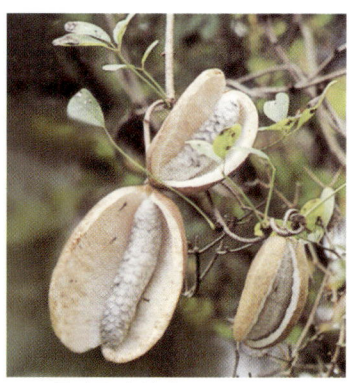
▲으름덩굴의 열매

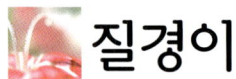 질경이

학명 *Plantago asiatica*　**질경이과**

꽃피는 시기 6~8월　**꽃색** 노란색

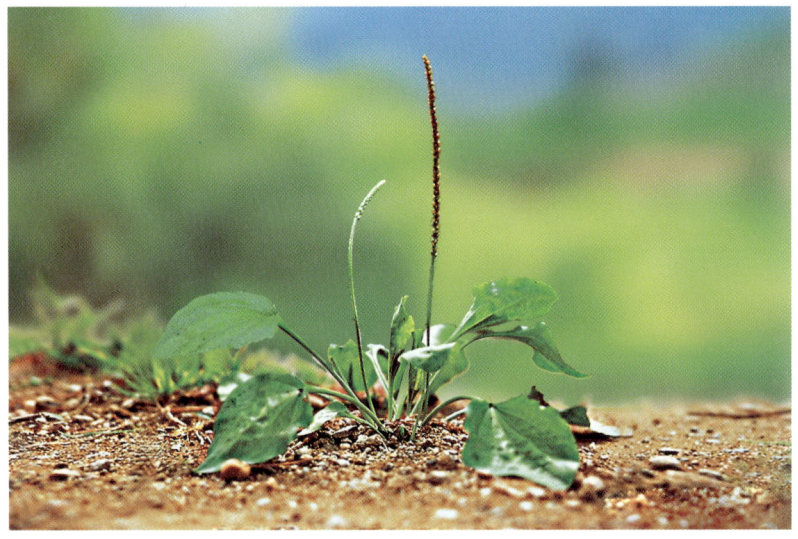

한약재 이름　차전자(車前子)

　　질경이과에 딸린 여러해살이풀로 들이나 풀밭·길가에서 흔히 볼 수 있으며, 원줄기가 없고 많은 잎이 뿌리에서 나와 비스듬히 퍼진다.
　　줄기는 없고, 잎은 뿌리에서 뭉쳐나오며 끝이 뾰족한 타원 모양으로 길이가 4~15cm, 폭이 3~8cm 정도이다. 잎줄기가 길고 세로로 5~7줄의 잎맥이 뚜렷하게 보인다.
　　6~8월에 뿌리잎 사이에서 나온 10~50cm의 꽃줄기 끝에 작은 흰꽃이 이삭꽃차례를 이루어 빽빽이 모여피며, 화관은 깔때기 모양으로 끝이 4개로 갈라진다. 어린잎은 나물로 먹고, 씨는 '차전자'라 하여 이뇨제로 쓰인다.
　　한국·일본·사할린·타이완·중국·시베리아 동부·히말라야·자바·말레이시아 등지에 분포한다.

♣ 약효
● 부종·기침·배뇨곤란

약용 부위는 잎과 씨이다. 한방에서는 잎을 차전초(車前草)라 하고, 씨는 차전자(車前子)라고 한다. 잎은 수시로 따고, 씨는 익었을 때 채집하여 햇볕에서 건조한다.

주로 씨를 약으로 쓰며, 성질이 차가워서 안구충혈과 같은 안질을 치료하는 효과가 크다. 소변을 잘 나가게 하고 대변을 좋게 하기도 한다. 약간 볶아서 쓰면 좋다. 씨는 3~5g을 400cc의 물에 넣고 30분 정도 끓인 다음 하루에 세 번으로 나누어 복용한다.

잎과 씨 모두 환부의 열을 식히는 약초로 쓰는데, 질경이의 성질이 차고 서늘하기 때문에 환부에 열이 있는 부종에 잘듣는다. 또한 소변이 노랗게 되고 탁해져 배뇨가 곤란할 때 사용한다.

약간 황색을 띤 가래를 동반하는 기침에도 좋다. 잎은 피가 섞여 나오는 소변과 코피에 좋다. 몸이 냉한 사람은 장기 복용을 하지 않는다. 임산부도 복용해서는 안 된다.

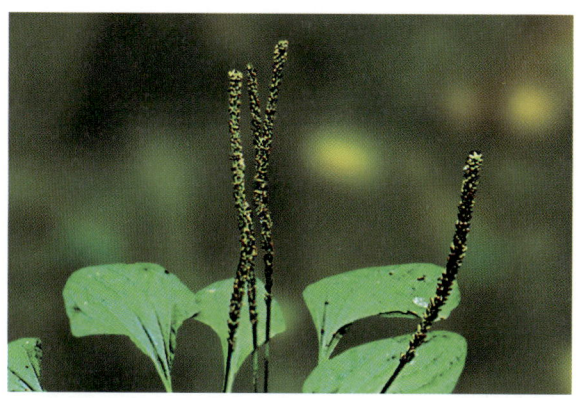
▲질경이의 꽃

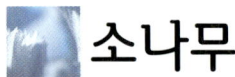 # 소나무

학명 *Pinus densiflora*   소나무과

꽃피는 시기 5월   **꽃색** 노란색

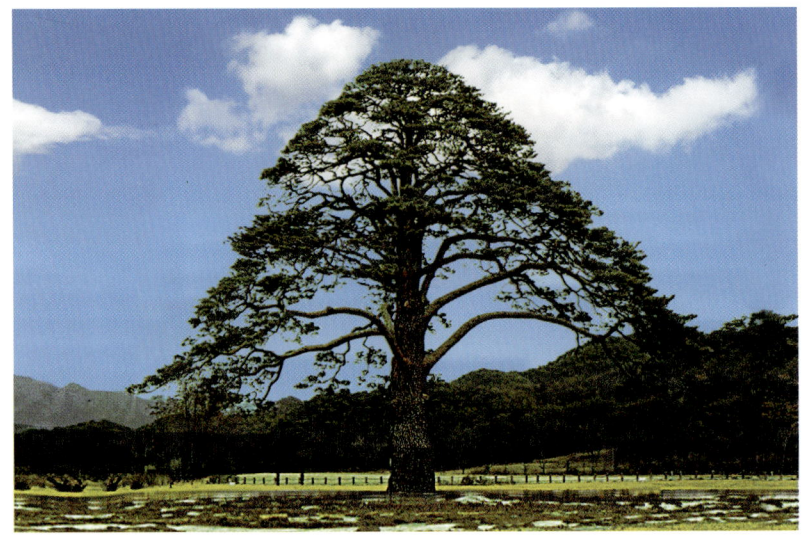

한약재 이름   송(松)

♣ 생태

    소나무과에 딸린 늘푸른큰키나무로 나무껍질은 검붉은 비늘 모양이다. 키는 20~35m까지 자라며 지름은 1.8m 정도이다. 한자어로 송(松)·적송(赤松)·청송(靑松)이라고 한다.

    바늘처럼 가늘고 긴 잎은 한 눈에서 두 잎씩 모여나고 조금 비틀리며, 2년이 지나면 밑부분의 바늘잎이 떨어진다. 5월에 꽃이 피는데 수꽃이삭은 새 가지 밑부분에 달리며 누른빛이고, 암꽃이삭은 새 가지 끝부분에 달린다.

    방울 모양의 갈색 열매는 다음해 9월에 익어 간다. 씨는 타원 모양이며 씨에는 날개가 붙어 있다.

    한국·중국 북동부·우수리·일본 등지에 분포한다.

♣ 약효

● 관절염(신경통) · 어혈 · 혈액순환장애 · 위장허약 · 산후풍

소나무는 하나도 버릴 것이 없다. 솔잎, 속껍질, 솔방울, 송화가루, 송진 등을 모두 약으로 쓴다. 소나무에 기생하는 복령(茯笭)도 중요한 한약재이다. 복령은 소변을 잘 나가게 하고 몸의 습을 제거하는 효능이 큰 약재이다.

《신농본초경》에는 약의 품목을 나누어 놓고 있는데, 소나무는 가장 좋은 상약(上藥)으로 기록하고 있다. 과거 먹을 것이 없을 때 초근목피로 연명한다고 했는데, 목피가 바로 소나무의 속껍질로 이것을 식량으로 사용한 것이다.

솔잎은 다려서 먹거나 술을 담가 먹는데, 기운은 따뜻하다. 관절염을 치료하고 구충제 역할을 했으며, 피부가려움증과 탈모에도 도움이 된다. 소나무 속껍질과 솔잎 모두 내장을 편안하게 하고 배가 고프지 않게 하는 효능이 있다. 소나무의 꽃가루를 송화가루라고 하는데, 영양분이 풍부하고 독특한 향과 맛이 있어 술을 담가 먹기도 하고, 강정이나 떡을 만들 때도 곁들여진다.

소나무 뿌리는 근골을 튼튼하게 하고 어혈을 풀며, 해독하는 작용이 있다. 그리고 새살을 돋게 한다. 가정요법으로 소나무 뿌리나 소나무 잔가지를 다린 물로 신경통이나 산후풍을 치료하기도 했다. 소나무의 갖가지 부위 약 4~8g 정도를 물 600cc에 넣고 30분 정도 끓여 하루에 세 번 복용한다. 별다른 부작용은 없다.

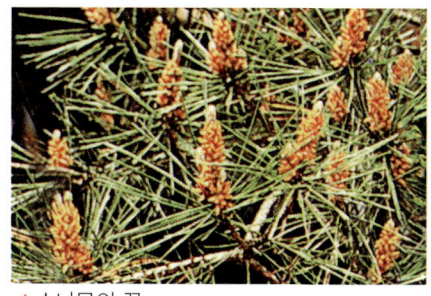
▲소나무의 꽃

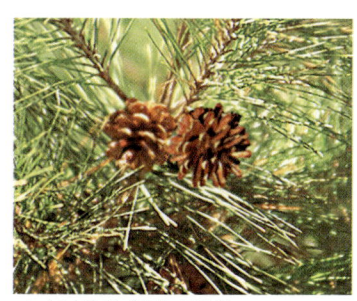
▲소나무의 열매 솔방울

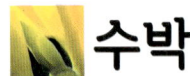수박

학명 *Citrullus vulgalis*. 박과
꽃피는 시기 5~6월 꽃색 노란색

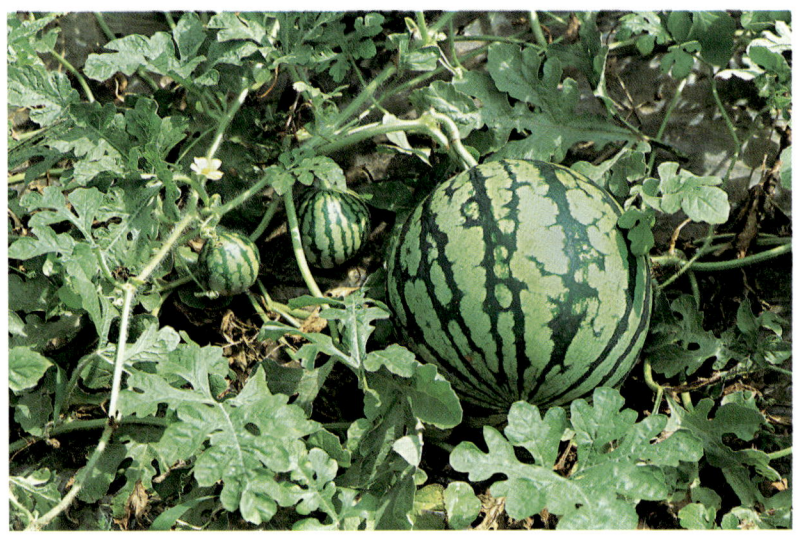

한약재 이름 서과(西瓜)

♣ 생태

　박과에 딸린 덩굴성 한해살이 재배식물로 줄기는 4~6m로 길게 자라 땅 위를 기며 가지를 친다. 잎은 어긋나며, 긴 심장형이고 3~4쌍으로 깊게 갈라진다.
　암수한그루로서 5~6월에 노란 꽃이 피고 꽃부리는 5개로 갈라지며 주름이 지고 보통 줄기의 7~9마디마다 암꽃이 달린다. 열매인 수박은 크고 둥글며 녹색 바탕에 검은녹색의 불규칙한 줄무늬가 있다. 속살은 수분이 많고 달며 보통 붉은색이지만 노란색 또는 흰색인 것도 있다.
　씨는 타원 모양이고 길이는 8~13mm이며 검은색이다. 열매를 한방에서는 대소변을 순하게 하는 약과 신장염의 약재로 사용하며, 씨는 마시는 차의 원료로 쓰인다.

♣ **약효**
● **항암 · 이뇨 · 피부 · 변비 · 구내염 · 고혈압**
약용 부위는 과육과 씨, 수박껍질이다.

수박에는 리코겐이라는 성분이 들어 있는데, 이것은 색을 붉게 하는 색소로 항산화 물질이며, 인체에 흡수되면 활성산소(유해 산소)를 제거해주게 되어 항암작용을 한다.

수박에는 칼륨, 구연산 성분이 함유되어 있으며 이 성분은 이뇨작용을 도와 부종에 좋다. 열이 있는 경우나 편도염에는 차갑게 해서 먹이면 해열작용이 있다.

수박에 포함된 비타민C는 수분을 공급해주어 피부의 촉촉함을 유지시켜 준다. 수박 속에는 장 운동을 활발하게 도와주는 섬유질이 풍부하게 함유되어 있어 변비에 좋다.

수박껍질을 삶아 그 물로 입안을 헹구거나 입 속에 머금고 있다가 뱉어내면 구내염 치료에 도움이 되며 수박씨에는 쿠르비틴이라는 성분이 함유되어 있어 구충작용을 한다. 과거에는 수박껍질의 흰 부분을 무침으로 만들어 먹기도 했다.

수박씨를 말려서 볶아 먹으면 수박씨에 포함된 리놀레산의 성분이 고혈압과 동맥경화를 예방해준다.

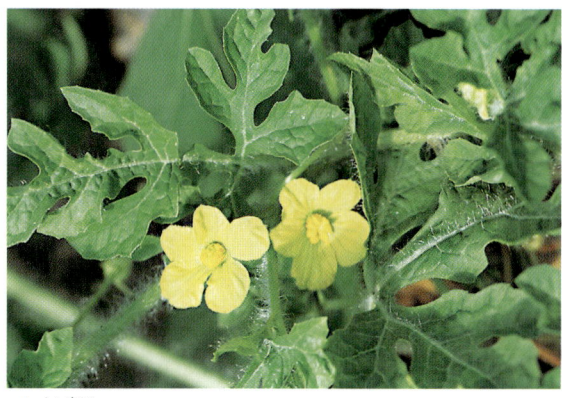
▲수박꽃

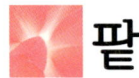 # 팥

학명 *Phaseolus radiatus var. aurea* 콩과
꽃피는 시기 8~9월 **꽃색** 노란색

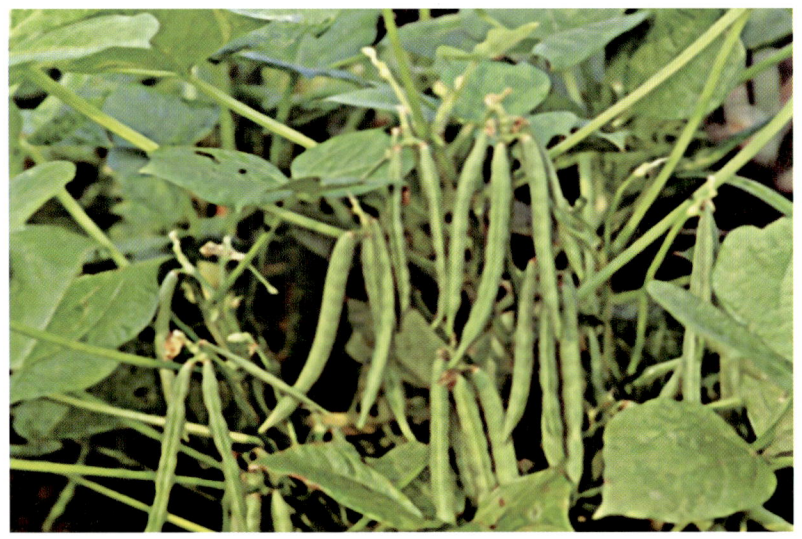

한약재 이름 적소두(赤小豆)

♣ 생태

 콩과에 딸린 한해살이 재배식물로 길이는 50~90cm 가량이다. 원산지는 분명하지 않으나 중국으로 추정하고 있으며, 동양 각국에서 오래 전부터 재배한 식물이다. 한국에는 중국으로부터 들어온 것으로 알려지고 있다.
 잎은 어긋나고, 3개의 작은잎으로 된 겹잎이며 아래쪽에 한 쌍의 작은 턱잎이 있다. 여름에서 가을에 걸쳐 잎겨드랑이에서 긴 꽃줄기가 나와 나비 모양의 노란꽃이 4~6개 가량 핀다. 꽃받침은 통 모양이고 끝이 얕게 갈라지며 씨방은 꾸불꾸불하며 끝에 털이 있다.
 열매인 꼬투리 안에 3~10개의 씨가 들어 있는데 이것을 '팥'이라 하며, 빛깔은 붉은갈색·노란색·검정색·얼룩 등이 있다.

♣ 약효
● 각기병(무릎관절염)·당뇨·신장염·부종·비만

팥의 약용부위는 종자이다. 성질은 따뜻하고 맛은 달다. 민간에서는 죽을 쑤어 먹을 때 팥을 함께 삶아 먹는다.

팥의 성분은 단백질, 지방, 당질, 회분, 섬유질과 비타민 B1이 많아 영양분도 풍부하고, 당뇨병과 같은 생활습관병(성인병)을 예방하고 스트레스를 많이 받는 사무직 근로자나 수험생들에 아주 좋은 간식거리가 될 수 있다.

특히 각기병(무릎관절염)에 특효가 있고, 이뇨작용이 있어 신장염과 부종에 효과가 크다. 염증을 가라앉히고 비만에도 도움이 된다. 본초서에는 팥은 열로 인한 독을 풀어주고 농을 잘 배출시키며, 어혈을 없애고 비위를 튼튼하게 한다고 기록하고 있다.

팥 10~20g을 물 600cc에 넣고 30분 정도 끓인 다음 하루에 세 번으로 나누어 복용한다. 일반 음식재료로 다양하게 활용해도 좋다.

옛말에 팥은 귀신을 쫓아낸다고 해서 동짓날 팥죽을 쑤어 먹고, 길거리에 뿌려주면 귀신이 들지 않는다고 했다.

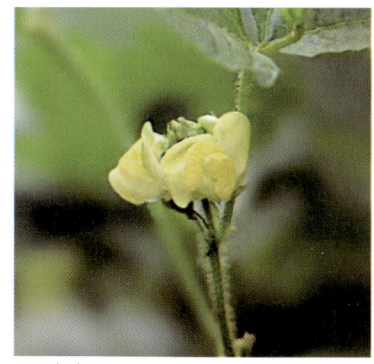
▲팥의 꽃

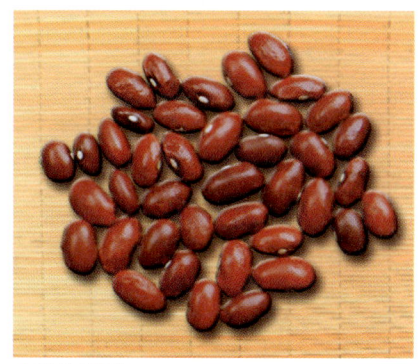
▲팥의 열매

♣ 만일 가정요법 중에 부작용이 생기거나 증상이 악화되는 경우에는 즉시 복용을 중단하고 반드시 전문 한의사와 상의하시기 바랍니다.

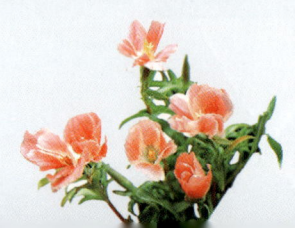

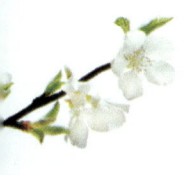

제8장

이비인후병에 잘듣는 약초

전나무 268
국화 270
구기자나무 272
속새 274
가지 276

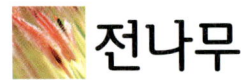 # 전나무

학명 *Abies holophylla* 소나무과

꽃피는 시기 4월 꽃색 노란색

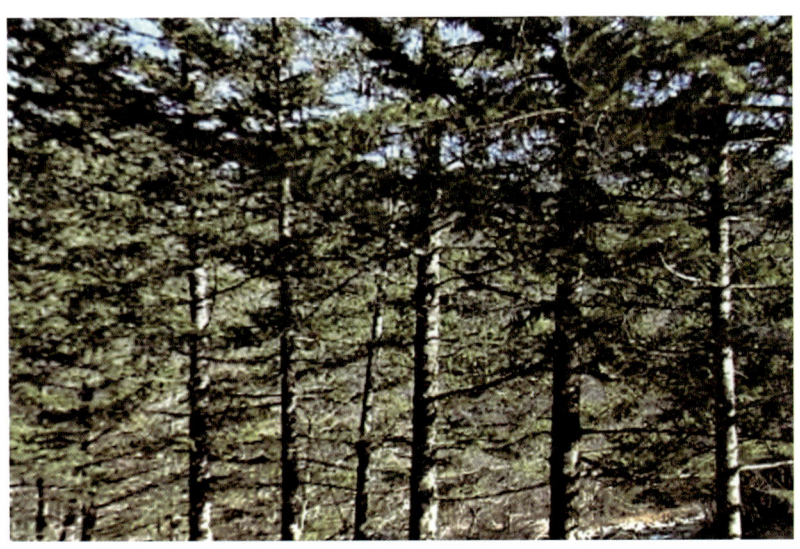

♣ 생태

소나무과에 딸린 늘푸른큰키나무로 높이는 30~40m이고 지름 1.5m 가량이며, 젓나무라고도 한다. 나무껍질은 잿빛이 도는 흑갈색이며 작은가지는 회갈색이고 있고 얕은 홈이 있다.

잎은 바늘 모양으로 끝이 뾰족한데 길이 4cm, 너비 2cm이고, 끝이 뾰족하며 뒷면에 백색 기공선이 있다. 4월에 황록색의 꽃이 피는데, 수꽃이삭은 원통형이며 길이 15mm로서 황록색이고 암꽃이삭은 길이 3.5cm이다.

10월에 솔방울과 비슷하게 생긴 끝이 동그란 원통 모양의 열매를 맺는다. 집을 꾸미기 위해 뜰에 심기도 한다.

나무는 건축용·가구용 또는 종이를 만드는 재료로 쓰인다.

♣ 약효
● 냉대하 · 자궁출혈 · 위궤양 · 폐결핵 · 관절염 · 피부병

전나무 잎은 여성의 냉대하 · 자궁출혈 · 이질 · 설사, 몸이 냉하여 생기는 병을 치료한다. 폐결핵에는 전나무 진을 먹기도 한다. 전나무를 달여서 졸인 전나무고를 장복하면 몸이 가벼워지고 더위와 추위를 타지 않으며 폐와 다리가 튼튼해진다.

류머티스 관절염, 요통, 요도염, 폐결핵, 위염, 위궤양 등의 갖가지 염증질환에도 효험이 있다. 관절염이나 감기에는 전나무 잎과 어린 줄기를 끓인 물로 목욕을 하면 효과가 매우 좋다. 또한 전나무고를 만들어 두고 수시로 복용하면 여성병에 크게 효과가 있다.

♣ 전나무고 제조법

전나무 잎은 9월 중순부터 이듬해 2월 사이에 공해가 적은 고지에서 채취하여 잎이 마르기 전에 약으로 쓴다. 30ℓ 정도의 가마솥에 잎을 가득 넣고, 당귀, 천궁, 생강 300g씩과 소주 20ℓ를 붓고 센 불로 1시간, 중간 불로 1시간, 약한 불로 10시간쯤 끓이면 솥 안의 소주가 4~6리터쯤으로 줄어든다.

4~6리터쯤으로 줄어든 소주를 미세한 체로 걸러내어 찌꺼기는 버리고 오지그릇에 담아 약한 불로 고가 될 때까지 졸인다.

다 졸이면 0.7~1홉 정도의 전나무고가 나오는데 이를 식혀서 두고 한번에 찻숟갈로 하나씩 물에 타서 수시로 복용한다.

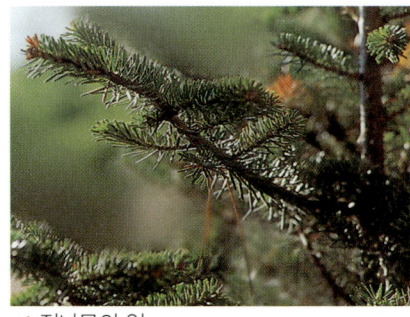
▲ 전나무의 잎

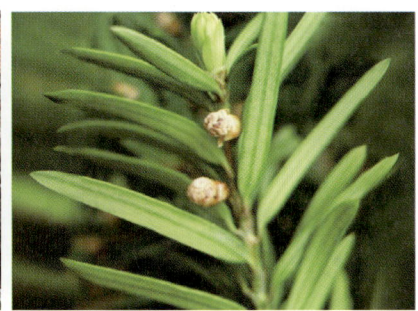
▲ 전나무의 열매

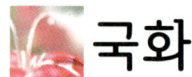
국화

학명 *Chrysanthemum morifolium*　국화과

꽃피는 시기 여름~겨울　꽃색 노란색 · 빨간색 · 흰색 · 분홍색 · 보라색

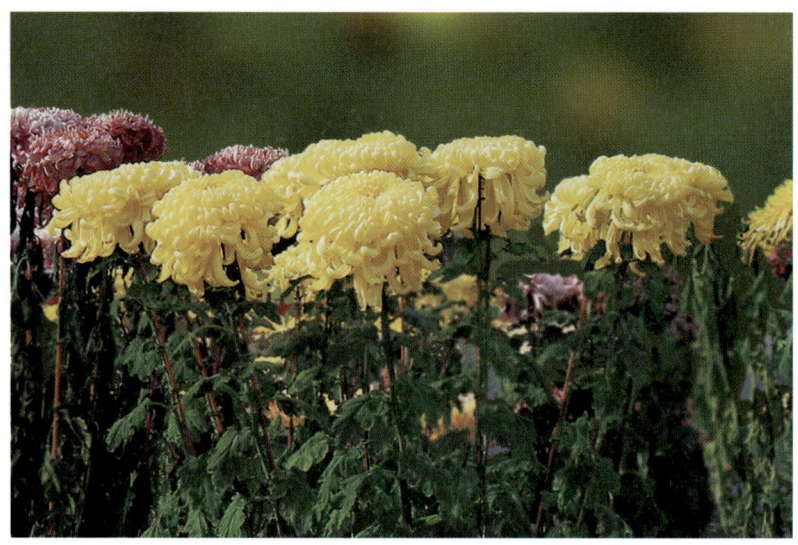

한약재 이름　감국(甘菊)

♣ 생태

국화과의 여러해살이풀로 예로부터 매화 · 난초 · 대나무와 더불어 '사군자'라 하여 깨끗하고 높은 성품의 상징처럼 여겨졌다. 문인 · 화가들이 즐겨 그렸다.

줄기는 밑부분이 나무처럼 변하며, 잎은 어긋나고 깃꼴로 갈라져 있고, 줄기 끝에 노란색 · 빨간색 · 흰색 · 분홍색 · 보라색 등의 꽃이 핀다.

꽃의 크기에 따라 대륜국 · 중륜국 · 소륜국으로 나누고, 꽃이 피는 시기에 따라 가을에 피는 추국, 겨울에 피는 동국, 여름에 피는 하국 등으로 구분한다. 대륜국은 꽃송이의 지름이 18cm 이상 되는 큰 것을 말하며, 중륜국은 꽃송이의 지름이 9~18cm, 소륜국은 9cm 미만의 것을 말한다.

꽃말은 흰 꽃이 '고결', 빨간 꽃이 '고상', 노란 꽃이 '실연'이다.

♣ 약효
● 두통 · 어지럼증 · 안구충혈 · 안구통증 · 시력감퇴 · 고혈압

약용부위는 꽃으로 노란꽃을 감국(甘菊)이라고 하며 약재로 사용한다.

국화의 맛은 달고 풍열(風熱)을 없애는 작용이 있다. 풍열은 인체의 머리 쪽에 문제를 일으키는 것이므로 두통, 어지럼증, 안질(안구의 통증이나 눈물이 멈추지 않는 증상 등)에 효과가 크다. 눈을 맑게 하고 스트레스를 풀어주며 혈압을 떨어뜨려 주는 효능도 있다.

말린 노란 국화꽃 4~6g을 물 600cc 정도에 넣고 약 30분간 끓인 다음 하루에 세 번으로 나누어 복용한다. 특히 안구질환으로 시력이 떨어지고 충혈이 되며, 뻑뻑한 통증이 있으면서 눈물이 자주 나는 경우는 구기자 4~8g을 함께 넣어 끓여서 복용하면 좋다. 옛날에는 국화꽃 말린 것을 베갯속에 넣어 사용하기도 했다. 국화베개는 두통이나 안구질환을 치료하고 피로를 풀어주는 효능이 있다. 화훼용은 농약을 많이 사용하기 때문에 약재로 유통되는 것을 구해서 사용한다. 흰색 꽃도 간혹 약으로 사용하지만 흰색 꽃은 풍을 몰아내는 작용이 강하다. 가을에 채취하고 향이 강한 노란색 꽃이 약성이 강한 상품으로 햇볕에 건조해서 사용한다.

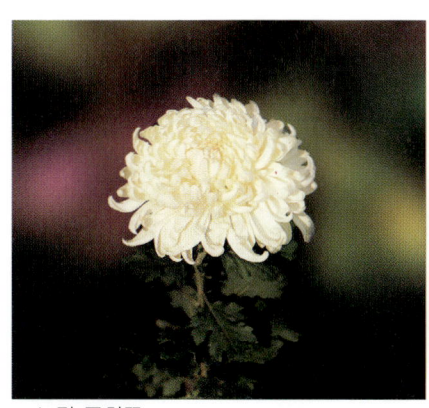
▲노란 국화꽃

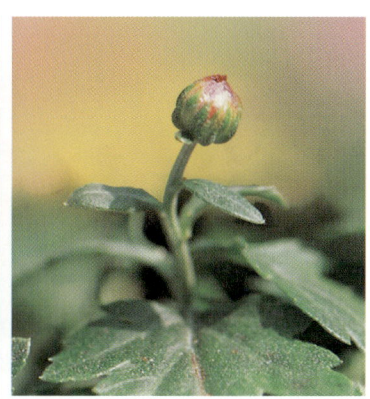
▲꽃봉오리

구기자나무

학명 *Lycium chinense*   **가지과**

꽃피는 시기 6~9월   **꽃색** 보라색

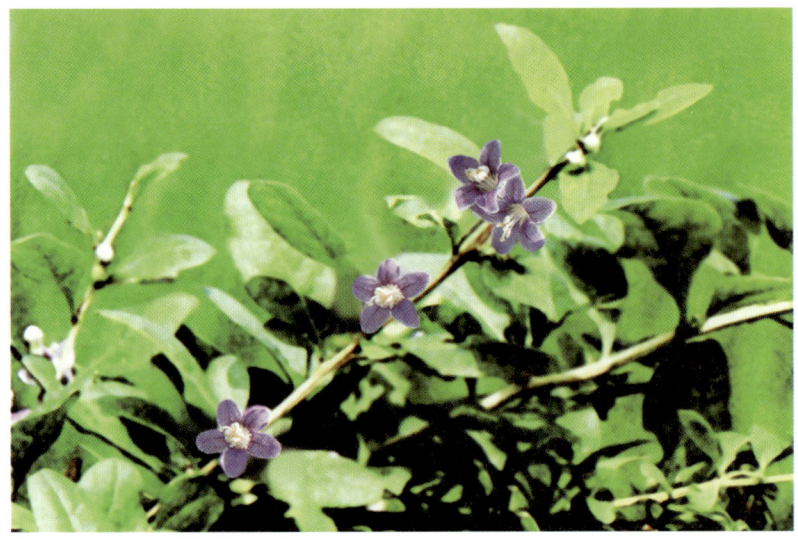

한약재 이름 구기자(枸杞子), 구기엽(枸杞葉, 잎), 지골피(地骨皮, 뿌리)

♣ 생태

가지과에 딸린 갈잎큰키나무로 진도는 구기자나무의 재배지로 유명하다. 줄기는 비스듬히 자라면서 끝이 아래로 처지는데 다른 나무나 담에 기대어 자라며 길이가 4m에 이른다.

가지에는 흔히 가시가 있으나 없는 것도 있다. 잎은 어긋나며, 갸름한 솔잎 모양 또는 길둥근 모양으로 부드럽다. 6~9월에 잎겨드랑이에서 나온 가는 꽃가지에 보랏빛 꽃이 두세 송이씩 핀다.

열매는 긴 타원 모양으로 8~10월에 빨갛게 익어 간다.

열매를 구기자라 하며 차를 만들어 마시고, 잎은 구기엽, 뿌리 껍질은 지골피라 하여 한약재로 쓰인다.

♣ 약효
● 시력감퇴 · 연약한 무릎과 허리 · 남성 성기능 장애 · 눈의 통증 · 야맹증 · 도한(盜汗)

약용 부위는 열매 · 잎 · 뿌리껍질이다. 한방에서는 열매를 구기자(枸杞子), 잎을 구기엽(枸杞葉), 뿌리껍질을 지골피(地骨皮)라고 한다. 꽃은 여름에 채취하고, 열매와 뿌리는 가을에 채집하여 햇볕에서 건조한다. 구기자 · 구기엽 · 지골피 각 5~10g을 600cc의 물에 넣고 30분 정도 끓인 다음 하루에 세 번으로 나누어 복용한다. 구기자는 시력감퇴, 저절로 눈물이 흐르는 누안, 연약한 무릎과 허리, 기침에 효과가 있다. 또한 간기능이 약하거나, 지방간 · 간염 등과 같은 질환등으로 늘 피곤하고 성욕이 일어나지 않을 때 효능이 뛰어나다. 베타인이라는 성분은 지방간의 주 치료제로 쓰이는 성분이다.

지골피는 당뇨병, 잠잘 때 식은땀을 흘리는 도한, 기침에 좋다. 잎은 시력감퇴, 눈의 통증, 결막염, 야맹증에 잘듣는다.

구기자에는 지잔틴이라는 카로티노이드 색소가 많은데, 지잔틴은 안구를 보호하는 효능이 있어 눈을 맑게 한다. 그리고 구기자는 하체를 튼튼하게 하는 효능이 커서 남성 성기능 장애를 개선시키는 효과가 있다.

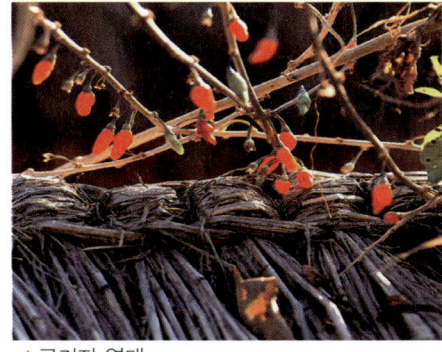
▲구기자 열매

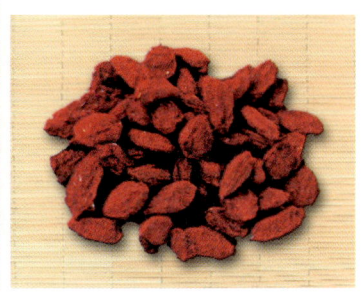
▲구기자 약재

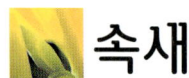 속새

학명 *Equisetum hyemale*　속새과

포자낭 이삭 녹갈색→노란색

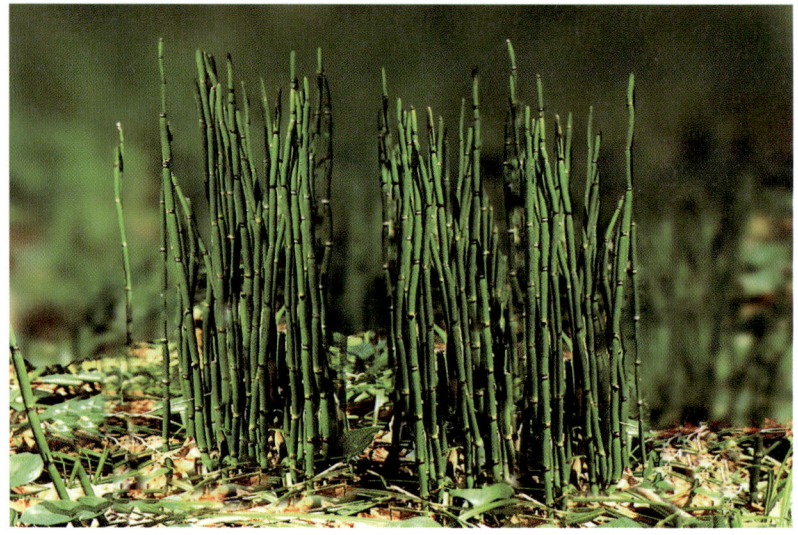

한약재 이름　목적(木賊)

♣ 생태

속새과의 늘푸른 여러해살이풀로 땅속줄기가 옆으로 뻗으면서 모여 나며, 키는 30~60cm로 습기가 있는 곳에서 자란다.

줄기는 긴 기둥 모양으로 가지를 치지 않는다. 줄기 속은 비어 있고 뚜렷한 마디와 능선이 있고 잎은 퇴화하여 잎집처럼 보인다. 포자낭 이삭은 원줄기 끝에 달리고 원뿔 모양이며 녹갈색이던 것이 노란색으로 변한다.

4억년 전부터 지구상에 존재했으며 고생대 데본기에 전 지구를 뒤덮었던 식물이다. 원줄기에 규산염이 있어 딱딱하기 때문에 속새과의 쇠뜨기와는 달리 영양줄기와 생식줄기의 구별이 없다. 제주 및 강원 이북·일본·캄차카·중국 동북부·시베리아·투르키스탄·히말라야·유럽 및 북아메리카에 분포한다.

♣ **약효**
● 간의 보(補)·생리불순·종양·눈 흰자위 막

속새의 약용부위는 식물전체이다. 한약재로는 목적(木賊)이라고 부른다.

기운은 평이하고 맛은 달다. 땀을 내고 열을 내리며, 이뇨작용과 소염작용이 있다. 간을 보하는 작용이 있어 안약으로 많이 사용해 왔다. 안약으로 사용할 때는 마디를 버리고 약으로 쓰며, 어린아이의 오줌에 하룻밤을 담가 놓았다가(동변침) 햇볕에 말려서 쓴다. 그 밖에 눈 흰자위에 막이 끼는 것을 제거하고, 생리가 많은 것을 멎게 하며, 몸 안에 적취(양성 종양)가 쌓인 것을 풀어준다. 속새를 복용하면 약간 땀이 나면서 근육 뭉친 것들이 부드럽게 풀린다.

속새 말린 것을 하루 4~8g 정도를 물 600cc에 넣고 30분 정도 끓여서 하루에 세 번으로 나누어 복용한다. 환을 만들어서 복용해도 좋고, 가루로 해서 1회 4g 정도를 물과 같이 복용한다.

또한 많이 복용하면 부작용이 있는 약재이므로 적은 양을 단기간 복용하는 것이 좋다.

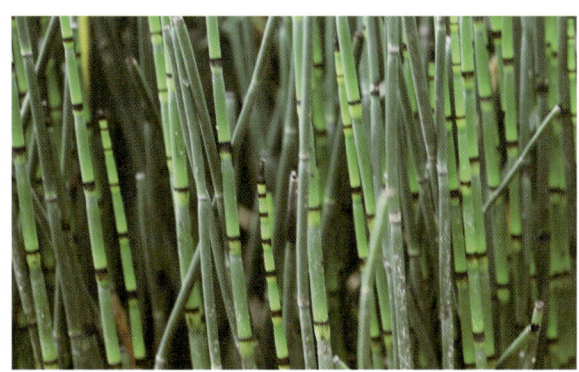
▲속새의 줄기

가지

학명 *Solanum melongena* var. *esculentum*   가지과
꽃피는 시기 6~9월   꽃색 보라색

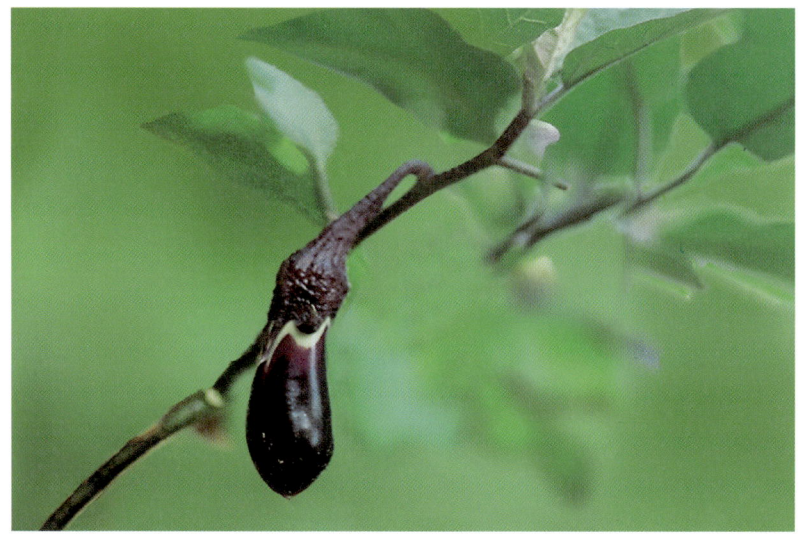

한약재 이름   가자(茄子)

♣ 생태

가지과에 딸린 한해살이풀로 밭에서 재배하며, 원산지인 인도와 같은 열대지방에서는 여러해살이풀이다. 열대에서 온대에 걸쳐 분포한다.

키는 60cm~1m 가량이고, 줄기는 검은자줏빛이며 식물 전체에 회색털이 나고 가시가 나기도 한다.

잎은 어긋나며 타원 모양으로 길이 15~35cm로 잎자루가 있고 가장자리는 밋밋한 물결 모양을 이룬다. 6~9월에 잎겨드랑이에서 보랏빛 꽃이 피며, 열매는 보통 검은자줏빛이며 긴 원통 모양 또는 달걀 모양이다.

중요한 야채의 하나로서 세계의 많은 나라에서 재배하고 있으며 품종도 여러 가지이다.

♣ **약효**
● 고혈압 · 식욕증진 · 치통 · 구강염

가지는 껍질이 얇고 끝이 너무 크지 않아야 하고 씨가 적어야 좋다. 꼭지가 말라 붙었거나 시들지 않은 것, 큰것보다는 작은것을 고른다.

식물성 기름을 써서 요리해 먹으면 콜레스테롤 제거 효과가 있고, 비교적 영양가는 높지 않으나 기름을 잘 흡수하므로 리놀레산과 비타민E를 많이 섭취할 수 있다. 눈병을 치료하고, 다른 여름 야채와 마찬가지로 몸을 차게 하는 작용을 하므로 고혈압이나 열이 많은 사람에게 좋다.

가지는 성질이 차고 서늘하기 때문에 열독을 풀어주는 효과가 있고, 장출혈, 피부궤양, 유방암에도 효과가 있다. 피부염이나 궤양, 잇몸질환, 구내염 등에는 잘 말린 가지껍질을 물로 달여서 상처부위를 씻어주거나 가글을 하면 효과가 있다.

가지는 안토시아닌을 함유한 대표적인 블랙푸드(검은콩, 검정깨, 다시마 등)로 활성산소를 제거하고 생활습관병을 예방해주는 항산화식품이다.

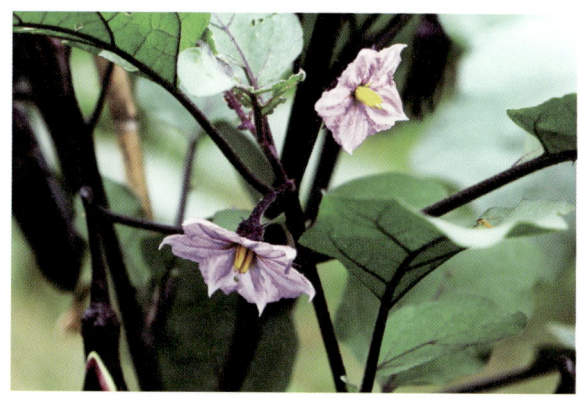
▲ 가지의 꽃

♣ 만일 가정요법 중에 부작용이 생기거나 증상이 악화되는 경우에는 즉시 복용을 중단하고 반드시 전문 한의사와 상의하시기 바랍니다.

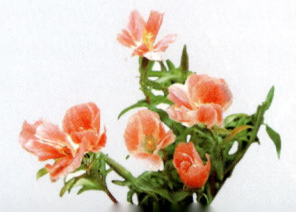

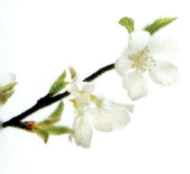

제9장

고혈압에 잘듣는 약초

명아주 280
명일엽 282
냉이 284
감나무 286

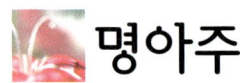 # 명아주

학명 *Chenopodium album var. centrorubrum* 명아주과
꽃피는 시기 7~8월 꽃색 황록색

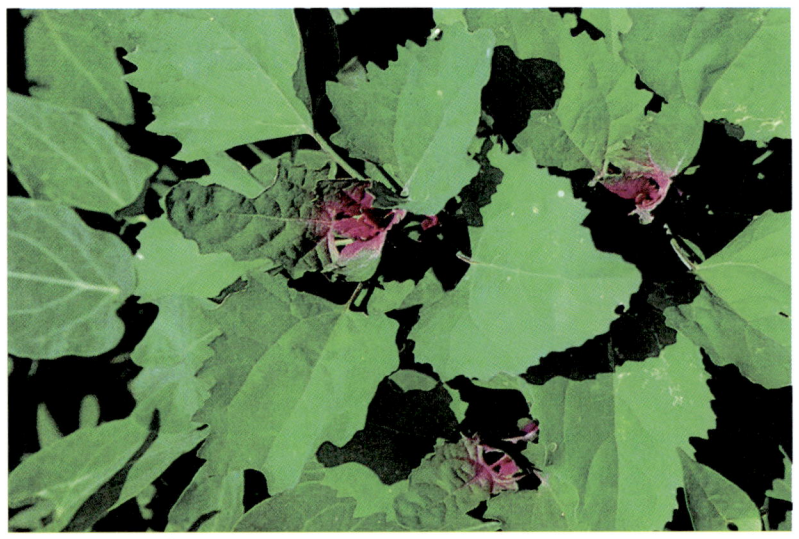

한약재 이름   여(黎)

♣ 생태

명아주과에 딸린 한해살이풀로. 들에서 키 1m 정도로 자라며 지름은 3cm 정도이다. 줄기에 녹색 줄이 있다. 잎은 어긋나고 삼각상 달걀 모양이며 가장자리에 물결 모양의 무늬가 있다.

7~8월경 줄기 끝에서 황록색의 많은 꽃이 원뿔 모양의 꽃차례로 핀다. 꽃잎이 없고 꽃받침은 5개로 갈라지며 5개의 수술과 1개의 암술이 있다. 열매는 꽃받침으로 싸인 포과(胞果)이고, 8~9월에 여물며 검은색 씨가 들어 있다. 어린순은 나물로 먹고 생즙은 일사병과 독충에 물렸을 때 쓴다.

많이 먹으면 피부병을 일으킨다. 한국·일본·중국 북동부 등지에 분포한다. 이와 비슷하지만 어린잎에 붉은 부분이 없는 것을 흰명아주라고 한다.

♣ 약효
● 설사·습진·해독·치통·이질

약용 부위는 식물 전체이다. 한약재로는 명아주 전초를 여(藜)라고 부르고 민간에서는 능쟁이 혹은 개비름이라고도 한다. 4~7월에 연한 잎을 채집하여 햇볕에서 건조한다. 명아주는 위장의 염증을 다스려 설사를 멎게 하고 열독에 의한 이질 및 피부습진의 가려움증을 낫게 하며 살충작용도 한다. 치통에도 효과가 있다. 전초 말린 것 5g을 600cc의 물에 넣고 20분 정도 끓인 다음 하루에 세 번으로 나누어 복용한다.

습진의 가려움증, 특히 젖먹이 아기의 태열에는 10g을 600cc의 물에 넣고 40분 정도 끓인 다음 식힌 것을 하루에 세 번 정도 거즈나 탈지면에 적셔서 바른다. 생잎의 즙을 짓찧어서 묻혀 발라도 좋다.

장과 피부, 잇몸의 열을 식혀 주는 약초이다. 염증이 심한 잇몸통증이나 치통에도 효과가 있다. 임산부나 위장이 냉한 사람은 복용하지 않는다.

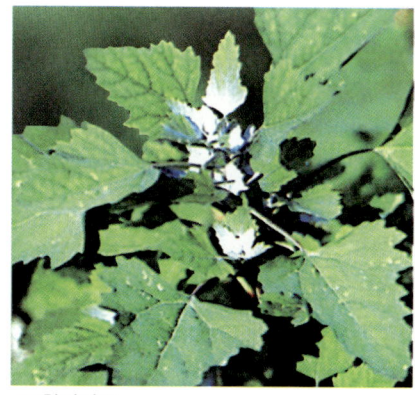
▲ 흰명아주

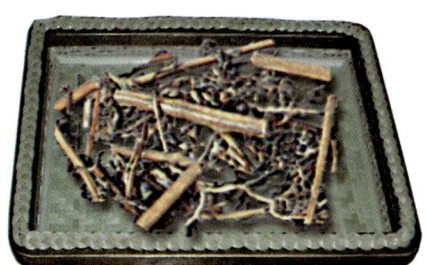
▲ 명아주 약재

명일엽

학명 *Angelica keiskei* 미나리과

꽃피는 시기 8~10월   꽃색 노란색

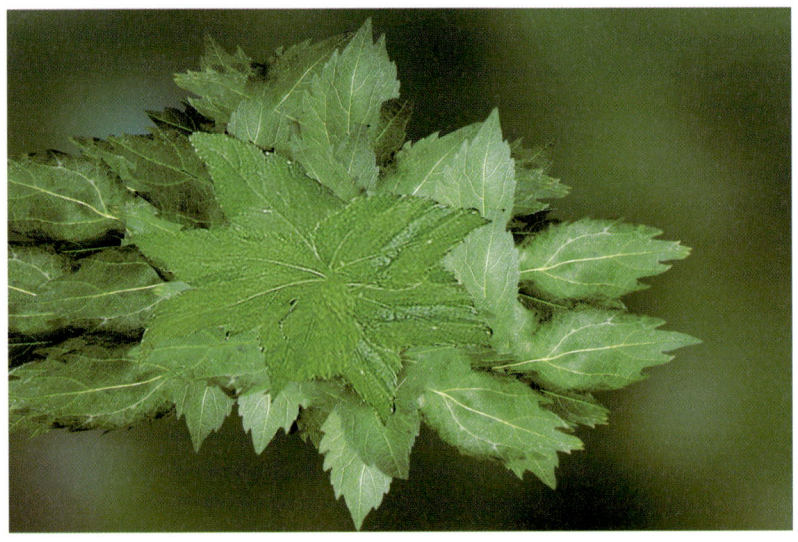

한약재 이름 신선초(神仙草) 혹은 신립초(神立草)

♣ 생태

미나리과의 여러해살이풀로 신선초라고도 한다. 위에서 가지가 갈라지고 줄기는 약 1m까지 자란다.

잎은 두껍고 연하며 짙은 녹색으로 윤기가 난다. 깃꼴겹잎이고 작은잎은 달걀 모양이며 둘 또는 셋으로 갈라진다. 맨 위의 잎은 퇴화하여 부푼 잎집만 남아 있다. 줄기나 잎을 자르면 연한 노란색의 즙이 나온다.

꽃은 8~10월경 꽃줄기 끝에 연한 노란색의 작은 꽃이 핀다. 열매는 타원형으로 길이 6~8mm이며 좌우에 좁은 날개 모양의 능선이 있다.

어린잎을 즙을 내어 먹거나 나물로 먹으며, 조려서 반찬으로 한다. 아열대 지방 원산이며 한국에서는 원예종을 들여와 일부 농장에서 재배한다.

♣ 약효
● 고혈압 · 당뇨 · 동맥경화 · 심장병 · 노화

명일엽은 신선초(神仙草) 혹은 신립초(神立草)라고도 부른다.
명일엽은 각종 비타민과 미네랄이 풍부해서, 고혈압, 당뇨, 신경통에 아주 효과가 좋고, 항암작용이 있으며 심장병이나 동맥경화를 예방하는 효과가 있다.
명일엽은 미나리과로서 나물로도 먹는데, 최근에는 건강에 도움이 되는 성분들이 알려지면서 건강기능식품으로 개발되어 판매되고 있다. 명일엽을 항상 나물로 먹는 일본의 섬마을 사람들이 고혈압이 없다는 것이 알려지면서 유명세를 타고 있다. 명일엽은 갯강활(A. japonica)과 형태가 비슷하기 때문에 구별해야 한다.
명일엽은 어린 순을 데쳐서 나물로 무쳐 먹기도 하는데, 약간 쌉쌀한 맛이 나면서 향이 좋다. 열매는 약술로 만들어 먹기도 한다. 신선한 명일엽은 줄기를 잘라내면 노란 즙이 나오는데, 잎과 함께 즙을 내서 마시면 노화방지에도 도움이 되고 강심작용이 있다. 말린 명일엽 4~12g 정도를 물 600cc에 넣고 끓여서 하루에 세 번 정도 나누어 마셔도 좋다.

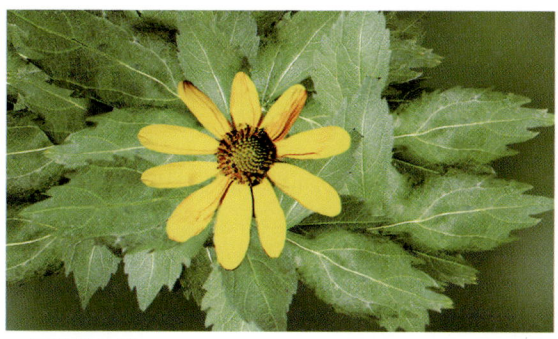

▲명일엽의 꽃

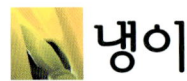 # 냉이

학명 *Capsella bursa-pastoris*   십자화과
꽃피는 시기 3~6월   꽃색 노란색

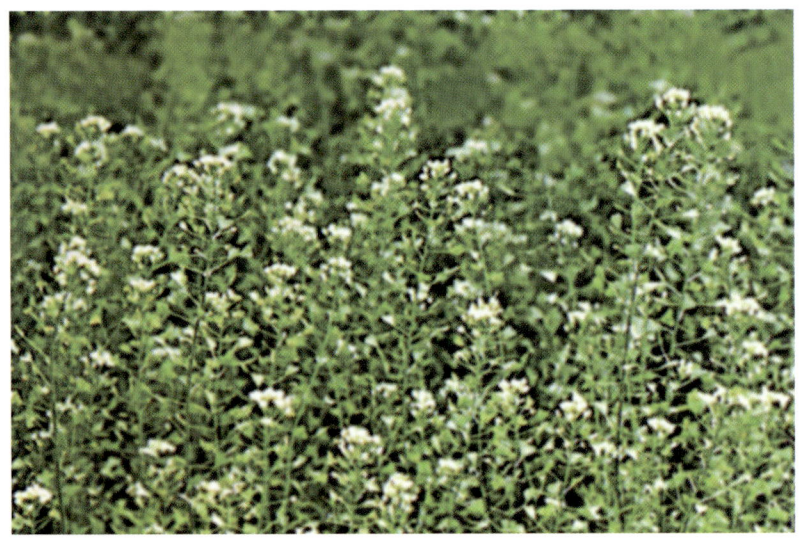

한약재 이름   제채(薺菜), 제채자(薺菜子, 씨앗)

♣ 생태

십자화과의 두해살이풀로 들이나 밭에서 절로 나는데 키는 10~50cm 가량이고 자라는 곳에 따라 크기와 모양이 조금씩 다르다. 뿌리는 땅속으로 곧게 뻗는다. 잎은 뿌리에서 모여나고, 깃 모양으로 깊게 갈라져 있으며 줄기잎은 작은 칼 모양이다.

3~6월에 잎 사이에서 꽃줄기가 나와 '열십(十)' 자 모양의 네잎꽃이 모여피는데 아래에서 위로 피어 올라간다. 6개의 수술 중 4개는 크고 2개는 작다.

열매는 삼각형으로 납작하고, 20~25개의 씨가 들어 있으며 씨는 달걀 모양이다. 이른 봄에 어린잎과 뿌리는 나물로 먹거나 국을 끓여 먹는다. 단백질이 많고 칼슘, 철분, 비타민A가 풍부하여 춘곤증 예방에 좋다.

♣ **약효**
● 간질환 · 안질 · 고혈압 · 위장질환 · 신장염

냉이는 독특한 향이 나서 봄철에 국에 넣어 끓여 먹거나 나물로 무쳐 먹는다. 한방에서는 냉이를 제채(薺菜)라고 하고, 씨는 제채자(薺菜子)라고 한다.

냉이는 성질이 따뜻하고 맛이 달며 독은 없다. 냉이는 오장을 이롭게 하는 효능이 있는데, 동의보감에는 냉이로 죽을 쑤어 먹으면 냉이의 기운이 피를 간으로 끌고 가서 눈이 맑아진다고 했다. 간을 해독하는 작용이 있어 간장병과 고혈압에도 도움이 된다. 고혈압에는 냉이를 하루에 20g 정도씩 달여서 차 대용으로 장기간 복용하면 효과적이다.

그 밖에도 위장을 튼튼하게 해서 소화를 돕고 변비를 치료하며, 신장 기능을 도와 소변이 잘 나가게 한다. 줄기와 뿌리는 말려서 차로 복용을 하면 눈이 맑아지고 안질에 걸리지 않는다고 한다. 또한 냉이에는 칼슘, 철, 단백질이 많아 봄나물 중 으뜸이며, 봄철 춘곤증 예방에도 좋은 것으로 알려져 있다.

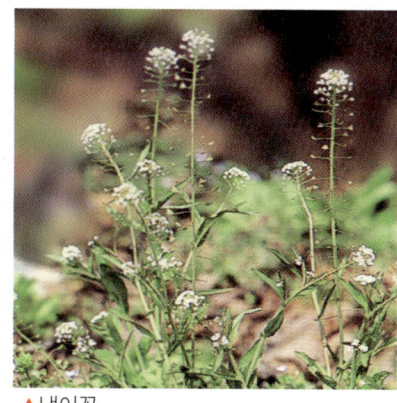
▲냉이꽃

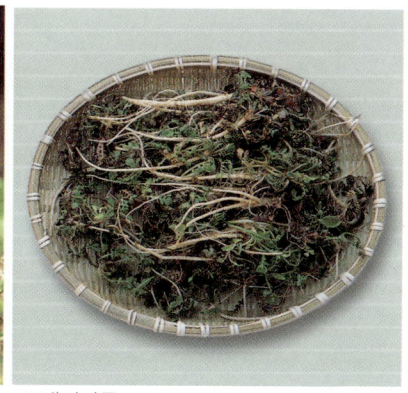
▲냉이나물

감나무

학명 *Diospyros Kaki*   감나무과

꽃피는 시기 5~6월   꽃색 노란색

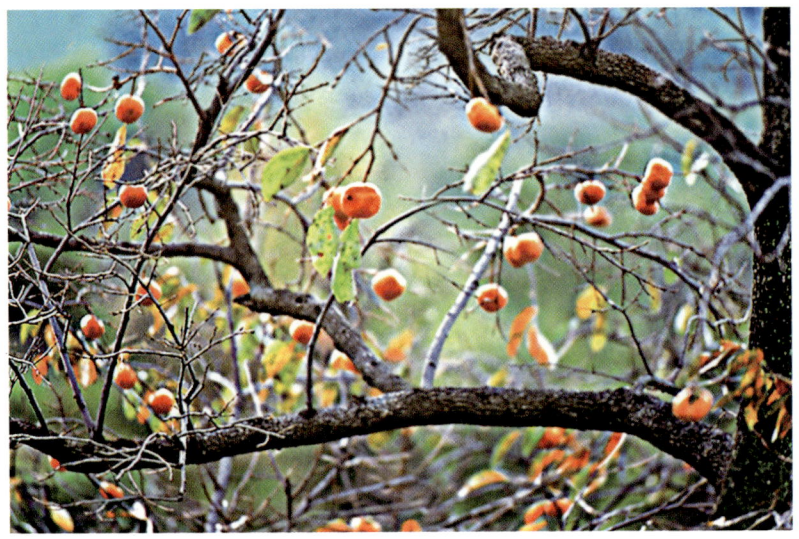

한약재 이름   시수(柿樹), 시자(柿子, 감), 시체(柿蒂, 감꼭지)

♣ 생태

감나무과에 딸린 갈잎큰키나무로 키는 6~14m이다. 한자로는 시수((柿樹)라고 한다. 따라서 홍시(紅柿)란 잘 익은 '붉은 감'이라는 뜻이다. 중국의 양쯔강 유역이 야생종의 원산지이다.

잎은 어긋나고 타원 모양으로 두껍고 빳빳하다. 5~6월에 잎겨드랑이에서 노란빛을 띤 흰 꽃이 핀다. 꽃이 진 자리에서 타원 모양이나 공 모양의 녹색 열매가 달리고, 10월에 주황색 또는 붉은색으로 익어 간다.

열매인 감은 먹고, 한약재로 쓰이며 나무는 조각이나 가구의 재료로 쓰인다. 동아시아 온대의 특산종으로 중국 중북부·일본·한국 중부 이남에서 널리 재배하는 과실나무이다. 꽃말은 '경이(驚異)'이다.

♣ 약효

● 기침·출혈·딸꾹질·고혈압 예방·숙취

약용 부위는 잎·열매인 감·감의 꼭지·감즙이다. 잎은 여름에 따서 잘게 썬 다음 햇볕에서 건조한다. 감은 시판되는 것을 생식하고, 감의 꼭지는 햇볕에서 건조한다. 감즙은 푸른 과실을 으깨어 물을 붓고, 2~3일 그대로 두었다가 즙이 나오면 병에 넣어 밀봉하고 1년 후에 감즙을 만든다.

잎은 기침에 좋고, 출혈에도 효과가 있다. 감잎은 비타민C가 풍부해서 차로 마시면 감기 예방도 되고 다이어트 효과도 있다. 감꼭지는 딸꾹질에 잘듣고, 감즙은 고혈압 예방에 좋다. 열매인 감은 기침과 숙취에 효과가 있다.

잎은 프라이팬에 볶아서 뜨거운 물에 넣어 차 대신 마신다. 감꼭지는 10g을 600cc의 물에 넣고 30분 정도 끓여서 하루에 세 번으로 나누어 복용한다. 감즙은 하루엔 한 번 인삼차용 찻잔으로 한 잔씩 마신다. 감은 생으로 먹는다.

떫은 감은 타닌 성분이 많아서 물을 흡수하는 수렴작용이 뛰어나 설사를 멎게 한다. 많이 먹으면 장내 수분을 다량 흡수해서 변비가 생기니 주의한다.

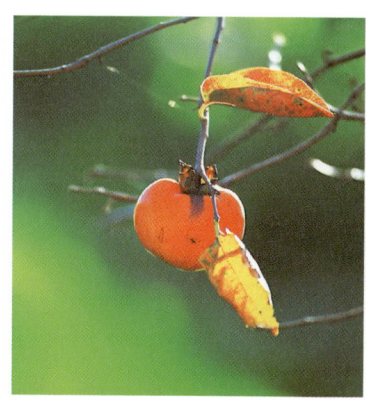

▲ 감나무의 열매

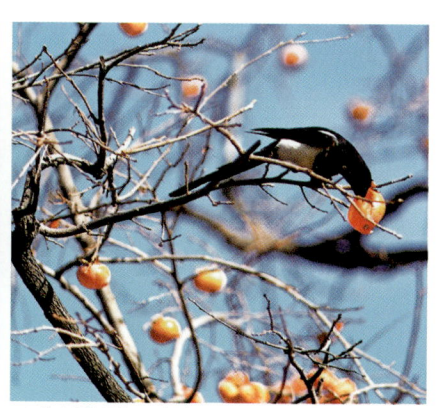

▲ 홍시를 먹는 까치

♣ 만일 가정요법 중에 부작용이 생기거나 증상이 악화되는 경우에는 즉시 복용을 중단하고 반드시 전문 한의사와 상의하시기 바랍니다.

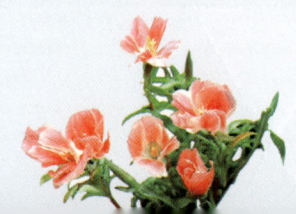

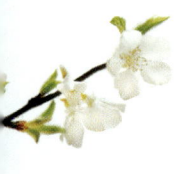

제10장

성인병에 잘듣는 약초

삼지구엽초 290
두릅나무 292
토마토 294
딸기 296
뽕나무 298
순무 300
배나무 302
돼지감자(뚱딴지) 304
주목 306
메밀 308
호박 310
구약나물 312
현미(벼) 314

삼지구엽초

학명 *Epimedium koreanum*　매자나무과

꽃피는 시기 5월　꽃색 흰색 · 노란색 · 보라색

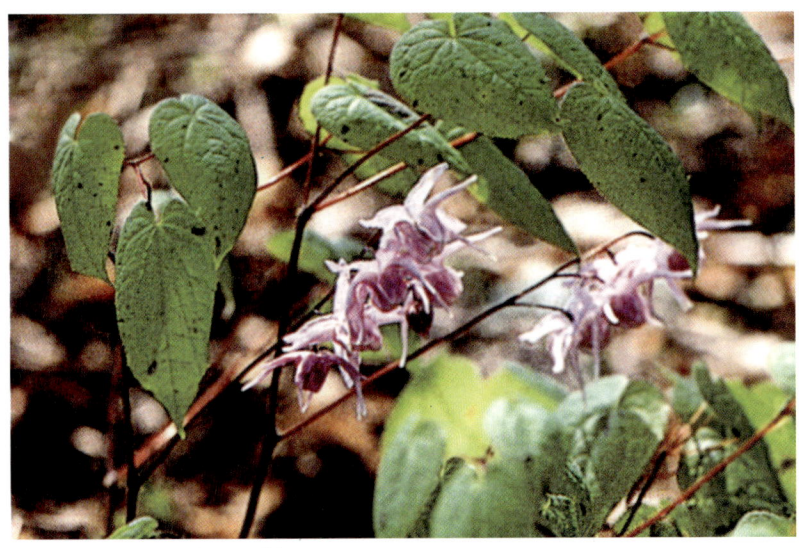

한약재 이름　음양곽(淫羊藿)

♣ 생태

　여러해살이풀로 중부 이북 지방 산지의 나무 그늘에서 자라며 키 30cm 정도 자란다. 음양곽이라는 이름으로 더 잘 알려져 있다.

　줄기는 한 포기에서 모여나와 곧게 자라며 원줄기 밑에 비늘 같은 잎이 둘러싼다. 줄기의 가지가 3개로 갈라지고 그 가지 끝에 각각 3개씩, 모두 9개의 잎이 달려서 삼지구엽초(三枝九葉草)라고 부른다.

　잎은 3개씩 2번 갈라진 겹잎이고 작은잎은 끝이 뾰족한 달걀 모양이며 가장자리에 가시 같은 톱니가 있다. 꽃은 노란색을 띤 흰색이고 줄기 끝에 여러 송이가 모여 밑을 향해 달린다. 보라색 · 노란색 등도 있다.

　열매는 삭과이고 원기둥 모양이며 8월에 여문다. 식물 전체를 약재로 쓴다.

♣ 약효

● 임포턴스(Impotence)·기력저하·신경쇠약·요통·강장

약용 부위는 전초이다. 한방에서는 음양곽(淫羊藿)이라고 하며 예로부터 남성의 정력을 키워 주는 약재로 유명하다. 《동의보감》에는 신양(身恙)을 보하며 성기능을 높인다고 기록되어 있다. 양기를 복돋울 때 좋은 약초로 풍을 고치고, 기력저하·신경쇠약·기관지염 등에 사용된다.

옛날 중국 서천에서 양이 하루에 백 번이나 짝짓기를 한 후에도 이 약초를 먹고 다시 암양을 찾아다녔다고 하며, 음탕한 양을 흥분시킨다는 뜻으로 음양곽(淫羊藿)이라고 불렸다. 곽이란 콩잎을 말하는데 음양곽의 잎이 콩잎과 비슷하게 생겼기 때문에 붙여진 이름이다.

음양곽 5~10g을 600cc의 물에 넣고 30분 정도 끓인 다음 하루에 세 번으로 나누어 따뜻하게 하여 복용한다. 또는 백주 1.8ℓ에 음양곽 150g을 넣고 1개월 후에 꺼내어 하루에 한 번 작은 잔으로 한 잔씩 마신다.

음양곽은 자궁냉증, 요통·건망증·고혈압·소아마비 등에도 좋다. 또한 무력증·월경장애·현기증·혈액순환장애·고혈압·신경통·천식 등에 사용한다. 열량이 적어 다이어트에 효과적이며, 뼈와 근육·힘줄을 튼튼하게 하고, 위가 약한 사람에게도 효과가 있다. 허약한 사람의 보약으로도 쓰인다.

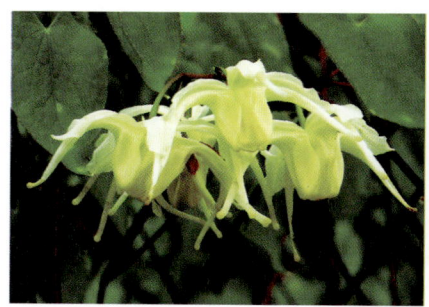
▲삼지구엽초의 노란 꽃

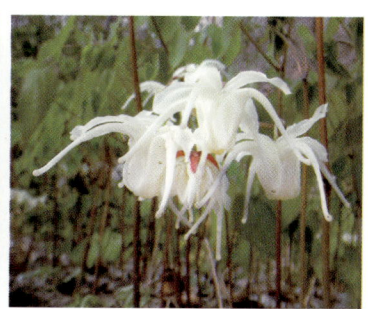
▲삼지구엽초의 흰 꽃

두릅나무

학명 *Aralia elata* 두릅나무과

꽃피는 시기 8~9월 꽃색 흰색

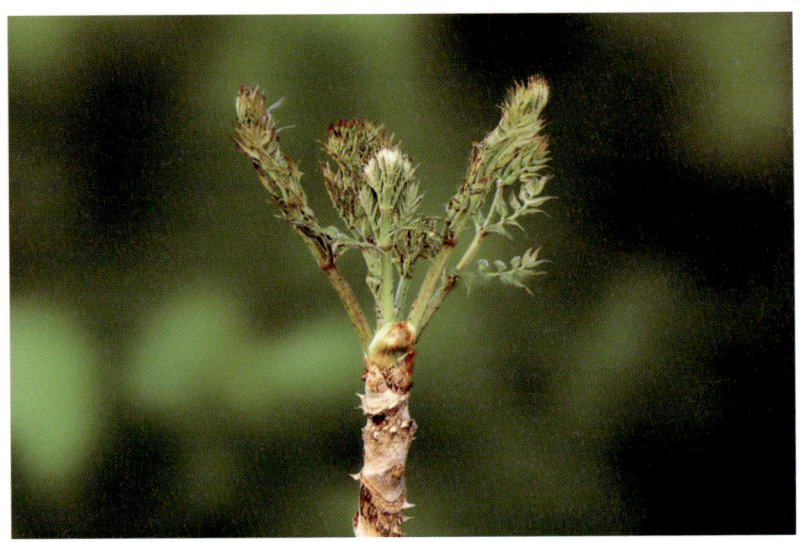

한약재 이름 총목피(楤木皮, 껍질)

♣ 생태

두릅나무과의 갈잎작은키나무로 산기슭의 양지바른 곳이나 골짜기에서 자란다. 키는 3~4m이고 줄기는 많이 갈라지지 않으며 거센 가시가 많다. 잎은 어긋나고 길이 40cm~1m로 깃꼴겹잎이며 잎자루와 작은잎에는 가시가 있다. 작은잎은 끝이 뾰족한 넓은 타원 모양이고, 잎 길이는 5~12cm이다.

8~9월에 가지 끝에 길이 30~45cm의 흰색 꽃이 우산 모양의 꽃차례로 피는데, 지름이 3mm 정도이고 꽃잎·수술·암술대는 모두 5개이다. 열매는 둥근 핵과로 10월에 검게 여물며, 씨는 뒷면에 좁쌀 같은 돌기가 약간 있다. 어린잎을 식용하고, 열매와 뿌리는 한약재로 사용한다.

한국·일본·사할린·중국·만주 등지에 분포한다.

♣ 약효
● 과식 · 설사 · 고혈압 예방

두릅나무의 나무껍질을 말린 것을 한약재 이름으로 총목피(總木皮)라 한다. 주로 껍질이 약재로 쓰이지만 열매와 뿌리, 씨앗 등도 기침, 소화불량, 설사, 당뇨나 고혈압, 동맥경화에 효과가 있다.

두릅나무의 새순을 두릅이라 하는데, 옛날부터 이것을 데쳐서 나물로 먹거나 장아찌를 담가 먹었다. 주위에 흔하게 심어서 봄이면 쉽게 먹을 수 있는 음식이었다.

두릅나무는 심혈관계 질환을 치료하는 효과가 있어 동맥경화증이나 고혈압을 예방하고 치료하는 효과가 있고, 심장을 안정시켜 스트레스를 덜 받게 하여 심신을 안정시켜 주는 효과가 있다. 또한 두릅나무는 설사를 치료하는 효과가 있어서 변비가 있는 경우에는 복용하지 않는다.

나무껍질이나 뿌리를 말려서 4~8g 정도를 물 600cc에 넣고 끓여서 하루 3번 정도 복용하며, 신선한 것은 8~16g 정도를 이용한다. 또한 씨를 볶아서 가루로 낸 다음 뜨거운 물에 타서 차 대신 마셔도 좋다.

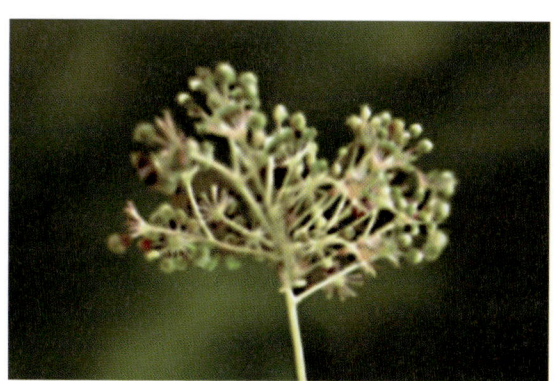

▲두릅나무의 꽃

토마토

학명 *Lycopersicum esculentum* **가지과**
꽃피는 시기 5~8월 **꽃색** 노란색

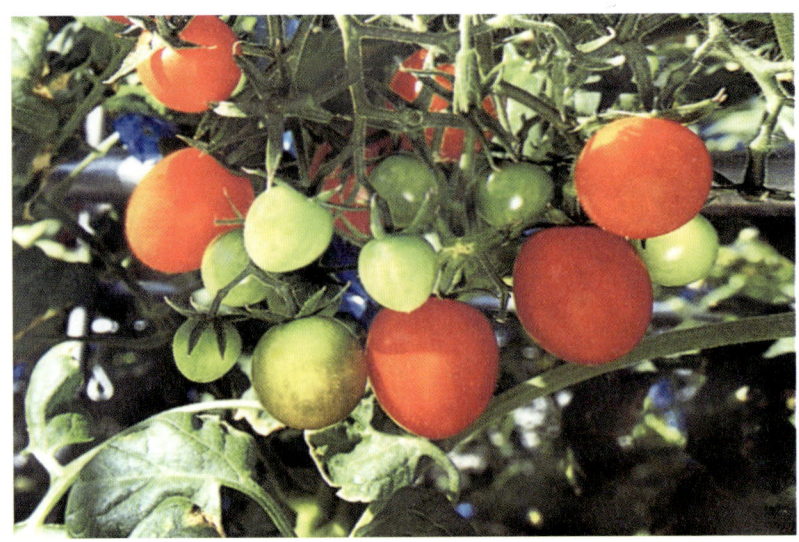

♣ 생태

가지과에 딸린 한해살이풀로 키는 1~1.5m 가량이며, 가지가 많이 갈라지고 땅에 닿으면 어디에서나 뿌리를 내린다.

잎은 어긋나며 5~9개의 작은잎으로 된 깃 모양의 겹잎이고, 길이는 15~45cm이며 특이한 냄새가 난다. 작은잎은 9~19개이고 끝이 뾰족한 타원 모양이며 깊이 패인 톱니가 있다. 5~8월에 하나의 꽃이삭에 노란꽃이 몇 개씩 모여핀다. 화관은 접시 모양이고 지름 약 2cm이고 끝이 뾰족하며 젖혀진다.

5~10cm 가량의 붉은 열매가 달리는데, 품종에 따라 노란색인 것도 있다.

원산지는 남아프리카 서부 고원 지대이며, 보통 밭에서 재배한다. 열매는 '토마토' 또는 '일년감'이라 하며 맛이 좋고 비타민이 많다.

♣ 약효
● 전립선 질환 · 모세혈관 · 고혈압 · 비만 · 피부미용

약용하는 부위는 과실이다. 시판되는 것을 사용해도 된다. 제철인 경우는 생것을 먹고, 생것을 동그랗게 잘라서 햇볕에 말려서 제철이 아닌 경우도 사용한다.

토마토는 과일이 아니라 채소로 알려져 있다. 대표적인 효능은 라이코펜이라는 항산화성분이 많아 항암작용이 있고 전립선 질환을 예방한다. 그리고 루틴이라는 성분이 많아 모세혈관을 튼튼하게 해주고 고혈압에도 좋다. 다이어트와 피부미용에도 탁월한 효과가 있고, 수분량과 섬유질이 많아 대장기능을 좋게 해서 변비에도 좋다.

토마토는 하루 2개 정도면 적당한데, 설탕을 쳐서 먹으면 비타민B가 파괴되어 바람직하지 않다. 그러나 익혀 먹거나 으깨서 올리브유로 볶아 먹으면 라이코펜의 흡수율이 좋아진다. 위장이 찬 사람이나 위산이 많은 사람들은 섭취를 줄인다.

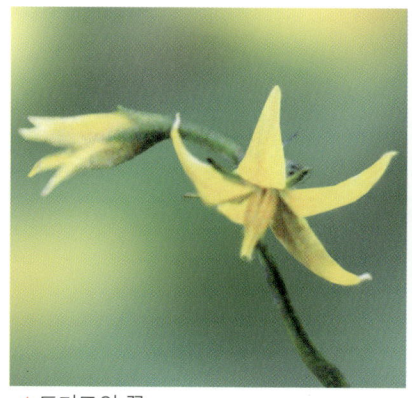
▲토마토의 꽃

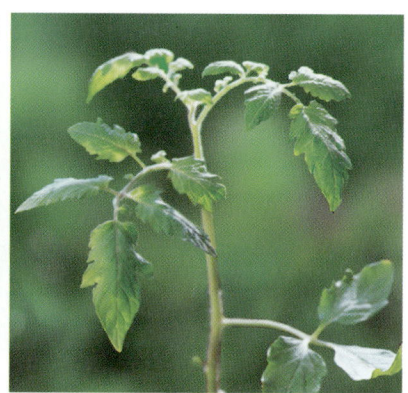
▲토마토의 잎

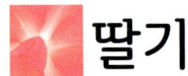 딸기

학명 *Fragaria spp*   장미과

꽃피는 시기 5~6월   꽃색 노란색

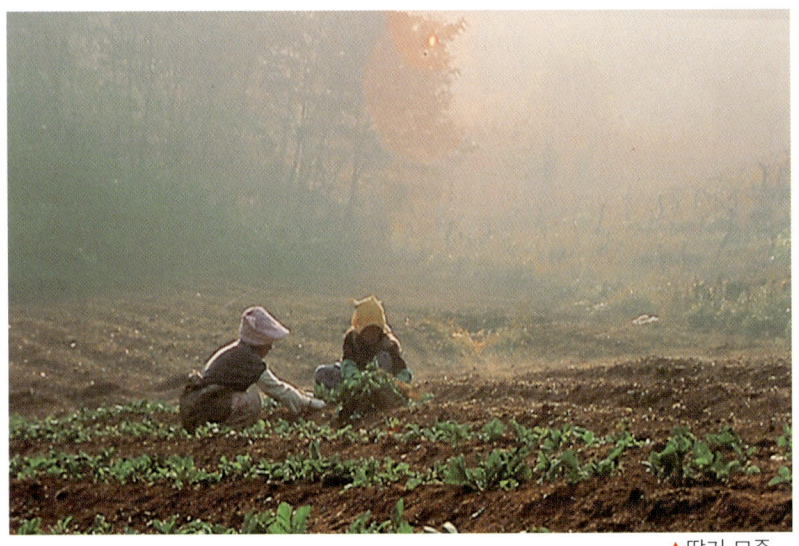

한약재 이름   복분자(覆盆子, 산딸기)

▲딸기 모종

♣ 생태

장미과에 딸린 여러해살이풀로 열매를 먹기 위해 밭에서 재배하는 과일이다. 잎은 뿌리에서 모여나는데 3개의 잎으로 이루어진 겹잎이며, 작은잎은 타원 모양으로 가장자리에 톱니가 있다.

5~6월에 잎 사이에서 나온 줄기와 가지 끝에 매화 비슷한 흰 꽃이 피며, 꽃받침잎은 5~6개이고 작은 칼 모양으로 끝이 뾰족하다.

우리가 먹는 딸기는 꽃턱이 발달한 것으로 수분이 많고 맛이 좋으며, 깨와 같은 씨가 열매 속에 있지 않고 과실의 표면에 많은 씨가 박혀 있다. 딸기는 날로 먹거나 주스와 잼을 만들어 먹기도 하고 딸기술을 담그기도 한다.

꽃말은 존중·애정·우정이다.

♣ 약효
● 항산화작용 · 피부미용 · 스트레스 예방 · 심혈관 질환 · 장 건강

딸기는 과실을 이용한다. 밭에서 키우는 딸기를 '풀딸기'라고 하고, 산에서 나무에 열리는 딸기를 '산딸기' 혹은 '복분자(覆盆子)'라고 한다.

딸기는 비타민C가 풍부해서 항산화작용이 강하고, 기미나 주근깨를 없애는 등 여성의 피부미용에 효과가 있다. 더불어 스트레스도 예방해주고 혈관을 튼튼하게 해서 고혈압과 같은 심혈관계 질환에도 좋다. 딸기에 많은 펙틴성분은 대장을 건강하게 해서 변비를 치료하는 효과도 있다.

산딸기를 복분자(覆盆子)라고 하는 이유는 요강을 뒤엎을 정도로 소변줄기가 강해진다는 데서 유래되었다. 《동의보감》에는 「남녀의 성기능을 회복시키고 간을 보해서 눈을 밝게 하고 머리털을 검게 한다」라고 기록하고 있다. 풀딸기는 하루 5~6개 정도 먹으면 좋다. 생으로 먹어도 좋고, 갈아서 먹어도 좋다. 딸기잼으로 만들어 먹기도 한다. 산딸기인 복분자를 말린 것은 약재로 사용하고, 생것은 술을 담가 먹는다.

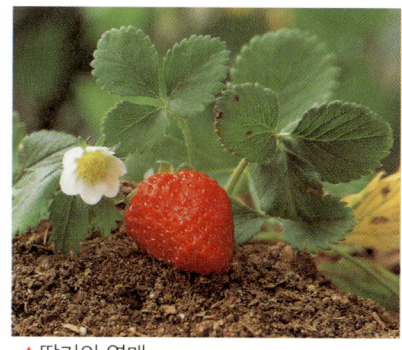
▲딸기의 열매

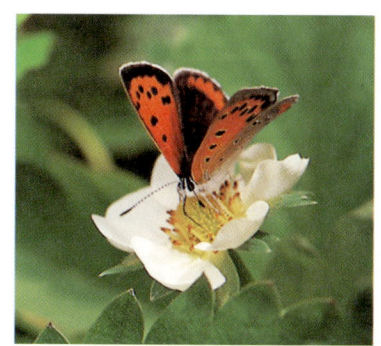
▲딸기의 꽃

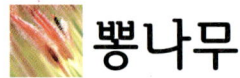 # 뽕나무

학명 *Morus bombycis koidzumi*   뽕나무과

꽃피는 시기 6월   꽃색 녹색

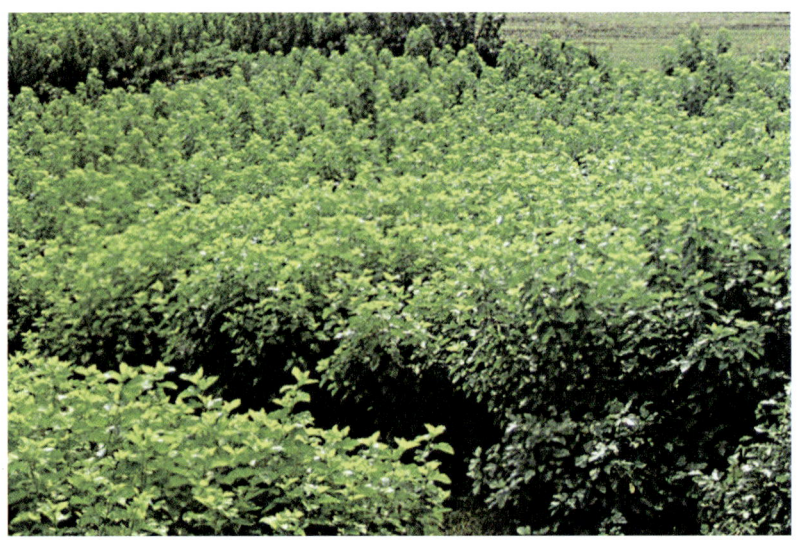

한약재 이름 상목(桑木), 상백피(桑白皮, 뿌리껍질), 상엽(桑葉, 잎), 상지(桑枝, 가지), 상기생(桑寄生, 뽕나무 겨우살이)

♣ 생태

뽕나무과에 딸린 갈잎큰키나무, 또는 작은키나무로 원산지는 온대·아열대 지방이다. 작은 가지는 회색빛을 띤 갈색 또는 회색빛을 띤 흰색이고 잔 털이 있으나 점차 없어진다.

잎은 끝이 뾰족한 긴 타원 모양이며 3~5개로 갈라지고 길이 10cm로서, 가장자리에 둔한 톱니가 있다. 6월에 수꽃이삭은 새가지 밑부분 잎겨드랑이에 달리고, 암꽃이삭은 길이 5~10mm이다. 씨방은 털이 없고 열매는 검은색으로 익는다.

흑자색의 열매를 오디라고 하는데 술을 담그거나 날것으로 먹는다. 뿌리껍질은 한약재로 쓰이고 목재는 가구재로 사용한다.

♣ 약효
● 기침 · 천식 · 부종 · 현기증 · 두통 · 관절통 · 부종 · 피로권태 · 새치 · 불면증 · 시력저하 · 변비

뽕나무는 거의 대부분의 부위를 약으로 사용한다. 뿌리의 껍질을 상백피(桑白皮)라 하고, 잎은 상엽(桑葉), 가지는 상지(桑枝), 뽕나무에 붙어 사는 겨우살이는 상기생(桑寄生)이라고 부른다.

나무껍질은 가을부터 겨울에 걸쳐 캐내어 껍질을 벗기고 외피를 제외한 흰 부분만 햇볕에서 건조한다. 잎은 11월경 서리가 내린 후에 따고, 가지는 초여름에 채취한다. 과실인 오디는 여름에 채집하여 햇볕에서 건조한다.

뿌리 껍질은 기침 · 천식 · 부종에 사용하고, 잎은 기침 · 현기증 · 두통에 좋다. 가지는 관절통 · 부종에도 효과가 있다. 열매인 오디는 피로권태 · 새치 · 불면증 · 시력저하 · 변비를 다스린다. 각각 4~8g을 600cc의 물에 넣고 30분 정도 끓인 다음 하루에 세 번으로 나누어 복용한다.

나무껍질과 잎은 환부에 열이 있는 경우, 관절이 붓고 통증이 올 때 사용한다. 오디는 발바닥이 달아오르고, 무릎과 허리가 아프고 힘이 없을 때 복용한다. 뽕나무의 약성은 차고 서늘하기 때문에 몸에 열감이 없는 경우는 사용하지 않는다.

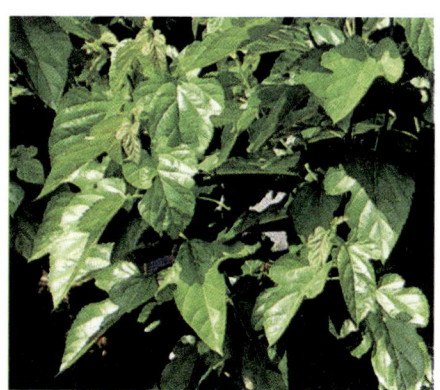
▲뽕나무의 잎

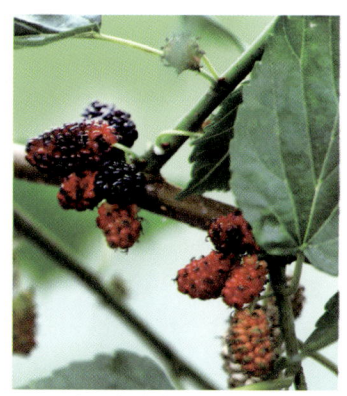
▲뽕나무의 열매 오디

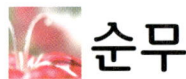 # 순무

학명 *Brassica campetris L. var. rapifera* 겨자과
꽃피는 시기 4~6월 꽃색 노란색

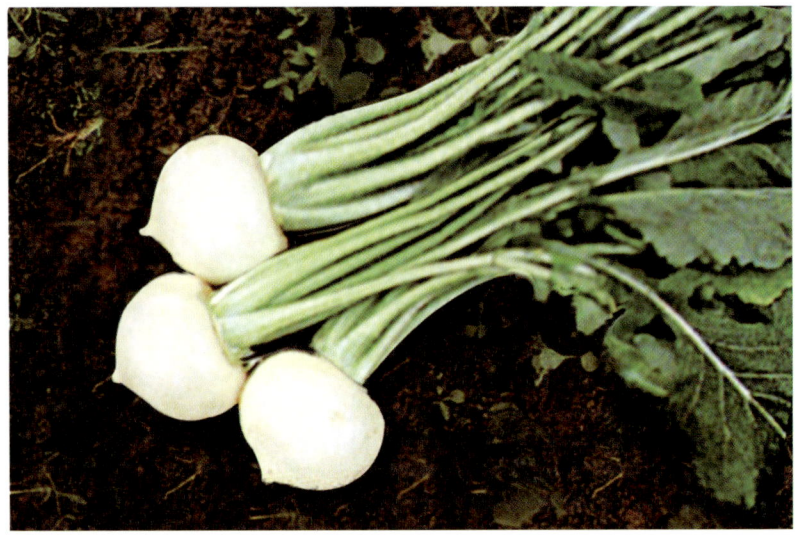

한약재 이름 만청(蔓菁), 만청자(蔓菁子, 씨)

♣ 생태

 겨자과의 한해살이 또는 두해살이풀로 원산지는 유럽이며, 우리나라에는 중국으로부터 들어왔다. 뿌리의 크기나 모양은 품종에 따라 다르지만, 모양은 대개 팽이와 같은 둥근모양이다. 빛깔은 대부분 흰색이지만 겉에만 자줏빛을 띤 붉은색인 것, 속까지 자줏빛을 띤 붉은색인 것도 있다. 맛은 감미롭고 고소하며 겨자향의 인삼맛 즉 배추꼬리맛이 난다.
 잎은 보통 무잎 모양이며 깃꼴로 갈라진 것도 있다. 봄에 노란색의 십자화(十字花)가 달린다. 뿌리가 자줏빛을 띤 붉은색인 것을 붉은순무라고 하며, 무와 같은 방법으로 재배하지만 늦여름에 파종하고 늦가을에서 초겨울에 수확하는 것이 많다.

♣ 약효
● 소화불량·피부 헌 곳·안질(안구충혈)·간장질환

약용 부위는 순무의 뿌리 부분과 씨앗이다. 뿌리는 만청(蔓菁)이라고 하고, 씨앗을 만청자(蔓菁子)라고 한다.

맛은 달고 기운은 따뜻하다. 오장을 이롭게 하고 기운을 아래로 내려주는 작용을 한다. 소화를 돕는 기능이 있고, 피부가 헌 곳을 치료한다. 순무의 씨는 눈을 맑게 하고 충혈을 치료하는 약으로 쓰며, 간장병으로 인한 황달과 복수를 치료하는 효과가 있다.

참고로 단무는 나복근(萊菔根)이라고 하고, 약재로 많이 사용하는 나복자(萊菔子)는 단무의 씨앗이다.

순무는 하루에 1~2뿌리를 삶아서 조리하여 먹는다. 동상이나 피부가 헌 곳을 치료할 때는 강판에 으깨서 환부에 습포를 한다. 씨는 다려서 먹거나 약간 볶아서 가루로 내어 뜨거운 물에 타서 차로도 복용한다. 한 번에 2g 정도씩 하루 3회 정도 복용한다. 소화를 돕는 작용이 강해서 순무를 가늘게 채로 썰어 밥을 지을 때 쌀과 함께 섞어서 밥을 하면 맛도 좋고 소화를 돕는 순무밥이 된다.

《동의보감》에는「오장을 이롭게 하고 간기능을 증진시켜 주며 종기를 치료하고 숙취해소·치질과 변비·시력향상·이뇨작용·비만 등에 효험이 있다」라고 기록되어 있다.

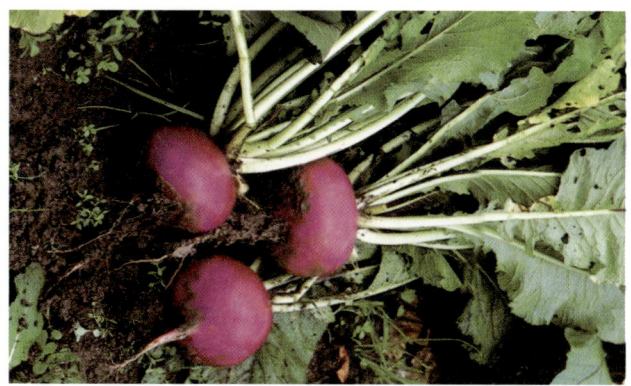

▲붉은색의 순무

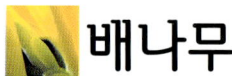 # 배나무

학명 *Pyrus serotina var. culta* 장미과
꽃피는 시기 4~5월 꽃색 흰색

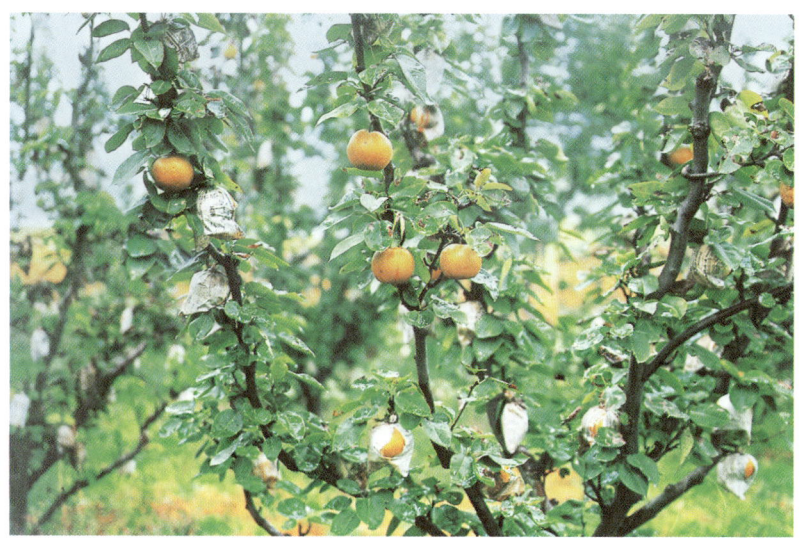

한약재 이름 이(梨)

♣ 생태

    장미과에 딸린 갈잎큰키나무로 키가 10m에 이르지만 과수원에서 기르는 배나무는 2~3m 가량이다. 배를 따기 쉽게 가지치기를 하여 가꾸기 때문이다.
    잎은 끝이 뾰족한 타원 모양이며, 가장자리에는 톱니가 있다. 4~5월에 흰빛의 다섯잎꽃이 잎겨드랑이에 3~7송이씩 한데 모여 핀다.
    열매인 배는 익으면 갈색 껍질에 작은 점이 생기며, 단맛이 있고 수분이 많다. 여름에 배가 어느 정도 자라면 다 익을 때까지 깨끗하게 보존하기 위하여 신문지나 봉지로 싸 준다.
    우리나라에서 나는 과일이 모두 그렇지만, 배 역시 전라남도 나주에서 나는 배가 세계에서 제일 맛이 좋기로 유명하다.

♣ 약효
● 만성기침·천식·가슴 답답함·인후통·술독

약용부위는 과실인 배이다. 시판되는 것을 사용해도 된다. 배를 리(梨)라고 하고, 배잎은 리엽(梨葉)이라고 한다.

배는 맛이 달면서 약간 시다. 술독을 푸는 작용이 강하고, 기침과 가래를 치료하고 가슴부위의 답답한 번열감을 치료한다. 배의 잎은 급성 위장병으로 인한 구토, 설사를 치료하는 효과가 있다.

리밀고(梨蜜膏)라는 것이 있는데, 배꼭지를 도려내고 씨앗이 있는 속을 긁어내고 그 안에 꿀을 채워 넣어 중탕으로 반숙을 한 것이다. 리밀고는 감기에 인한 기침 후유증이나 목이 쉬거나 아플 때, 어린 아이들의 천식 기침에 효과가 좋다.

또한 배 1개, 호두 10개, 은행 15개, 붉은 대추 7개, 생밤(속 껍질째) 7개, 생강 1개(적당한 크기)를 함께 끓여서 차로 복용하면 노인들의 만성 기침에 많은 효과가 있다.

배의 성질은 차고 서늘하기 때문에 열감을 느끼는 증상에 좋으며, 몸이 차서 으슬으슬하거나 찬 자극을 받으면 심해지는 증상에는 사용하지 않는다.

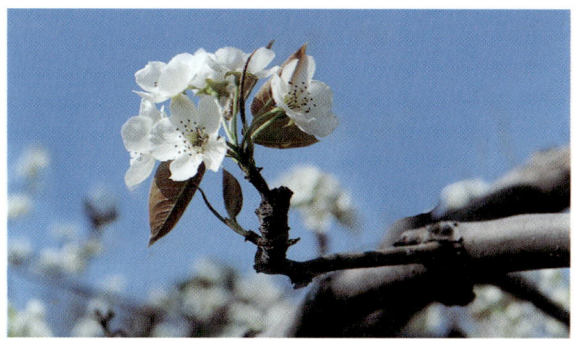
▲배나무의 꽃

돼지감자(뚱딴지)

학명 *Helianthus tuberosus* 국화과
꽃피는 시기 8~10월 꽃색 노란색

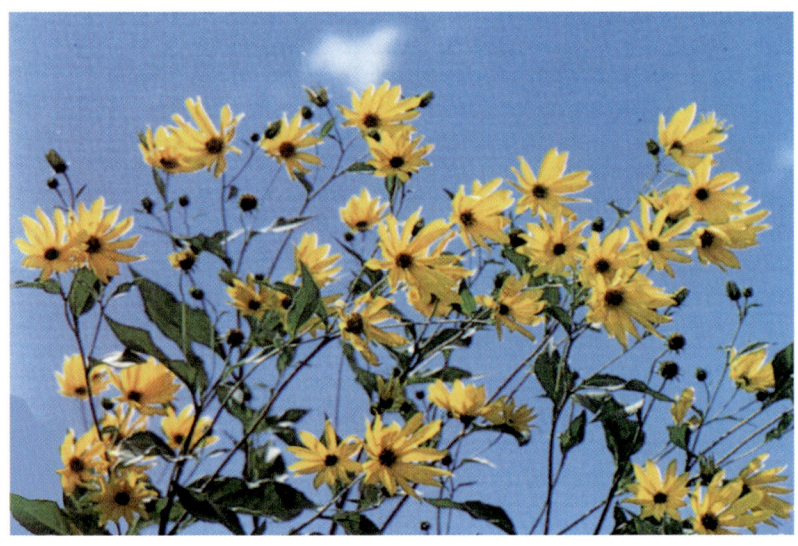

한약재 이름 우내(芋乃) 혹은 국우(菊芋)

♣ 생태

국화과에 딸린 여러해살이풀로 인가 근처에서 자라며 키는 1.5~3.5m이다. 돼지감자라고도 하며 원산지는 북아메리카이다. 줄기는 곧게 서고 가지가 갈라지며 거친 털이 있다.

덩이줄기는 길쭉한 것부터 울퉁불퉁한 것 등 여러 가지이며 농가에서 가축의 사료로 쓰기 위해 재배하기도 한다. 잎은 줄기의 아래 부분에서 마주나고 윗부분에서는 어긋나며 끝이 뾰족한 긴 타원 모양이고 가장자리에 톱니가 있다.

8~10월에 줄기와 가지 끝에 노란 꽃이 핀다. 바깥쪽에 있는 11~12개의 설상화는 노란색이고, 실제로 꽃을 피우는 가운데의 많은 작은 관상화는 갈색인데 노랑·자주색인 것도 있다.

♣ 약효
● 당뇨병 · 타박상 · 해열 · 비만증 · 변비

약용 부위는 땅 속에 있는 덩이줄기이다. 땅 위의 식물이 시들 때쯤에 덩이줄기를 캐내어, 동그랗게 썰어서 햇볕에서 건조한다. 덩이줄기 3~5g을 600cc의 물에 넣고 30분 정도 끓인 다음 하루에 세 번으로 나누어 복용한다.

예로부터 돼지감자는 당뇨병 · 골절 · 타박상 · 해열 · 지혈 · 비만증 · 변비 등에 효험이 있에 잘듣는 약초로 널리 알려져 있다. 돼지감자에 함유되어 있는 천연 인슐린인 이눌린(inulin)은 당뇨환자에게 좋으며, 이눌린은 장내 유산균을 5~10배까지 증가시키고 동시에 유해 세균을 감소시킨다. 돼지감자에 포함된 비타민B1 · B2, 비타민C 등이 이눌린과 더불어 약효를 상승시킨다. 혈당치에 깊게 관련되는 미네랄류도 풍부하게 포함되어 있다.

돼지 감자는 독성이 없는 안전한 식물로, 위장의 열을 식혀 주고 목의 갈증을 치유해준다. 또한 식물 섬유가 풍부하게 포함되어 현대인의 체질개선 · 변비 · 비만증 · 다이어트에 매우 효과가 뛰어나다. 또한 진통 효과와 자양강장 효과가 있어 관절염, 신경통, 류마티즘에도 사용한다.

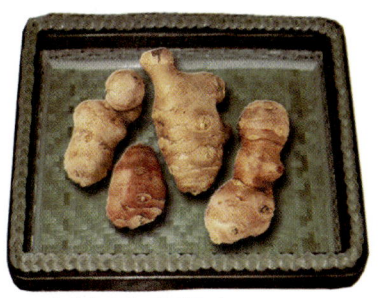

▲돼지감자의 덩이줄기

주목

학명 *Taxus cuspidata* 주목과

꽃피는 시기 3~4월 꽃색 수꽃 – 갈색 암꽃 – 녹색

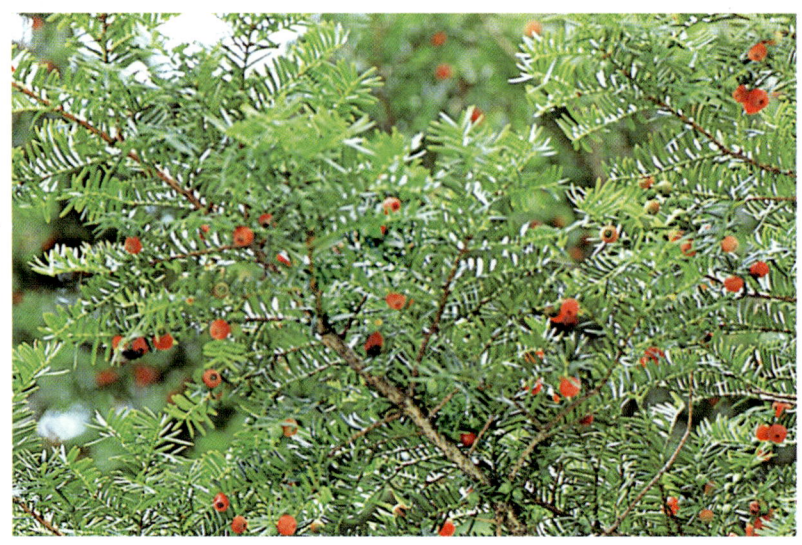

한약재 이름 자삼(紫衫)

♣ 생태

주목과에 딸린 늘푸른큰키나무로 높이는 17m에 이르고, 줄기는 곧게 자라며 나무껍질은 붉은갈색이다.

잎은 어긋나며, 바늘 모양으로 윗면은 짙은 녹색인데 뒷면에는 2개의 연한 노란색 줄이 있고, 잎이 2~3년 만에 떨어진다.

암수딴그루로 3~4월에 꽃이 피는데 가지 끝 잎의 아귀에서 작은 수꽃이 피고, 암꽃은 잎의 아귀에서 홀로 핀다. 수꽃은 6개의 비늘 조각으로 싸여 있고, 암꽃은 10개의 비늘 조각으로 싸여 있다.

열매는 8~9월에 빨갛게 익어 간다. 나무는 공원이나 회사 또는 가정의 뜰에 관상용으로 많이 심으며, 건축용·조각용·가구를 만드는 재료로 쓰인다.

♣ 약효
● 당뇨병 · 신장병(부종) · 기침 · 신경통 · 항암작용

주목나무는 가지와 잎을 자삼(紫衫)이라고 해서 약용한다. 수시로 잎을 따서 햇볕에 말려서 보관한다.

주목은 당뇨병 환자가 복용하면 혈당을 떨어뜨려주는 효과가 있고, 신장병으로 인한 부종에도 효과가 있다. 주목나무의 껍질은 과거부터 기침과 신경통 약으로 이용되어 왔다. 여기에는 항암작용이 있는 택솔(taxol)성분이 다량 함유되어 있는데, 최근 이것을 대량 증식해서 항암제로 활용되고 있다. 택솔은 미국 국립암연구소가 미국 서해안에 자생하는 주목나무의 껍질에서 추출해낸 물질이다.

가지와 잎 말린 것 2~4g을 물 600cc에 넣고 30분 정도 끓인 다음 하루에 세 번 정도 나누어 복용한다. 씨도 약용하는데, 씨는 3~5g을 물 400cc에 넣고 약 30분 정도 끓여서 나누어 먹는다. 주목은 독성이 있어 소량씩 복용해야 하며, 만약 복용 시 속이 느글거리거나 토하는 증상이 있으면 복용을 바로 중지해야 한다.

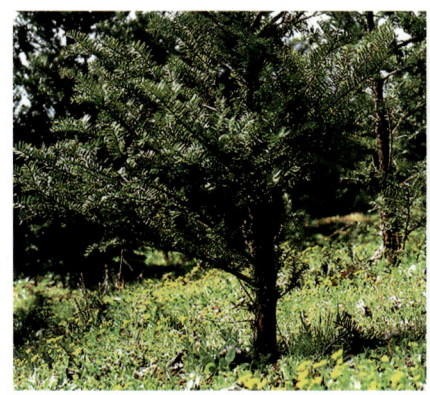
▲주목

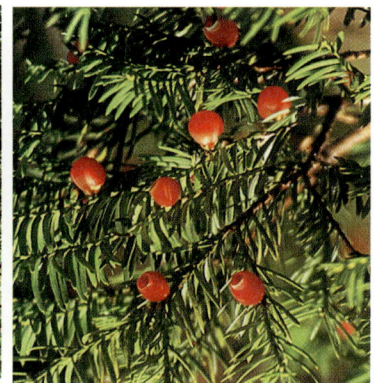
▲주목의 열매

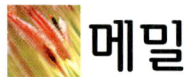 # 메밀

학명 *Fagopyrum esculentum*   여뀌과

꽃피는 시기 7~10월   꽃색 흰색 · 붉은색

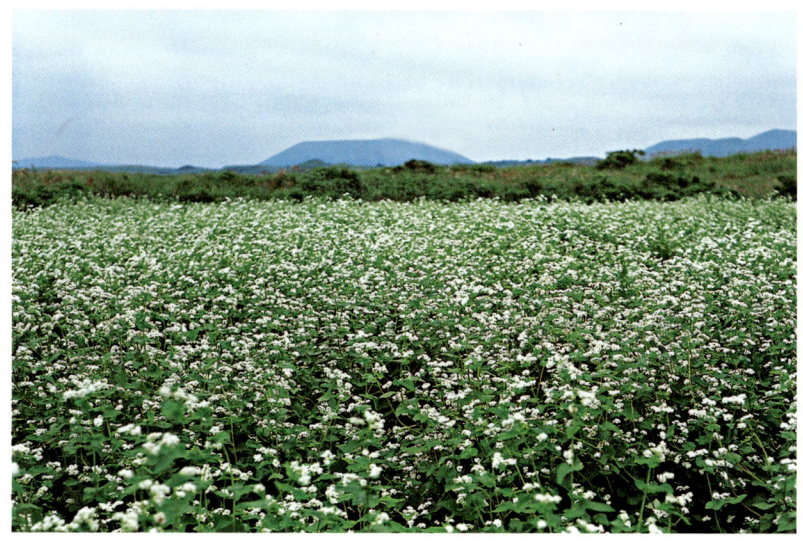

한약재 이름   교맥(蕎麥)

♣ 생태

여뀌과에 딸린 한해살이 식용작물로서 키는 40~90cm이고 줄기는 속이 비어 있으며 연한 녹색이지만 흔히 붉은빛이 돈다.

잎은 어긋나고 세모꼴의 심장 모양이며 밑부분이 칼집 모양으로 되어 줄기를 감싼다.

7~10월에 잎겨드랑이와 가지 끝에서 흰색 또는 붉은색 꽃이 피는데 꽃잎은 깊게 5개로 갈라져 있다.

열매는 길이가 5~6mm이고, 검은갈색으로 여문다. 열매는 전분이 많아 가루를 내어 국수 · 묵 등을 만들어 먹는다.

줄기는 가축의 먹이로 쓰인다.

♣ 약효
● 심혈관 질환(당뇨·고혈압)·출혈방지·항산화·항노화

약용으로 사용하는 부위는 씨앗 부분으로 교맥(蕎麥)이라고 부른다. 여름부터 가을까지 채집하여 햇볕에 말린다. 삶아서 국수를 해먹기도 한다.

메밀은 당뇨와 고혈압과 같은 생활습관병을 치료하는 효과가 크다. 메밀에는 비타민P라고도 불리는 '루틴(rutin)'이란 성분이 많은데, 루틴은 모세혈관을 튼튼하게 해서 출혈을 방지하고 심혈관 질환을 예방하고 치료하는 성분이다.

루틴은 메밀을 삶아도 잘 우러나기 때문에 메밀 삶은 물도 버리지 않고 마신다. 메밀을 약간 싹을 틔워서 먹으면 항산화능력이 좋아진다. 음주 후에 먹으면 숙취를 해소하는 작용도 한다.

메밀씨(교맥) 5g을 물 600cc에 넣고 30분 정도 끓인 다음 하루에 세 번 정도로 나누어 복용한다. 또는 약간 볶아서 뜨거운 물로 우려내어 차로 마셔도 좋다. 다만 메밀은 성질이 차기 때문에 위장이 차고 설사를 잘 하는 경우에는 많이 먹지 않는 것이 좋다.

《동의보감》에는 「메밀이 비장과 위장의 습기와 열기를 없애 주고, 소화가 잘 되게 하는 효능이 있어 묵은 체기를 내려 준다」라고 쓰여 있다.

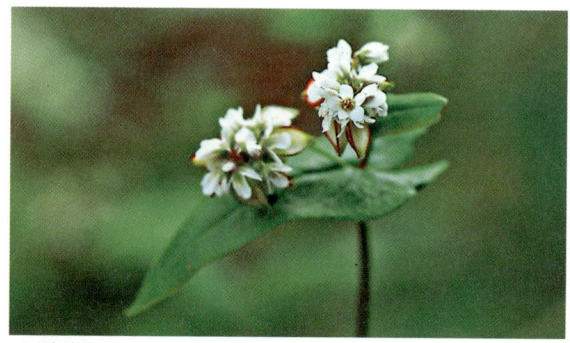
▲메밀꽃

호박

학명 *Cucurbita moschata* 박과
꽃피는 시기 6~11월 꽃색 노란색

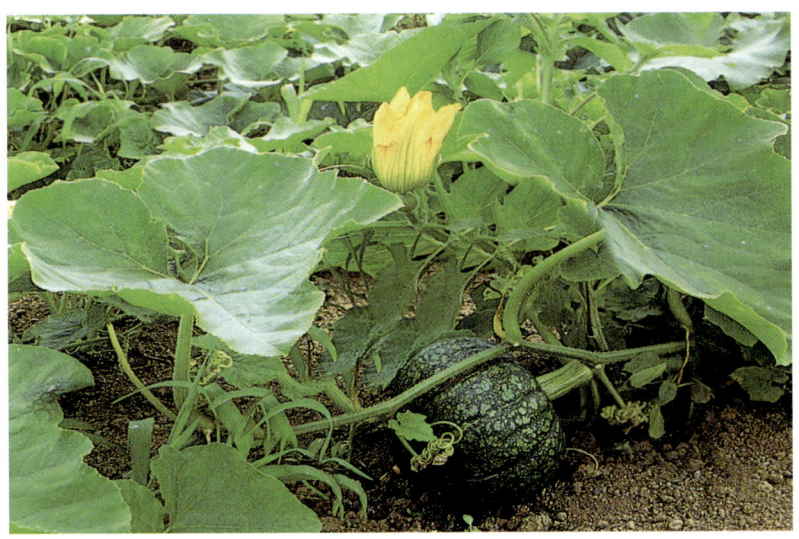

한약재 이름 남과(南瓜)

♣ 생태

박과의 한해살이 덩굴식물로 줄기는 다섯모꼴 또는 둥근 원통 모양으로 거친 털이 있고 덩굴손으로 다른 물체를 감으면서 뻗어나간다.

잎은 어긋나며, 심장 모양이고 5개로 얕게 갈라지며 작은잎에는 톱니가 있고 잎자루가 길다. 암수한그루로 종 모양의 노란 꽃이 잎겨드랑이에 한 송이씩 달리는데 6월부터 서리가 내릴 때까지 계속 핀다. 수꽃은 꽃자루가 길며 암꽃은 꽃자루가 짧고 긴 씨방이 있다.

열매인 호박은 큰 공 모양이고 빛깔은 갈색·녹색·흰색 등 여러 가지이다. 어린 것을 '애호박'이라 하고, 익어서 잘 굳은 것을 '청둥호박'이라고 한다.

호박은 쪄서 먹고, 잎과 순·씨도 먹을 수 있다.

♣ 약효

● 부종 · 당뇨 · 다이어트 · 변비 · 노화방지 · 신경통

호박은 과육과 씨앗을 약용한다. 애호박은 나물로도 많이 먹고, 늙은 호박은 죽을 쑤어 먹거나 식재료로 많이 이용한다.

호박은 몸을 따뜻하게 하는 성질이 있으며 이뇨작용이 있어 잘 붓는 경우에 좋다. 그래서 임신 중이나 산후에 부종이 있을 때도 좋다. 더불어 당뇨를 낮추고, 펙틴이란 성분은 다이어트와 변비를 치료한다. 소화도 잘 돼서 수술 후 회복식으로 좋은 영양식이다. 콜라겐 생성을 촉진해서 노화방지에도 도움이 된다.

호박은 팥, 꿀, 대추 등과 함께 호박범벅을 하거나 고아 먹기도 하고, 호박으로 스프나 식혜를 만들어 먹어도 좋다. 호박씨는 까서 먹거나 한 번에 4g 정도를 달여서 식전에 마신다. 이렇게 하면 피부미용이나 방광 기능을 좋게 하고, 전립선에도 좋다.

호박은 소염진통효과가 있어 신경통에는 호박찜질을 하면 좋다. 찐호박을 으깨서 거즈에 붙여 3~4차례 반복하면 좋다. 유산방지에는 호박덩굴을 말려서 가루로 내어 매일 1스푼씩 먹는다. 늙은 호박의 노란색은 항산화, 항암 작용을 보이는 카로티노이드 성분으로 색이 진할수록 좋다.

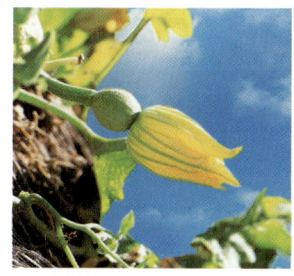
▲어린 호박

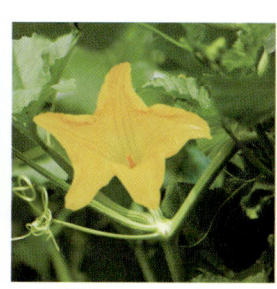
▲호박꽃

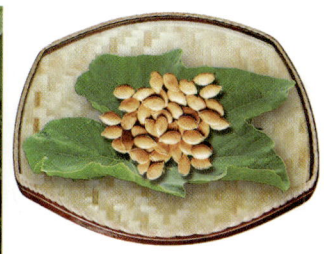
▲호박씨

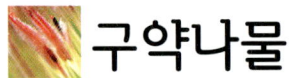 # 구약나물

학명 *Amorphophallus konjac* 천남성과
꽃피는 시기 4~6월 꽃색 노란빛을 띤 붉은색

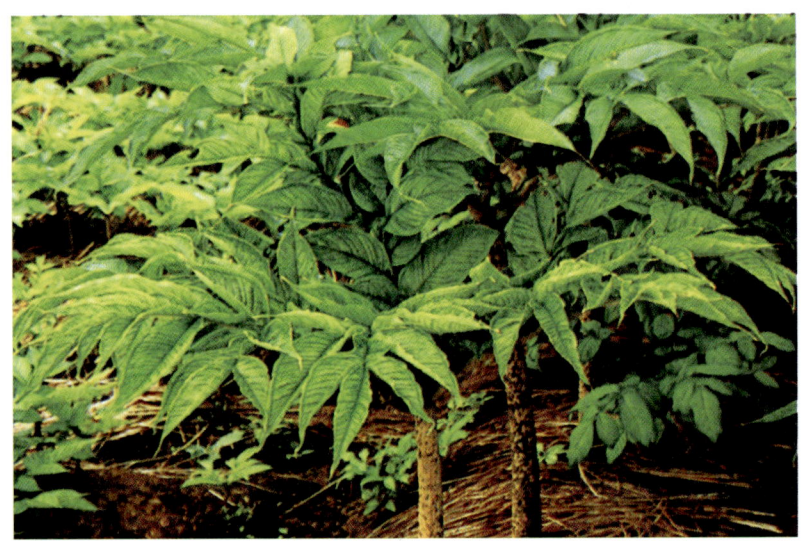

한약재 이름 구약(蒟蒻)

♣ 생태

천남성과에 딸린 여러해살이풀로 곤약이라고도 한다. 산지에서 자라는데 농가에서 재배하기도 한다. 땅속에 큰 알줄기를 가지고 있으며, 편평한 원형이고 그 가운데에서 잎이 나온다.

잎의 길이는 약 1m이고 손바닥 모양으로 갈라진다. 작은잎은 끝이 뾰족한 타원 모양이고 털이 없다. 잎자루는 원기둥 모양이며 연한 녹색으로 자줏빛 반점이 있다.

봄에 1m 정도의 꽃자루가 나오고 아래쪽에는 암꽃이, 위쪽에는 수꽃이 달린다. 열매는 장과로 옥수수처럼 붙어 있으며 노란 빛을 띤 붉은색으로 여문다. 알줄기는 '구약구'라 하여 곤약이라는 식품을 만들기도 한다.

♣ 약효
● 변비 · 소화불량 · 비만 · 갈증 · 기침 · 신경통

구약의 약용부위는 덩이줄기이다. 구약나물의 근경에는 '만난'이란 성분과 알칼로이드가 많이 함유되어 있어 이것으로 곤약을 만든다. 곤약은 묵이나 국수처럼 해서 먹는다.

곤약은 장내의 노폐물을 배출해주는 효과가 커서 변비에 좋은데, 육식을 많이 하는 사람이나 임산부의 변비에 좋다. 과식했을 때 소화제로 사용해도 좋다.

특히 다이어트에 탁월한 효능이 있어서 비만한 경우에는 곤약을 상시 복용하는 것이 좋다. 갈증이나 기침, 신경통에도 좋으며 환부가 차가운 신경통에는 곤약을 따뜻하게 하여 찜질을 해주면 효과가 있다.

구약에는 독이 있어서 생으로 바로 먹으면 목이 따끔거리는 자극 증상이 있다. 따라서 구약을 구해서 바로 먹지 말고, 곤약으로 만들어 먹는 것이 좋다.

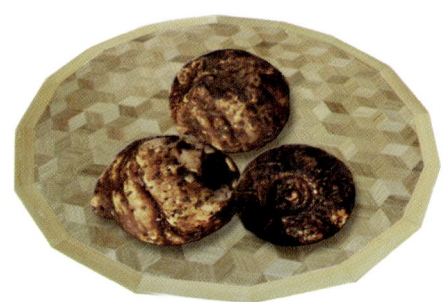
▲ 구약나물의 알줄기

현미(벼)

학명 *Oryza sativa* L 벼과

꽃피는 시기 7~8월 꽃색 흰색

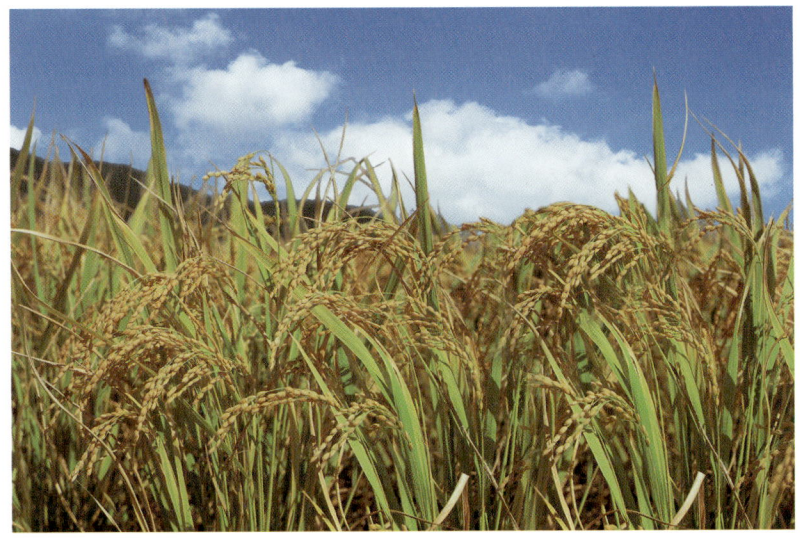

한약재 이름 현미(玄米)

♣ 생태

벼과에 딸린 한해살이식물로, 우리나라 농작물 중에서 가장 오래 되고 중요한 곡식이다.

키는 70cm~1m로 줄기는 곧게 서고 포기를 이루며, 속은 비어 있다.

잎은 어긋나며 긴 칼 모양이고 평행맥이 있다. 7~8월에 줄기에서 이삭이 나와 흰색의 작은 꽃이 피고 이삭이 패어 벼가 여물어 간다.

꽃이 진 후 녹색 열매가 누렇게 익는데, 열매를 '벼', 찧은 것을 '쌀'이라고 하며, 벼의 껍질만 벗긴 쌀을 현미라고 한다. 대체로 5~6월경 못자리에서 논에 옮겨 심어 준다.

♣ 약효

● 변비 · 당뇨병 · 탈모 · 아토피피부염 · 여드름 · 항암작용

벼의 왕겨만 한 번 벗긴 쌀을 현미(玄米)라고 한다. 백미(白米)는 열 번 이상 벗겨 도정한 것이다. 현미는 정백으로 인한 영양분의 손실이 없으므로 지방, 단백질, 비타민B1 · B2가 풍부하다. 현미는 백미에 비하여 19배나 많은 영양분을 가지고 있다.

현미에 포함된 풍부한 섬유질은 변비를 예방하고, 인슐린 분비를 늦춰 당뇨에 효과가 있으며, 남성이나 여성의 탈모에도 좋다. 또한 아토피성 피부염과 같은 만성 피부질환 환자의 체질을 개선해 주는 효과도 있으며, 여드름이나 무좀에도 좋다. 현미에는 배아에 항암물질인 '베타시스테롤'이 있어 항암작용도 한다.

현미는 소화가 잘 안 되지만 하루 동안 물에 담가 물을 충분히 흡수시킨 뒤 조리하고, 적은 양에서 시작해서 점차 늘려 나간다. 그리고 보리 · 조 · 수수 · 옥수수 · 콩 · 팥 등을 섞어 밥을 짓기도 한다. 5곡을 함께 섞으면 맛이 있을 뿐 아니라 건강에도 좋다. 계절에 따라 제철에 나는 채소나 견과류 등을 섞어서 감자밥 · 완두콩밥 · 콩나물밥 · 무밥 · 송이밥 · 밤밥 · 굴밥 등을 해먹어도 좋다.

♣ 현미차

현미는 차로 마실 수도 있는데, 물 80cc에 현미 10g 정도를 약간 볶아서 넣고 5~10분쯤 끓인 후 마신다.

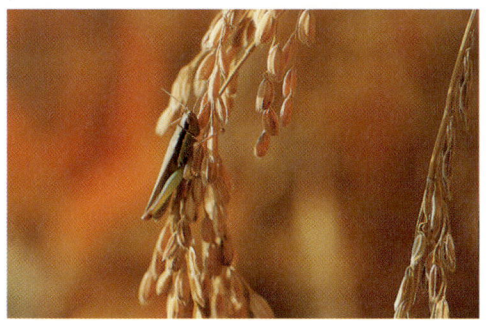

▲현미가 될 잘 익은 벼이삭

약초 찾아보기
Index of Native Korean Herbs

ㄱ

가지　276
감기에 잘듣는 약초　193
감나무　286
감자　116
개구리밥　88
개다래나무　106
개미취　222
개오동나무　242
겨우살이　108
겨자　224
결명자　118
고구마　120
고추　144
고추나물　84
고추냉이　146
고혈압에 잘듣는 약초　279
구기자나무　272
구약나물　312
국화　270
금귤(금감)　194

깽깽이풀　148
꽃무릇(석산)　250
꿀풀　122
꿩의비름　90

ㄴ

냉이　284

ㄷ

다래나무　230
달개비(닭의장풀)　70
달래　24
당근　226
대추나무　94
더덕　236
도라지　196
동백나무　72
돼지감자(뚱딴지)　304
두릅나무　292
둥굴레　198
등나무　62
딸기　296

ㅁ

마늘　150
마름　60
말굽버섯　152
매화(매실)나무　52
맥문동　208
머루　154
메꽃　96
메밀　308
명아주　280
명일엽　282
모과나무　200
무궁화　16
무화과나무　74
물옥잠　244
미나리　98
민들레　20

ㅂ

박하　238
밤나무　156
배나무　302
배추　158
번행초　58
범의귀(바위취)　76
복숭아나무　78
부처꽃　160
부추　246
비파나무　46
뽕나무　298

ㅅ

사과나무　126
사프란(크로커스)　36
산나리　202
산수유　248
산초나무　162
살구나무　204
삼백초　86
삼지구엽초　290
삽주　100
생강　128
석결명　164

317

약초 찾아보기

석류나무　206
성인병에 잘듣는 약초　289
소나무　260
속새　274
쇠뜨기　40
쇠비름　68
수박　262
수세미외　110
순무　300
심장병에 잘듣는 약초　241
쑥　252

ㅇ

알로에　130
암·난치병에 잘듣는 약초　39
앵두나무　132
양배추　134
얼레지　136
여성병에 잘듣는 약초　15
연꽃　166

영지버섯　168
예덕나무　170
오이　80
옥수수　254
왕고들빼기　176
원추리　210
위장병에 잘 듣는 약초　115
유자나무　138
율무　28
으름덩굴　256
은행나무　212
이비인후병에 잘듣는 약초　267
이질풀　172
인동　214
인삼(고려인삼)　174
잇꽃　34

ㅈ

전나무　268
주목　306
질경이　258

Index of Native Korean Herbs

ㅊ

차나무 178
차조기 234
참나리 216
참마 180
치자나무 140
칠엽수 182
칡 218

ㅋ

큰까치수염 82
클로버 102

ㅌ

털머위 228
토란 184
토마토 294
통증에 잘듣는 약초 93
투구꽃 112

ㅍ

파 232
팥 264
팽나무버섯 186
포도나무 188
표고버섯 190
피부병·상처에 잘듣는 약초 67

ㅎ

하늘타리 32
해당화 104
해바라기 142
현미 314
호박 310
황매화 220
후박나무 124

한약재 찾아보기
Index of Korean Medical Herbs

ㄱ

가자(茄子) 276
갈근(葛根) 218
감국(甘菊) 270
감서(甘薯) 120
개채(芥菜) 224
건강(乾薑) 128
결명자(決明子) 118
경천초(景天草) 90
계장초(鷄腸草) 70
고채(苦菜) 176
고초(苦椒) 144
곡기생(槲寄生) 108
과루근(瓜蔞根) 32
과루인(瓜蔞仁) 32
교맥(蕎麥) 308
구기엽(枸杞葉) 272
구기자(枸杞子) 272
구약(蒟蒻) 312
구채(韭菜) 246
구채자(韭菜子) 246
국우(菊芋) 304
금은화(金銀花) 214
길경(桔梗) 196

ㄴ

남과(南瓜) 310
노관초(老鸛草) 172
노회(蘆薈) 130
능실(菱實) 60

ㄷ

다(茶) 178
다엽(茶葉) 178
대산(大蒜) 150
대조(大棗) 94
도(桃) 78
도인(桃仁) 78
동백(冬柏) 72
등(藤) 62
등류(藤瘤) 62
등채(藤菜) 62
등화채(藤花菜) 62

ㅁ

마령서(馬鈴薯) 116
마치현(馬齒莧) 68
만청(蔓菁) 300
만청자(蔓菁子) 300
매괴화(玫瑰花) 104
매실(梅實) 52

매화(梅花) 52
맥문동(麥門冬) 208
목과(木瓜) 200
목근(木槿) 16
목근화(木槿花) 16
목적(木賊) 274
목천료(木天蓼) 106
목천료근(木天蓼根) 106
목통(木通) 256
무화과(無花果) 74
문형(問荊) 40
미후도(獼猴桃) 230
미후리(獼猴梨) 230

ㅂ

박하(薄荷) 238
백개자(白芥子) 224
백과(白果) 212
백채(白菜) 158
백합(白合) 216
번초(蕃椒) 144
번행초(蕃杏草) 58
번홍화(蕃紅花) 36
복분자(覆盆子) 296
부평초(浮萍草) 88
비파(枇杷) 46
비파엽(枇杷葉) 46

ㅅ

사과등(絲瓜藤) 110
사과락(絲瓜絡) 110
산규근(山葵根) 146
산수유(山茱萸) 248
산약(山藥) 180
산초(山椒) 162
산포도(山葡萄) 154
산해라(山海螺) 236
삼백초(三白草) 86
상기생(桑寄生) 298
상목(桑木) 298
상백피(桑白皮) 298
상엽(桑葉) 298
상지(桑枝) 298
생강(生薑) 128
서과(西瓜) 262
석결명(石決明) 164
석류(石榴) 206
석산(石蒜) 250
석하엽(石荷葉) 76
선화(旋花) 96
소경(蘇梗) 234
소련교(小蓮翹) 84
소산(小蒜) 24
소엽(蘇葉) 234
소자(蘇子) 234

한약재 찾아보기

송(松) 260
수근(水芹) 98
시수(柿樹) 286
시자(柿子) 286
시체(柿蒂) 286
신립초(神立草) 282
신선초(神仙草) 282
신엽(辛葉) 146

ㅇ

압척초(鴨跖草) 70
애엽(艾葉) 252
앵도(櫻桃) 132
야오동(野梧桐) 170
양유근(羊乳根) 236
여(黎) 280
연봉초(連蓬草) 228
연육(蓮肉) 166
연자(蓮子) 166
연조자(軟棗子) 230
연화(蓮花) 166
영지(靈芝) 168
오매(烏梅) 52
옥발(玉髮) 254
옥죽(玉竹) 198
옥촉서(玉蜀黍) 254
우구(雨韭) 244
우내(芋乃) 304

우자(芋子) 184
우절(藕節) 166
유자(柚子) 138
율(栗) 156
은행(銀杏) 212
음양곽(淫羊藿) 290
의이인(薏苡仁) 28
이(梨) 302
인동등(忍冬藤) 214
인동초(忍冬草) 214
인삼(人蔘) 174
임금(林檎) 126

ㅈ

자삼(紫衫) 306
자소(紫蘇) 234
자원(紫菀) 222
재백피(梓白皮) 242
적소두(赤小豆) 264
제채(薺菜) 284
제채자(薺菜子) 284
지골피(地骨皮) 272
진주채(珍珠菜) 82

ㅊ

차전엽산자고(車前葉山慈姑) 136

Index of Korean Medical Herbs

차전자(車前子) 258
창출(蒼朮) 100
천굴채(千屈菜) 160
천화분(天花粉) 32
초오(草烏) 112
총(葱) 232
총목피(楤木皮) 292
총백(葱白) 232
치자(梔子) 140

ㅌ

토우(土芋) 184
토필(土筆) 40

ㅍ

포공영(蒲公英) 20
포도(葡萄) 188

ㅎ

하고초(夏枯草) 122
하엽(荷葉) 166
행인(杏仁) 204
현미(玄米) 314
현초(玄草) 172
호과(胡瓜) 80

호이초(虎耳草) 76
홍화(紅花) 34
황연(黃連) 148
황정(黃精) 198
후박(厚朴) 124
훤초(萱草) 210

주요 참고 문헌

《청솔식물도감》 文順烈著 청솔출판사刊
《原色韓國植物圖鑑》 李永魯著 敎學社刊
《동식물도감》 文順烈著 (주)은하수미디어刊
《산야초 야생화도감》 文順烈著 글로북스刊
《大韓植物圖鑑》 李昌福著 鄕文社刊
《식물도감》 李昌福監修 (주)은하수미디어刊
《原色資源樹木圖鑑》 金昌浩·尹相旭編著 아카데미서적刊
《百花譜》 崔榮典著 創造社刊
《한국민속식물》 崔榮典著 아카데미서적刊
《韓國樹木圖鑑》 山林廳林業硏究院刊
《東醫寶鑑》 許浚著
《醫方類聚》 金禮蒙·柳誠源·金汶·辛碩祖·李芮·金守溫·全循義·崔閏·金有智 等 編纂
《鄕藥集成方》 權採·俞孝通·盧重禮·朴允德 등編纂
《本草綱目》 李時珍編著
《日本の野草春·夏·秋》《日本の樹木上·下》 小學館
《日本の藥草》 學研
《藥草圖鑑》 家の光協會
《日本の野生植物》 平凡社
《原色版日本藥草植物事典》 誠文堂
《藥になる草と木》 硏數廣文館
《藥草カラ大圖鑑》《民間藥百科》 主婦の友社
《漢藥の臨床應用》《中醫臨床のための中藥學》 醫齒藥出版
《新華本草綱要》 上海科學技術出版社
《中國木本藥用植物》 上海科技教育出版